Dr P. MARRIN

LA BEAUTÉ

CHEZ L'HOMME ET CHEZ LA FEMME

LES MOYENS

DE L'ACQUÉRIR, DE LA CONSERVER

DE L'AUGMENTER

CINQUIÈME ÉDITION

PARIS

ERNEST KOLB, ÉDITEUR

8, RUE SAINT-JOSEPH, 8

LA BEAUTÉ

CHEZ L'HOMME ET LA FEMME

ÉMILE COLIN. — IMPRIMERIE DE LAGNY.

DR P. MARRIN

LA BEAUTÉ

CHEZ L'HOMME ET LA FEMME

LES MOYENS DE L'ACQUÉRIR ET DE L'AUGMENTER

PARIS

ERNEST KOLB, ÉDITEUR

8, RUE SAINT-JOSEPH, 8

AU LECTEUR

Lorsqu'un monsieur, très érudit peut-être, mais à coup sûr fort peu amusant, éprouve le besoin de communiquer au public le résultat de ses recherches sur les progrès de la mécanique au temps d'Archimède, ou sur tout autre sujet aussi palpitant, il est indispensable que ce monsieur commence par rassurer ses lecteurs sur la pureté de ses intentions et cherche à se faire pardonner l'ennui qu'il se prépare à leur infuser. Pareille précaution est-elle nécessaire à celui qui se propose 'de discourir sur la *beauté*, « cette lettre de recommandation que la nature donne à ses favoris », suivant la plaisante expression de Voiture? Certainement non. Cette lettre (puisque lettre il y a) est de celles dont chacun s'estime trop heureux d'être porteur pour qu'on ait à s'excuser d'offrir les moyens de se la procurer : comme les billets de banque, elle a cours partout.

Il est vrai que certains esprits chagrins professent à son égard un dédain motivé par sa trop courte durée, et répètent avec le chantre d'Elvire :

Beauté, *présent d'un jour* que le ciel nous envie

ou avec Molière :

> La beauté passe,
> Le temps l'efface ;
> L'âge de glace
> Vient à sa place.

Bien périssable tant que vous voudrez, messieurs les dédaigneux : la beauté n'en est pas moins un bien, et très précieux, et je vous soupçonne fort, vous qui la tenez en si piètre estime, d'avoir quelque parenté avec le renard de la fable, qui, vous le savez, avait perdu le principal de ses avantages physiques lorsqu'il s'avisa d'en médire.

Quoi qu'il en soit, les anathèmes des philosophes et des prédicateurs ne seront jamais écoutés que d'une oreille distraite par les représentants du sexe fort, ils ne le seront pas du tout par l'autre sexe, celui auquel appartenaient Phryné et la Fornarina. Car « la beauté, c'est toute la femme », dit Proudhon, résumant cette pensée de Montaigne : « C'est le vray advantage des dames, que la beauté: elle est si leur que la nostre, quoyqu'elle désire des traits un peu aultres, n'est en son poinct que confuse avec la leur, puérile et imberbe. » L'ourse lèche ses petits, croyant les embellir : pourquoi l'homme, ce roi de la création, et plus encore la femme, sa souveraine, échapperaient-ils à cet instinct qui pousse les animaux à faire valoir du mieux qu'ils peuvent les dons qu'ils ont reçus de dame Nature? Le besoin de se croire

Beau, bien fait, et sur tous aimable,

est si universel que, selon la remarque d'un photographe connu, jamais un portrait n'a été refusé par un client qui s'y trouvait trop flatté.

Mais vouloir ne suffit pas, il faut savoir être ou se rendre beau. Que de personnes seraient au moins passables, qui s'enlaidissent comme à plaisir par des artifices appliqués mal à propos !

C'est qu'en esthétique comme en médecine la première règle à suivre est celle-ci : *primo non nocere;* avant tout, ne pas gâter ce qui existe. Chacun de nous, comme dit la chanson, a son petit mérite : celle-ci a des cheveux superbes, celle-là une éclatante carnation ; l'un charme par son sourire, l'autre par l'expression de son regard ; les Quasimodos sont bien rares, la laideur absolue est une exception. Mais que les cheveux tombent, que l'affreuse couperose remplace l'incarnat du teint, que le rire ne laisse plus voir que les dents jaunes ou branlantes, et voilà envolé le seul attrait qui rendait nos gens supportables. Alors ils appellent à leur aide mille et un postiches, et, ne trouvant dans ceux-ci que d'infidèles moyens de reconstituer le passé, ils se lamentent sur la perte de leurs charmes naturels, que des soins d'hygiène bien entendus auraient pu leur conserver. Quant aux heureux mortels à la naissance desquels une fée bienfaisante a présidé, qui possèdent complètement la beauté du corps, « premier degré de cette échelle du beau qui commence sur la terre et qui aboutit aux cieux », eux aussi sont astreints à de grandes précautions pour tenir à l'abri des injures du temps la supériorité physique dont ils sont si fiers.

Ainsi le désir de conserver et d'accroître, si possible, cette qualité appréciée de tous, est universel, parce que chacun a éprouvé, éprouve ou éprouvera, ne fût-ce qu'un instant dans sa vie, le besoin de plaire. C'est à ce besoin bien légitime que je voudrais donner satisfaction, non pas en dressant après tant d'autres l'interminable liste des panacées charlatanesques, qui trop souvent vont à l'encontre du but à atteindre, mais en fixant à l'usage de mes lecteurs, et surtout de mes lectrices, les règles qu'enseigne l'étude scientifique de ce qui convient à telle ou telle partie du corps pour la rapprocher de la perfection souhaitée. Point n'est besoin, je crois, de longues phrases pour faire accepter un pareil programme : mieux vaut s'efforcer de le remplir dans tous ses détails, et c'est ce que je tâcherai de faire, avec l'aide de Vénus Astarté, la blonde déesse de la beauté.

Dr P. MARRIN.

LA BEAUTÉ

CHEZ

L'HOMME ET LA FEMME

I

LA BEAUTÉ EN GÉNÉRAL

La beauté et la vertu. — Puissance de la beauté. — Les attributs de la beauté arabe. — La beauté chez différents peuples et à diverses époques. — La beauté, c'est l'harmonie. — La beauté féminine et la beauté masculine. — Impression produite par la beauté. — Moyens de conserver et d'acquérir la beauté. — La beauté du diable. — Hérédité de la beauté. — Rôle de l'hygiène et de la médecine dans l'entretien de la beauté.

Un illustre contemporain professe que « la beauté vaut la vertu. » Je suis sûr que l'allure un peu... cascadeuse de cette sentence vous en fait attribuer la paternité à quelque esprit légèrement brouillé avec la sagesse : à Théophile Gautier, qui trouvait la rose plus « utile » que le chou, ou à Armand Silvestre, dont l'ami Jacques, lorsqu'il fait ses farces, préfère cent fois les charmes catapultueux d'une jeune modiste bien assise à la rigidité de Lucrèce.

Eh bien, vous n'y êtes pas. Le père spirituel de ladite sentence n'est autre que M. Renan, le plus accommodant, le plus lénitif des philosophes, auquel on ne connaît qu'un remords, celui d'avoir trop parlé dans un salon du restaurant Magny pendant le siège de 1870, et qu'une haine, celle de l'écouteur qui a scrupuleusement reproduit ses propos compromettants.

L'austère directeur du Collège de France fait preuve d'un certain mérite en mettant sur un pied d'égalité la beauté et la vertu. Car si la seconde lui est familière, ce dont je ne veux pas douter, tout le monde sait qu'il n'a pas la première en partage. Nous n'avons donc aucune raison de lui refuser notre assentiment, d'autant plus qu'avant lui beaucoup de penseurs, et des plus profonds, ont exprimé le même avis au sujet du rang élevé que tient la beauté dans la hiérarchie des choses de ce monde. Qui ne connaît ces passages si souvent cités des *Essais* ?

« La beauté est une pièce de grande recommendation au commerce des hommes ; c'est le premier moyen de conciliation des uns aux aultres, et n'est homme si barbare et si rechigné, qui ne se sente aulcunement frappé de sa douceur... La première distinction qui ayt esté entre les hommes, et la première considération qui donna les preesminences aux uns sur les aultres, il est vraysemblable que ce feut l'advantage de la beauté... Je ne puis dire assez souvent combien i'estime la beauté qualité puissante et advantageuse ; nous n'en avons point qui la surpasse en credit ; elle seduict et preoccupe nostre iugement, avecques grande auctorité et merveilleuse impression. Phryne perdoit sa cause entre les mains d'un excellent advocat, si, ouvrant sa robe, elle n'eust corrompu ses iuges par l'esclat de sa beauté. » Quant à Balzac, le plus pénétrant scrutateur des mobiles qui font agir les hommes, il n'est pas moins affirmatif dans son laconisme : « La beauté est le plus grand des pouvoirs humains. » -

Oui, la beauté est une puissance sans limites. A quoi la captive Roxane dut-elle d'épouser Alexandre de Macédoine, l'intrigante Poppée de devenir la femme de Néron, l'esclave Roxelane d'être élevée au rang de sultane, l'Espagnole Eugénie de Montijo de régner en France ? N'est-ce pas à la grâce qu'elles avaient reçue de leurs parents par héritage, et qu'elles avaient sans doute accrue par de légitimes artifices ? Et les innombrables souveraines de la main gauche que nous ont données les caprices des rois de France et d'ailleurs, depuis Diane de Poitiers jusqu'à la Du Barry, n'est-ce pas à leurs attraits qu'elles furent redevables de leur crédit ? Ne nous en plaignons pas trop d'ailleurs. Si beaucoup d'entre elles abusèrent de leur influence au profit d'ina-vouables tripotages, quelques-unes la firent servir à l'intérêt public : telle Aspasie inspirant Périclès pour le plus grand bien d'Athènes ; telle Agnès So-rel, la dame de beauté, inspirant à Charles VII, son royal amant, l'ardeur patriotique et guerrière qui lui fit consommer la ruine de l'influence anglaise. à laquelle la reine-mère, la méprisable Isabeau, avait contribué à livrer la France.

Ainsi la beauté est utile, elle donne à ceux qui la possèdent une supériorité incontestable ; c'est un maître atout dans leur jeu, pour cette redoutable partie que représente la lutte pour l'existence. Toutes les femmes ne peuvent avoir la prétention de devenir reines, sultanes ou impératrices ; mais tout le monde peut désirer de plaire, de s'attirer les sympathies de son entourage, de ses protecteurs, de ses supérieurs, ou, ce qui vaut encore mieux, de l'élu de son cœur. Pour cela l'esprit est une force sans doute, mais une force qui ne se fait pas sentir du premier coup, qui n'agit qu'à la longue et seulement sur ceux qui sont capables de l'apprécier ; une belle figure, au contraire, prévient de suite en faveur de celui qui la porte, est estimée par les plus ignorants comme par les plus cultivés. L'esprit peut bien être l'occasion de liaisons entre hommes ou entre femmes ; bien rarement il engendre la conjonction des sexes : il ne peut que rendre durable l'union dont la beauté physique a été le point de départ. C'est là surtout ce qu'on demande à celle-ci dans la vie commune : c'est d'exercer cette attraction mutuelle qui jette dans les bras l'un de l'autre deux individus de sexe différent, ou au moins qui leur fait éprouver une joie particulière à se rencontrer, à se rapprocher.

D'où vient cette instinctive admiration, ce plaisir spécial qu'elle nous cause ? « Avant passer oultre, il me faudroit sçavoir si nous sommes d'accord de sa description. Il est vraysemblable que nous ne sçavons gueres que c'est que beauté en nature et en general, puisque à l'humaine et nostre beauté nous donnons tant de formes diverses, de laquelle, s'il y avoit quelque prescription naturelle, nous la recognoistrions en commun, comme la chaleur du feu. Les Indiens la peignent noire et basannée, aux lèvres grosses et enflées, au nez plat et large ; et chargent de gros anneaux d'or le cartilage d'entre les nazeaux, pour le faire pendre iusques à la bouche ;

comme aussi la balieure (lèvre inférieure), de gros cercles enrichis de pierreries, si qu'elle leur tombe sur le menton, et est leur grâce de montrer leurs dents iusques au dessoubs des racines. Au Péru, les plus grandes aureilles sont les plus belles, et les estendent autant qu'ils peuvent par artifice ; et un homme d'aujourd'hui dict avoir veu, en une nation orientale, ce soing de les agrandir en tel credict, et de les charger de poisants ioyaux, qu'à tous coups il passoit son bras vestu au travers d'un trou d'aureille. Il est ailleurs des nations qui noircissent les dents avecques grand soing, et ont à mespris de les veoir blanches ; ailleurs, ils les teignent de couleur rouge. Non seulement en Basque, les femmes se trouvent plus belles la teste rase ; mais assez ailleurs, et, qui plus est, en certaines contrees glaciales, comme dict Pline. Les Mexicaines comptent entre les beautez la petitesse du front ; et où elles se font le poil par tout le reste du corps, elles le nourrissent au front, et peuplent par art ; et ont en si grande recommendation la grandeur des tettins, qu'elles affectent de pouvoir donner la mammelle à leurs enfants par-dessus l'espaule ; nous formerions ainsi la laideur. Les Italiens la façonnent grosse et massifve ; les Espaignols, vuidee et estrillee ; et entre nous, l'un la faict blanche, l'aultre brune ; l'un molle et délicate, l'aultre forte et vigoreuse ; qui y demande de la mignardise et de la doulceur ; qui, de la fierté et maiesté. »

Ces remarques de Montaigne, nous les retrouvons deux siècles plus tard sous la plume de Voltaire, qui les exprime avec l'esprit dont il agrémente tous les sujets qu'il traite. « Demandez à un crapaud ce que c'est que la beauté, le grand beau, le *to-kalon ?* Il vous répondra que c'est sa crapaude, avec deux gros yeux ronds sortant de sa petite tête, une gueule large et plate, un ventre jaune, un dos brun. Interrogez un nègre de Guinée ; le beau est pour lui une peau noire, huileuse, des yeux enfoncés, un nez épaté. Interrogez le diable ; il vous dira que le beau est une paire de cornes, quatre griffes et une queue. Consultez enfin les philosophes, ils vous répondront par du galimatias ; il leur faut quelque chose de conforme à l'archétype du beau en essence, du *tokalon*... Pour donner à quelque chose le nom de *beauté*, il faut qu'il vous cause de l'admiration et du plaisir. » Revenant ailleurs sur le même sujet, l'auteur du *Dictionnaire philosophique* fait observer que « le beau est souvent très relatif, comme ce qui est décent au Japon est indécent à Rome et ce qui est de mode à Paris ne l'est pas à Pékin. »

Pour se rendre compte des dissemblances qui existent dans l'idée de beauté, il n'est pas besoin d'aller chercher des exemples en Chine ou chez les sauvages. Voici, par exemple, les Arabes, dont l'amour du beau et les goûts artistiques ne le cèdent guère aux nôtres, et qui prétendent qu'une femme doit avoir :

Quatre choses noires :　cheveux, sourcils, cils, prunelles ;

— blanches : peau, globe de l'œil, dents, jambes ;

— rouges : langue, lèvres, gencives, pommettes ;

— rondes : tête, cou, avant-bras, chevilles ;

— longues : dos, doigts, jambes, bras ;

Quatre choses larges :   front, yeux, reins, hanches ;

—   étroites :   sourcils, nez, lèvres, doigts ;

—   charnues : joues, cuisses, fesses, mollets ;

—   petites :   oreilles, poitrine, mains, pieds.

Ce type de beauté féminine en Orient est-il celui que nous admirons, nous autres Occidentaux ? Non : quelques parties de ce programme nous plaisent, le reste ne répond pas à notre idéal. En Europe même, une svelte et gracieuse Française, une massive et rubiconde tudesque, une Anglaise au teint de neige, une Andalouse à la peau brunie, peuvent réaliser la conception esthétique de leurs compatriotes ; elles sont modérément appréciées au delà des frontières du pays qui les a vues naître. Chez une même nation, l'idée du beau complet est loin d'être immuable ; elle varie, au contraire, d'une époque à l'autre, étant en grande partie subordonnée aux usages du moment, aux mœurs, à la mode en un mot. Les fraîches et fortes femmes peintes par Rubens sont fort belles, les nymphes transparentes de Puvis de Chavannes et de Henner ne le sont pas moins : il en est de même dans la vie réelle, où les natures plantureuses si estimées de nos ancêtres du dix-septième siècle n'eurent qu'un médiocre succès pendant le siècle suivant, et nous causent aujourd'hui un enthousiasme très tempéré. Comparez encore le beau masculin du temps des grandes guerres du commencement du siècle, où la vigueur musculaire, la haute stature, la santé exubérante, désignaient les hommes à l'admiration universelle, et le beau qui fut en vogue vingt ans plus tard, lorsque Byron d'abord, l'école romantique ensuite, eurent mis à la mode cet aspect langoureux, pâle, désolé, maladif, sans lequel personne ne pouvait tenter de jouer au naturel le rôle de don Juan ! le chêne remplacé par un saule pleureur ! Quelle chute !

Enfin, abstraction faite de ces vogues d'un jour, que quelques-uns font naître, que la foule moutonnière se contente de suivre aveuglément, qui donc osera établir que la beauté des blonds et des blondes est supérieure à celle des bruns et des brunes, ou inversement ? L'une, dit-on, est plus joyeuse, plus brillante, inspire plus de sympathie ; l'autre est plus majestueuse, plus sérieuse, porte davantage au respect. Cela est exact, mais ne fait pas avancer d'un pas la question ; car suivant la tendance de son esprit, chacun donnera la palme à l'or, image du soleil, ou à l'ébène, fille de la nuit. Nous avons, il est vrai, la ressource de courtiser tour à tour la brune et la blonde : mais cette humeur volage, fréquente dans l'espèce humaine, prouve une fois de plus combien celle-ci a de peine à fixer son choix quand il s'agit d'établir ce que c'est que le fameux *to kalon* dont parle Voltaire.

A défaut d'une définition universelle, pouvant convenir à tous les temps et à tous les lieux, du beau en essence, cherchons si nous trouvons inhérentes à la beauté une ou plusieurs qualités très générales qui nous expliquent le cas qu'en font les hommes, sous quelque forme qu'ils la conçoivent. « Le beau en tout est toujours sévère », dit de Bonald : grand merci, ce n'est pas précisément la sévérité que nous demandons aux belles ; et d'ailleurs, pour ce qui est du beau corporel, c'est jeter du coup

sur les blondes un discrédit, une disqualification
pour parler le langage du jour, qu'elles ne méritent
certainement pas. D'après saint François de Sales,
qui a daigné dire son mot sur un sujet aussi mon-
dain, « la beauté n'est pas accomplie sans la bonne
grâce » : voilà qui vaut déjà mieux ; mais pour que
la beauté soit accomplie, il faut déjà qu'elle existe,
de sorte que la bonne grâce l'achève et ne la constitue pas.

Une idée qui se retrouve dans les ouvrages de
tous ceux, philosophes ou artistes, profanes ou religieux, qui ont traité cette question, c'est celle de
l'harmonie, de l'ordre, sans lesquels la beauté ne
saurait exister. « En toute chose, dit Platon, la mesure et la proportion constituent la beauté comme
la vertu ». « Il y a beauté partout où il y a ordre, dit
à son tour Lamennais. » « La beauté est le résultat
de l'ordre, répète Lacordaire ; partout où l'ordre
cesse, la beauté s'évanouit ». « La beauté, c'est l'harmonie », affirme Théophile Gautier.

Voilà un ensemble de témoignages concordants,
qui nous donnent à penser que pour la femme,
comme pour les œuvres d'art, la première qualité
est de présenter un ensemble harmonieux, dans lequel aucun détail n'ait une importance exagérée.
Les Grecs l'avaient bien compris, eux qui sur le
parvis du temple de Delphes, à côté de la célèbre
sentence : « Connais-toi toi-même », avaient tracé
celle-ci : « Rien de trop ! » Rien de trop, c'est la
maxime des diplomates, depuis que Talleyrand a
dit à ses subordonnés : « Surtout, messieurs, pas de
zèle ! » C'est le conseil qu'a donné Boileau aux écrivains de tout genre :

> Qui ne sut se borner ne sut jamais écrire.

1.

C'est la règle des architectes dont l'œuvre a résisté à l'épreuve du temps ; des musiciens pour qui les fioritures ne sont pas le dernier mot de l'art, etc. C'est aussi la marque de la beauté, et non seulement de la beauté naturelle, mais aussi des artifices par lesquels nous tentons d'augmenter celle-ci. Lorsque vous avez dit d'une femme qu'elle est bien coiffée ou bien habillée, regardez-la de nouveau, et cherchez à vous expliquer pourquoi à première vue vous avez porté ce jugement favorable : vous reconnaîtrez très probablement qu'il dépend de ce que l'arrangement de ses cheveux ou de sa toilette présente un accord parfait, une symphonie que n'interrompt aucun ton criard.

En résumé, un ensemble harmonieux nous causant admiration et plaisir : voilà comment nous pouvons concevoir la beauté physique, ce bien inestimable dont Alfred de Musset, après tant d'autres, a chanté la valeur.

> Or la beauté, c'est tout. Platon l'a dit lui-même :
> La beauté sur la terre est la chose suprême.

Chez la femme, des contours arrondis et des lignes courbes que n'interrompent ni pointes ni arêtes, des chairs fermes, mais souples et unies, une taille svelte sans excès de maigreur, un embonpoint modéré, des mouvements gracieux, un regard expressif, des extrémités fines, une peau blanche et lisse : tels sont les attributs que nous donnons à la beauté en France. Eh bien, à part la blancheur de la peau qui ne saurait exister dans le midi de l'Espagne ou sur les côtes de Guinée, ces attributs sont ceux que tous les hommes désirent trouver chez leurs femmes. Je sais bien que les In-

diennes qui donnent le sein à leur nourrisson par-
dessus l'épaule, et les Hottentotes callipyges dont
la Vénus est moulée dans les galeries du Mu-
séum d'Histoire naturelle, mettent en défaut notre
maxime : Rien de trop ! Elles n'en ont pas moins
dans l'ensemble ces lignes onduleuses que l'homme
le moins raffiné admire chez sa compagne, et qui
dans toutes les œuvres de la nature sont la marque
du beau.

Le type de la beauté masculine s'écarte sensiblement du précédent. Chez l'homme, les rotondités
sont remplacées par des surfaces planes ; les saillies
musculaires font des reliefs qui rompent la régularité des lignes ; la vigueur et la haute taille passent
pour indispensables au sexe qui a pour mission de
porter les armes et de gagner le pain quotidien.
C'est pourquoi Aristote, dans sa *Politique*, déclare
que les petits hommes sont jolis, mais non pas
beaux, et raconte que les Éthiopiens, lorsqu'ils devaient élire leurs chefs, avaient surtout égard à la
stature des compétiteurs. Pourtant Jésus, que les
Pharisiens reconnaissent comme « le plus beau des
fils des hommes », ne passe pas pour avoir été d'une
grandeur exceptionnelle, et dans notre siècle de ra-
bougris les beaux hommes seraient aussi rares que
les merles blancs : on ne les trouverait plus que
parmi les cuirassiers ou les lutteurs de place publique. Heureusement il n'en est pas ainsi ; la
beauté masculine s'accommode parfaitement d'une
taille moyenne : comme la beauté féminine, elle
n'exige qu'une chose, des proportions bien gardées.
Il n'est pas nécessaire de dépasser ses voisins de
toute la tête pour être beau, de grandes jambes
n'excluent pas la laideur : ce qu'il faut avant tout à

l'homme, c'est qu'il soit bien pris, c'est-à-dire que toutes les parties du corps présentent entre elles et avec l'ensemble une concordance parfaite. Joignez à cela une physionomie intelligente, un visage bien encadré par des cheveux et une barbe en bon état, une allure ferme, et vous aurez un homme qui mérite l'épithète de *beau*, quelle que soit sa grandeur.

Ainsi le plaisir que nous cause la beauté physique, à quelque type qu'elle appartienne, qu'elle soit indigène ou exotique, ancienne ou moderne, féminine ou masculine, résulte toujours de l'harmonie qui est sa raison d'être, sans laquelle elle n'existerait pas. Veut-on aller plus loin et chercher la nature du plaisir ressenti ? Les métaphysiciens, les gens à principes, vous répondront avec Platon : « L'homme, quand il voit un beau visage décoré d'une forme divine, sent d'abord un frémissement secret, et je ne sais quelle crainte respectueuse ; il regarde cette figure comme une divinité... Quand l'influence de la beauté entre dans son âme par les yeux, il s'échauffe : les ailes de son âme sont arrosées ; elles perdent leur dureté qui retenait leur germe, elles se liquéfient ; ces germes enflés dans les racines de ses ailes s'efforçent de sortir par toute l'espèce des âmes. » Hélas ! si respectueux qu'on soit du divin Platon, on ne peut s'empêcher de trouver bizarre cette âme qui, attirée par la beauté entrée par les yeux, déploie ses ailes, comme un vulgaire canard, pour s'envoler vers elle ! Voilà du spiritualisme qui tourne au grotesque, c'est le comble du platonisme. L'amour platonique, pur de tout alliage, auquel ne se joint aucun plomb charnel, existe-t-il ? J'en doute ; il est, en tous cas, bien rare. Lorsque les regards d'un homme sont attirés par les lignes gracieuses du corps d'une femme, la bête qui est en lui parle certainement avant son esprit, parle même souvent seule : or cette bête ne fait pas de philosophie ; elle entrevoit le plaisir physique que lui promet la possession de ce corps, et cela lui suffit pour le trouver beau. La femme elle-même, si éthérée qu'elle semble ou qu'elle veuille paraître, n'est pas beaucoup plus désintéressée dans son admiration pour un homme qu'elle déclare beau : chez elle aussi les sens parlent, à son insu le plus souvent, mais assez haut pour se faire entendre.

Je crois donc que, sans chercher midi à quatorze heures, c'est dans la vision plus ou moins distincte des joies paradisiaques permises à l'homme sur terre qu'il faut chercher l'impression heureuse produite sur nous par la beauté : c'est un phénomène d'ordre organique plutôt qu'intellectuel. Cette petite théorie, toute matérialiste qu'elle semble, a du moins un avantage : elle incitera, j'espère, mes lecteurs et lectrices à poursuivre la conquête de la beauté, ce qui est une des plus nobles occupations de l'existence et l'unique but de ce livre.

Cette conquête est aussi importante que celle de la Toison-d'Or, et, si elle n'expose pas aux périls que coururent les Argonautes sous la conduite de l'intrépide Jason, elle présente pourtant de grandes difficutés. Quels principes adopterons-nous, quels guides devons-nous prendre pour mener l'entreprise à bonne fin ? C'est ce qu'il faut avant tout chercher, sous peine de s'égarer avant d'avoir atteint la mystérieuse Colchide. « Il y a, dit madame de Girardin, deux sortes de beauté : celle que l'on reçoit et celle que l'on prend. » La pensée de cette très honneste dame peut s'entendre de diverses façons :

elle peut signifier, par exemple, que la volonté contribue puissamment à rendre belle une femme ordinaire, de la catégorie de celles « dont on ne dit rien », ce qui est rigoureusement exact comme nous le verrons plus tard. Elle veut dire aussi, et c'est uniquement dans ce sens-là que nous l'entendrons pour le moment, qu'il faut d'une part appliquer ses soins à conserver la beauté qu'on possède, et d'autre part essayer d'acquérir celle que l'on n'a pas.

Au premier abord la première partie de la tâche semble aussi simple à remplir que la seconde paraît ardue ; toutes deux cependant présentent des difficultés, non pas insurmontables, mais sérieuses : car si la coquetterie bien inspirée, savamment pratiquée, fait de si merveilleux prodiges qu'elle arrive à rectifier la plupart des erreurs commises par la nature dans la construction de ses enfants, la beauté naturelle se perd bien souvent avant l'âge où il est habituel, normal, de la voir disparaître. C'est que généralement on ne donne pas à son entretien tous les soins désirables. Les uns pèchent par indifférence, ne se doutant pas de l'importance du bien qu'ils négligent, et regrettent trop tard l'insouciance de leurs jeunes années. Les autres pèchent par ignorance, se fiant inconsidérément aux propos de personnes incompétentes ou aux conseils de gens intéressés. Les parfumeurs, coiffeurs, et autres entrepreneurs d'entretien ou de restauration de la beauté, sont avant tout guidés, ce qui est en somme assez naturel, par le désir d'accroître leurs affaires aux dépens de leurs concurrents, par l'éternel *struggle for life* : le malheur est qu'à leur amour du lucre ne se joint aucune connaissance hygiénique ou chimique, de sorte que, s'ils amassent des écus, ils sont loin d'améliorer la santé de leur clientèle, et de perfectionner sa beauté.

Car ces deux choses se tiennent : une femme maladive peut inspirer la pitié, elle ne cause pas cette impression de plaisir que donne une belle femme, et nous ne sommes plus au temps où une mort imminente ou supposée telle était un brevet de beauté. Du reste la *beauté du diable*, que beaucoup d'hommes estiment égale ou supérieure à la régularité du visage et à la perfec tion des formes, est-elle autre chose, comme dit Balzac, « qu'une grosse fraîcheur de jeunesse que, théologiquement parlant, le diable ne saurait avoir, à moins qu'il ne faille expliquer cette expression par la constante envie qu'il a de se rafraîchir? »

Donc le corps ne peut être beau qu'à la condition d'être sain; au *mens sana in corpore sano* de Juvénal, je substituerais volontiers cette devise : *nulla pulchritas sine sanitate*. De plus, nous verrons, chemin faisant, combien les diverses fonctions dont se compose notre vie animale, combien les agents qui nous entourent, l'air que nous respirons, les aliments que nous digérons, l'exercice que nous prenons, etc., influent sur la beauté pour l'accroître ou l'anéantir. Voilà pourquoi l'hygiène, la médecine, la chirurgie même, ont à intervenir dans la solution de ce problème complexe qui consiste à nous embellir. Sans doute le bon goût a voix au chapitre : mais cette voix ne doit pas être prépondérante; elle doit même se taire sans murmurer quand la science parle, parce que celle-ci, pour arriver à l'harmonieux ensemble qu'il s'agit d'acquérir, a des effets que tout l'art du monde ne peut réaliser. Je le prouve par quelques exemples.

Dans un précédent ouvrage (1), j'ai montré que l'homme ne peut agir sur les enfants à naître pour les procréer beaux ou leur donner le sexe de son choix, mais qu'il lui est possible d'agir sur ceux qui sont nés pour prévenir l'éclosion des maladies dont ils reçoivent trop souvent le germe de leurs ascendants. Eh bien, la beauté aussi est héréditaire dans certaines familles, comme la laideur dans d'autres, et, de même qu'on peut modifier la tendance à la tuberculose, aux maladies de cœur, etc., de même on peut dans une large mesure empêcher que le type ancestral ne s'abâtardisse, ou le corriger et l'améliorer s'il présente quelque imperfection. Ainsi, si quelque chose nuit à la beauté du visage, c'est assurément la disposition aux rougeurs, boutons, croûtes, etc., qui peuvent s'y développer : or cette disposition est fréquemment sous la dépendance d'un état général de l'organisme que des soins appropriés, appliqués dès le jeune âge, font disparaître.

La loucherie, qui dépare également la figure, et qui est transmise par les parents ou développée pendant les premières années de l'existence, est susceptible d'être prévenue par des précautions prises dans l'enfance.

L'implantation vicieuse des dents, les déviations de la taille, et autres difformités qui se retrouvent dans une même famille de génération en génération, pourraient aussi être empêchées ou réprimées à l'aide d'appareils orthopédiques ou de petites opérations pratiquées de bonne heure.

Je n'étendrai pas davantage cette énumération, devant indiquer à propos de chaque partie du corps

(1) *Le mariage théorique et pratique*, par le D⁰ Paul Marrin.

les précautions et soins qui lui conviennent. Ce que
j'ai voulu établir d'une façon générale, c'est que nous
autres médecins nous ne sommes pas aussi détachés
des intérêts mondains qu'on pourrait se le figurer,
et qu'une partie de notre rôle consiste à rendre le
corps beau autant que sain. Nous sommes loin de
refuser le concours des marchands de fards, de cosmétiques, de faux cheveux, et de tous moyens
propres à entretenir les attraits naturels ou à donner
des charmes postiches : mais nous demandons, en
qualité d'hygiénistes et de chimistes, à analyser ces
produits, à étiqueter ceux qui sont dangereux, à indiquer les cas dans lesquels on peut sans inconvénient employer ceux qui par eux-mêmes sont
inoffensifs.

Pourtant, si bien armée que soit la médecine contre
les ennemis de la beauté, il ne faut pas exiger d'elle
plus qu'elle ne peut donner : sa puissance ne pré-
vaut pas contre celle du temps, et nous ignorons
toujours la composition des eaux de la fontaine de
Jouvence, dont un poète a dit :

> Si tu pouvais, merveilleuse fontaine,
> Répandre un jour ta source dans Paris,
> Que de minois ridés et défleuris
> Renonceraient aux ondes de la Seine!

Marguerite de Navarre prétendait qu'à trente ans
les femmes « devaient changer le titre de belles en
bonnes », et Montaigne s'exprimait plus sévèrement
encore : « La laideur d'une vieillesse advouée est
moins vieille et moins laide à mon gré, qu'une aultre
peincte et lissée. Le diray-je ? pourvu qu'on ne m'en
prenne à la gorge : l'amour ne me semble proprement et naturellement en sa saison, qu'en l'aage voi-

sin de l'enfance. » Limiter à l'adolescence la saison
de l'amour, et à la trentième année le droit de chercher à être belle, c'est se montrer vraiment trop
exigeant. Mais il faut convenir que rien n'est aussi
ridicule qu'une vieille coquette ou un vieux beau.
Entre les deux extrêmes il y a place pour un terme
moyen, qui est de chercher à prolonger la beauté du
corps tant qu'elle peut être conservée par des
moyens compatibles avec la raison, l'âge et la santé :
mais lorsque la peau se ride, que les chairs deviennent flasques et molles, que les cheveux sont blancs
ou absents, que les signes de décrépitude générale
sont par trop manifestes, il est parfaitement loisible
de cacher ces tares par des artifices variés, ne
serait-ce que pour ne pas causer de répulsion à son
entourage; mais il n'est plus permis de prétendre à
la beauté. Savoir vieillir est un art très difficile,
auquel on n'arrive qu'en se souvenant du conseil
du fabuliste :

> Ne forçons point notre talent,
> Nous ne ferions rien avec grâce.

En somme si la beauté passe, effacée par le temps,
elle dure beaucoup plus que l'espace d'un jour. Elle
persiste assez longtemps, elle a une puissance assez
considérable, elle possède un charme assez pénétrant, pour qu'il soit naturel, indispensable, de
chercher à la conserver et à la développer quand on
l'a reçue en partage à la naissance, d'essayer de l'acquérir quand on a été moins bien favorisé par
l'aveugle nature. Il n'est jamais trop tôt pour employer les moyens propres à y parvenir, il est souvent trop tard pour les appliquer : car l'enfant est
une cire molle, dont on peut en partie façonner la

conformation extérieure et modifier l'état général, tandis que l'homme avancé en âge est beaucoup plus rebelle à ces essais plastiques. Quant au choix de ces moyens, il ne doit jamais être abandonné au hasard, mais basé sur des notions scientifiques qui n'ont rien d'ardu, que chacun peut acquérir sans peine, et que nous allons passer en revue dans les pages suivantes.

II

LE VISAGE

La forme de la tête. — Moyens de la modifier. — Influence de la coiffure sur l'aspect du visage. — Le teint. — Action des aliments et des boissons sur le teint. — Action de l'air et du soleil. — Les dartres et l'eczéma. — Le hâle. — Les taches de rousseur. — Le masque. — Les pâles couleurs. — Les rides. — Comment elles se forment. — Moyens de les prévenir.

A tout seigneur, tout honneur. C'est au visage qu'on regarde d'abord la femme aussi bien que l'homme; c'est lui qui à première vue, ou après examen, attire ou éloigne les sympathies. De plus, un beau visage, au dire de La Bruyère, « est le plus beau de tous les spectacles » ; et, s'il faut en croire les poètes, c'est cette partie du corps qui distingue le plus profondément l'espèce humaine des autres espèces animales. Ovide l'a dit :

> Os homini sublime dedit, cœlumque tueri
> Jussit, et erectos ad sidera tollere vultus.

Elle est très contestable, cette prétention qu'a l'homme d'être seul à regarder le ciel en face et à pouvoir contempler les étoiles; je ne la discuterai pas cependant, et sans autre périphrase j'entrerai bravement en matière.

En quoi un visage considéré dans son ensemble, (nous parlerons plus loin des yeux, de la bouche, du nez, etc.), diffère-t-il d'un autre visage, est-il plus beau ou plus laid que celui-ci? Par sa forme, son coloris, son expression. C'est à ces trois points qu'on peut, je crois, limiter les caractères qui le distinguent; ce sont eux qu'il nous faut successivement passer en revue, toujours en vue de conserver ce qui est naturellement bien, de perfectionner ce qui laisse à désirer.

Parlons de la forme de la tête d'abord. Elle est extrêmement variable avec les individus : l'un a la tête carrée, l'autre l'a ronde ; celui-ci possède une tête en pain de sucre, celui-là en poire. Chacune de ces formes est spéciale à une famille, ou même à une race tout entière, qu'elle suffit à caractériser. Ainsi la tête carrée est l'apanage des Teutons. La tête en poire a eu un auguste spécimen dans la personne de Louis-Philippe Ier (et unique), roi des Français, comme en témoigne l'histoire, ou la légende, que Victor Hugo raconte dans les *Misérables* : Gavroche, toujours frondeur à l'égard du pouvoir établi, s'amusait un jour à dessiner au charbon une superbe poire à favoris sur l'une des portes du parc royal de Neuilly ; un monsieur, qui suivait avec intérêt les progrès de cette œuvre d'art, donna à l'artiste, pour le récompenser de ses efforts et lui fournir le modèle du dessin esquissé, une pièce d'or marquée à l'effigie royale, dans laquelle notre gamin n'eut pas de peine à reconnaître le portrait de son Mécène à parapluie.

Il est malaisé de faire un choix entre ces diverses configurations de la tête ; car Platon fait résider la beauté dans la forme sphérique, Épicure dans la forme pyramidale, et certains sauvages d'Amérique se pâment d'admiration devant un crâne carré, en forme de dé à jouer. Il est certain cependant que, dans nos idées modernes et françaises, l'ovale allongé, à grosse extrémité supérieure, est pour la tête ce que nous préférons : « Son visage était du plus pur ovale » est une phrase laudative qui revient à chaque instant sous la plume des romanciers quand ils veulent nous donner une idée favorable de la beauté de leur héros ou héroïne. Cette prédilection est susceptible d'une double explication. En premier lieu, le crâne des différentes races humaines peut être ramené à deux types principaux, que les anthropologistes nomment dolichocéphale et brachycéphale ; dans le premier, la tête est allongée, ovale ; dans le second, la tête est courte et paraît carrée. Or, les Français appartiennent au premier type ; il est donc naturel qu'ils le préfèrent.

En second lieu, dans le type dolichocéphale (pardon de l'aspect hirsute de ces mots scientifiques !), le front qui, dit Buffon, « est l'une des parties de la face qui contribuent le plus à la beauté de sa forme », le front est large, bombé, un peu saillant. Cette largeur du front est considérée par les phrénologistes comme un signe certain d'intelligence ; les disciples de Gall ont émis beaucoup d'hypothèses que l'expérience n'a pas vérifiées ; mais dans le cas particulier leur opinion est d'accord avec les sciences anatomiques et physiologiques, qui montrent que les facultés intellectuelles ont une étendue proportionnelle au développement des lobes antérieurs du cerveau, lesquels projettent le front en avant. Au contraire, une saillie marquée de la partie inférieure du visage, représentée par le menton et la mâchoire, annonce en général des instincts matériels très prononcés, la gourmandise, la sensualité sous toutes ses formes, la bestialité même. Il n'est pas étonnant que nous soyons peu jaloux de porter sur notre visage l'enseigne de pareilles tendances.

Ainsi, tête à configuration ovalaire, avec front large, bas du visage allongé ; voilà le type que notre esthétique estime le plus dans la conformation générale de la tête, à condition bien entendu qu'il ne soit pas outré, que le front, par exemple, n'acquierre pas des dimensions en hauteur et en largeur, ne fasse pas une proéminence, qui le rendent grotesque ou disgracieux. Est-il en notre pouvoir de donner cette forme idéale à ceux qui ne l'ont pas naturellement ? Neuf fois sur dix, le nouveau-né ne la présente pas ; au moment de la naissance, le crâne offre en haut et en arrière une bosse en pain de sucre, que certains peuples, les Persans par exemple, considèrent comme charmante, qu'ils cherchent par divers moyens à conserver ou à exagérer, mais que nous trouvons, nous, horrible ; toujours les différences d'esthétique d'un pays à l'autre ! Heureusement cette bosse, due à l'allongement mécanique que subit la tête en traversant la filière maternelle, disparaît en général d'elle-même, en quelques jours. Cependant lorsque la saillie est très prononcée, lorsqu'on veut assurer et hâter sa disparition, il est bon de faire porter à l'enfant, pendant les premiers moments qui suivent sa naissance, un petit bonnet intérieurement doublé d'une couche d'ouate, qui exerce une compression douce, légère, mais continue, sur la proéminence. Cette pression est sans inconvénients à la partie postérieure du crâne, là où les os sont déjà parfaitement soudés; mais il n'en est plus de même sur le haut et en avant du crâne : en cet endroit existent les fontanelles, membranes fibreuses qui réunissent provisoirement les parties osseuses, jusqu'à ce que celles-ci soient soudées entre elles, et qui par suite recouvrent directement le cerveau. Si donc on voulait agir par des pressions sur cette région pour modifier la forme du crâne, élargir le front, le faire bomber, on risquerait tout simplement de tuer l'enfant par convulsions, celles-ci résultant de la moindre atteinte portée au centre nerveux. Par conséquent, bien que nous puissions à la rigueur modeler à notre guise le crâne du nouveau-né, il est sage de s'abstenir de ces tentatives, qui, mal conduites, auraient un résultat contraire à celui qu'on cherche, ou, ce qui est pire, amèneraient la mort du bébé que nous rêvons beau et bien fait.

Par contre, nous pouvons très facilement favoriser le développement naturel dans le bon sens, ou du moins ne pas l'entraver, et, s'il ne se fait pas à notre gré, nous pouvons à l'aide de certains artifices dissimuler l'imperfection qui nous choque. Pour cela, il faudrait commencer par renoncer à ces absurdes coiffures européennes qui enserrent nos fronts dans d'étroits carcans, depuis nos premiers pas en ce monde jusqu'à nos derniers jours. Nous reparlerons de ces instruments de torture à propos des cheveux, qu'ils contribuent à faire tomber, et du costume, dont ils constituent un des plus laids éléments. Mais dès maintenant nous pouvons commencer le procès des képis dont on affuble les jeunes enfants, des chapeaux à haute forme dont les adolescents se couvrent le chef ; je serais tenté d'y joindre les shakos et casques militaires, s'ils n'étaient un moyen de protection indispensable au dire des gens compétents. Quand donc comprendra-t-on que tout cela n'est bon qu'à serrer aveuglément des crânes qui, n'ayant rien fait pour mériter la prison, ont droit à la liberté, et se décidera-t-on à le remplacer par des coiffures en tissu souple, léger, prêtant bien, ne nuisant pas au développement normal de la tête ?

Ce désidératum s'adresse au sexe masculin. Les dames sont-elles plus sages ? Sans doute elles ne portent pas les mêmes chapeaux, sauf quand elles montent à cheval, ce qui n'est pas la règle. Mais elles ont un autre tort, toujours au point de vue qui nous occupe ici, la forme du visage. Elles pourraient en modifier l'apparence à leur gré par un moyen bien simple, la façon de porter les cheveux ; mais au lieu de faire varier leur coiffure suivant ce qui conviendrait à chacune d'elles, elles suivent, ici comme partout, les ordres de cet impersonnel tyran, la mode.

Nos grand'mères ont porté des anglaises ; puis la coiffure à la chinoise a fait son apparition ; dernièrement le catogan, renouvelé du dix-huitième siècle, a eu un renouveau ; à une autre époque, la coiffure à la chien a fait fureur, etc., etc. N'est-il pas évident que de ces coiffures l'une agrandit le front, que l'autre rétrécit, celle-ci allonge le visage, celle-là l'arrondit, et ainsi de suite. Puisqu'il est impossible, ou à peu près, d'arriver à produire mécaniquement et réellement le type rêvé, ne peut-on pas en donner l'illusion par cet artifice peu compliqué, qui consiste à approprier l'arrangement des cheveux à la forme naturelle de la figure ? Quand on n'est pas le plus fort, il faut être le plus malin. Donnez-nous donc l'exemple de la malice, mesdames, vous qui en êtes si abondamment pourvues. Votre exemple, du reste, gagnerait à être suivi par les hommes, qui eux aussi, au lieu de porter uniformément les cheveux à la Capoul et à la Bressant, la barbe à la Henri III ou à la Henri IV, pourraient en adapter la coupe à celle de leur visage.

D'après le système de Lavater, un front large et oblong annonce un esprit élevé ; un front rétréci, un esprit positif, terre à terre ; arrondi, il indique un caractère doux ; droit, un caractère ferme. Un menton pointu est un signe d'activité, de pénétration intellectuelle ; un menton plat, une preuve de froideur, de sécheresse de tempérament ; peu saillant, il annonce la faiblesse physique ou morale ; mou et charnu, la sensualité. Libre à vous de porter vos préférences sur telle ou telle de ces formes ; mais votre choix fait, rappelez-vous que vous pouvez dans une assez large mesure lui donner satisfaction, en adoptant pour vos cheveux ou votre barbe la disposition qui en donne l'illusion à défaut de la réalité.

Pour faire de la forme du visage le cas qu'elle mérite, il faut déjà posséder une certaine culture artistique, ou du moins avoir l'habitude d'observer, de regarder avec attention. Son coloris, au contraire, le teint, comme on l'appelle, frappe immédiatement les regards, est apprécié de tout le monde. Les femmes surtout lui accordent une grande importance, sans pour cela lui donner tous les soins qu'il mérite. Il a pour principaux caractères d'être fort mobile, de se modifier sous l'influence de l'âge et d'une foule de circonstances physiques et morales. Cela tient à ce que la peau de la figure est très fine et qu'elle recouvre à peine un très riche réseau de vaisseaux sanguins : si ceux-ci contiennent un liquide suffisamment riche et abondant, incessamment renouvelé, la figure prend ce teint de rose, cet incarnat, qui distingue les jeunes filles en bonne santé, et qui fait partie de la beauté. Mais si le sang est pauvre, s'il circule mal, tantôt absent, tantôt stagnant, le teint, suivant le cas, devient blême ou prend l'apparence d'un bifteck mal cuit. Si la peau du visage est trop brutalement exposée aux influences atmosphériques, elle se couvre de taches ou de plaques diversement colorées et d'aspect plus ou moins désagréable. C'est en activant tout d'un coup la circulation sanguine, ou la suspendant brusquement, qu'agissent les émotions vives qui nous font rougir ou pâlir, et auxquelles nous ne sommes pas toujours libres de nous soustraire.

Quant aux actions physiques, il suffit le plus souvent d'un peu d'attention pour les éviter, comme nous allons le voir.

On ne saurait croire l'action qu'ont sur le teint les actes en apparence les plus indifférents de la vie matérielle, et cela justement parce qu'ils sont répétés chaque jour, à tout instant. La nature de l'alimentation, par exemple, et la façon dont la digestion s'opère, colorent différemment le visage, en dehors de toute maladie. L'abus des aliments épicés, salés, poivrés, vinaigrés, fumés, des salaisons, des poissons, du gibier, a une action élective sur la peau en général, en stimule la circulation, et par suite détermine une vive coloration du visage qui, après avoir été momentanée, ne s'être produite qu'après les repas, peut devenir permanente et laisser des rougeurs diffuses, par plaques ou par lignes, qui font le désespoir des coquettes âgées.

> Qu'est devenu ce teint dont la couleur fleurie
> Semblait d'ortolans seuls et de bisque nourrie!

Ces vers de Boileau montrent bien que les médecins modernes n'ont rien inventé à ce sujet, et que la connaissance de l'action des mets sur le teint n'est pas récente.

De même, il est d'observation vulgaire qu'en sortant de table on a la face plus rouge, plus congestionnée qu'à jeun, simplement par suite de la stimulation générale produite par l'arrivée des aliments dans l'estomac : cela continue pendant toute la période digestive, quoi qu'on ait mangé, et peut à la longue constituer une sorte d'appel du sang à la figure, dont les effets sont analogues, par leur nature et leur persistance, à ceux que nous venons de voir. Il est donc indispensable, pour éviter ces inconvénients, d'abord de choisir ses aliments, d'avoir un régime mixte, varié, dans lequel ne prédominent ni les viandes noires, ni les poissons, ni toute autre substance excitante. De plus, il faut faciliter la digestion, en mangeant lentement, en mâchant avec soin les aliments, en prenant après les repas, soit une tasse de thé léger, d'infusion tiède de camomille ou de tilleul, soit un doigt d'une liqueur digestive, telle qu'anisette, curaçao, fleur d'oranger, etc. Le café noir, pourvu qu'il ne soit pas trop fort, est permis une fois par jour; le vin rouge ou blanc, de bonne qualité, n'a aucun inconvénient, s'il est coupé de deux tiers d'eau au moins; mais les vins mousseux, le champagne, et surtout les liqueurs franchement alcooliques, cognac, rhum, kirsch, chartreuse, sont très mauvais.

Ces précautions sont utiles à toute personne qui a souci de son teint et qui a remarqué une fâcheuse tendance de son visage à prendre un coloris trop prononcé. A plus forte raison sont-elles nécessaires à ceux chez qui cette tendance est entretenue par une disposition native, par ces états constitutionnels qu'on nomme l'*herpétisme* et l'*arthritisme*, et auxquels nous devons nous arrêter un instant parce qu'ils ont un rapport avec notre sujet.

L'*herpétisme*, c'est ce qu'on appelle vulgairement le vice dartreux, c'est-à-dire une disposition générale de l'économie à engendrer et à entretenir des dartres sèches ou humides, telles que l'eczéma et l'urticaire ou fièvre ortiée. L'*arthritisme*, c'est, comme l'indique son nom, tiré d'un mot grec signifiant *articulation*, l'état de l'organisme qui prédispose à la goutte et au rhumatisme. Mais avec ces affections des jointures alternent ou coïncident fréquemment des maladies de la peau, au nombre desquelles on compte encore l'eczéma et l'urticaire. On a bien dit que ces maladies cutanées siègent de préférence dans les parties du corps habituellement couvertes et donnent lieu à de très vives démangeaisons quand elles sont dues à l'herpétisme, tandis qu'elles occupent plutôt la tête et les mains et provoquent plus de picotements que de démangeaisons véritables quand elles sont sous la dépendance de l'arthritisme ; on a prétendu aussi que dans le second cas existaient concurremment des angines, des gastrites chroniques, des rhumes de cerveau rebelles, des laryngites tenaces, et dans le premier des migraines, des gastralgies, l'asthme. Mais ces distinctions sont si peu tranchées que certains auteurs englobent les deux états dans une description commune. Du reste, peu nous importe la théorie : ce qu'il faut retenir dans la vie journalière, c'est qu'un individu atteint de dartre, d'eczéma, ou averti du danger par un des signes précurseurs de ces éruptions, tels que coryzas répétés, angines, migraines, etc., doit redoubler de précautions pour mettre son teint à l'abri de colorations intempestives.

Au premier rang de ces précautions se place, je le répète, celles qui ont trait au régime alimentaire, duquel il faut absolument exclure le porc frais et la charcuterie, les poissons (surtout les poissons de mer), les moules, huîtres et coquillages, le gibier noir ou faisandé, les épices, les choux, les fromages trop faits, les sucreries, les fraises, les noix, le vin pur et l'alcool. Le traitement médical est naturellement nécessaire : mais il est impuissant à prévenir le mal, à le combattre, à l'empêcher de récidiver, s'il n'est secondé par une hygiène bien entendue ; aussi l'aide du malade est-elle en pareil cas d'un précieux secours pour le médecin.

L'air aussi a sur l'organisme une influence considérable ; c'est une arme à deux tranchants : indispensable à l'entretien de la respiration, et, par suite, à l'existence, il sert de véhicule à une foule de parasites, grands et petits, qui diffusent les maladies ; de plus, il a une action directe sur la peau du visage, auquel il donne sans doute de vives couleurs, mais auquel il devient nuisible dans certaines circonstances. Il peut agir par les impuretés qu'il renferme et dont il est facile de prévenir les fâcheux effets à l'aide de lavages fréquents, qu'il est à peine besoin de recommander, les gens civilisés ayant l'habitude de se débarbouiller une fois au moins par jour; je signale seulement la fréquence des clous et des boutons du visage causés par l'oubli de ce précepte. Il agit aussi par sa température dont on se défie beaucoup moins et qui pourtant impose tout autant de précautions. C'est surtout contre les transitions brusques qu'il faut se protéger. Je connais une dame qui, pour être sortie de l'Opéra par une soirée glaciale après avoir supporté dans la salle une chaleur étouffante, fut dès le lendemain matin atteinte d'un eczéma de la face, lequel s'étendit à plusieurs régions du corps et dura pendant plusieurs mois. Cette dame était prédisposée à l'eczéma, elle était foncièrement herpétique ou arthritique, je le veux bien; le passage subit de la chaleur au froid n'en a pas moins été la cause déterminante de l'éruption, occasion sans laquelle la prédisposition serait peut-être longtemps restée latente.

C'est précisément aux personnes qui présentent cette fâcheuse tendance que je m'adresse, et que je dis : défiez-vous avec le plus grand soin des transitions de température par lesquelles vous passez, dans la saison froide surtout, au sortir des théâtres, bals, concerts et autres lieux surchauffés; les bronchites et fluxions de poitrine ne sont pas seules à vous épier, l'eczéma vous y guette aussi, avec la couperose, l'acné du visage et tous les maux de même acabit qui déparent la plus jolie figure. Sans doute celle-ci est déjà protégée contre les injures de l'air par la poudre de riz, dont nous parlerons plus tard, et qui, disons-le de suite, ne nuit pas à la peau lorsqu'elle est de bonne qualité et employée avec modération. Mais son action préservatrice est bien légère et ne saurait dispenser de l'emploi de la voilette. Il est vrai qu'aujourd'hui celle-ci est fortement détournée de son but primitif, et qu'elle est portée par coquetterie plutôt que comme objet utile : les voilettes « fin de siècle », en particulier, à larges mailles, à tissu léger comme une toile d'araignée, visent bien plus à attirer l'attention sur la figure d'une jolie femme qu'à la mettre à l'abri de l'air. Aussi ne doivent-elles servir qu'en plein jour, quand la température extérieure est suffisamment élevée; pour les sorties du soir, c'est un voile véritable qu'il faut porter, ce sont des précautions sérieuses qu'il faut prendre, si on a souci de son teint.

Après l'air froid, le soleil; lui aussi est parfois bien coupable à l'égard du visage. Lorsqu'il agit vivement, brusquement, il peut produire l'érysipèle de la face, ou ce diminutif d'érysipèle qu'on nomme insolation ou coup de soleil, et qui, pour être moins dangereux, n'en est pas moins fort désagréable, en raison de la coloration écarlate et persistante qu'il donne à la figure. Il est vrai que les ombrelles et les chapeaux de paille ont été précisément inventés pour se protéger contre ces accidents. Mais qui s'en douterait à voir la façon dont on utilise ces objets? L'ombrelle, c'est un prétexte à manche riche, artistiquement ciselé, à tissu bien assorti avec l'étoffe de la robe : mais la nonchalance avec laquelle les dames la portent, au petit bonheur, sans se soucier de l'opposer aux rayons du soleil, prouve bien le peu de cas qu'elles font des services qu'elles peuvent en attendre. Quant au chapeau de paille, il ne saurait être utile qu'à la condition que ses bords fussent rabattus en tous sens au-devant de la figure : au lieu de cela, il est outrageusement relevé d'un côté ou de l'autre, quelquefois des deux, de façon à bien dégarnir les joues qu'il a mission d'abriter. Plaignez-vous donc ensuite des caresses trop ardentes de Phœbus, et de leurs conséquences ! Il ne tiendrait qu'à vous, belles dames, de les esquiver, au lieu de vous y exposer avec une forfanterie qui vous cuira un jour.

Dans d'autres cas, l'air vif et le soleil procèdent sournoisement, lentement. Alors ils provoquent l'apparition de colorations jaunâtres, grisâtres ou brunes, qui se présentent tantôt sous forme de plaques irrégulières, étendues, mal circonscrites, formant ce qu'on appelle le *hâle ;* tantôt sous forme de petites taches non saillantes, régulièrement arrondies, distinctes les unes des autres, qu'on nomme *taches de rousseur* parce qu'elles sont plus fréquentes chez les personnes à cheveux roux, ou *éphélides*, de deux mots grecs qui rappellent qu'elles doivent leur origine à l'action prolongée des rayons solaires. Ceux-ci toutefois ne suffisent pas à faire naître les taches de rousseur : elles deviennent apparentes sous leur influence, pâlissent en hiver, se foncent en été, mais sont visibles en toute saison quand on y regarde de près.

Quels moyens emploierons-nous pour débarrasser le visage de ces colorations anormales, qui nuisent au teint d'une façon trop évidente ? Voici ce qu'enseigne à ce propos le professeur Hardy : « Les éphélides offrent une grande résistance aux moyens thérapeutiques à l'aide desquels on cherche à les faire disparaître, et, le plus ordinairement même, elles constituent des taches indélébiles. On doit savoir d'abord que tous les remèdes internes sont sans influence sur ces altérations maculeuses de la peau ; les seuls moyens qui ont réussi quelquefois sont des moyens locaux. Je signalerai les lotions, ou mieux les douches appliquées sur les régions malades avec des solutions alcalines de borate ou de sous-carbonate de soude, ou avec des eaux sulfureuses naturelles ou artificielles. J'ai vu quelques cas de guérison obtenue par les eaux de Bagnères-de-Luchon et de Barèges, administrées en douches. Je me suis servi également, avec quelque avantage, d'onctions avec une pommade à l'acide nitrique (axonge, 30 grammes ; acide nitrique, 1 gramme), d'applications de teinture d'iode pure ou affaiblie par addition d'alcool. Mais le moyen qui m'a paru le moins infidèle consiste dans l'emploi de lotions avec une solution de sublimé, ou mieux encore avec un mélange de sublimé, de sulfate de zinc et d'acétate de plomb (eau distillée, 250 grammes ; sublimé, 1 gramme ; sulfate de zinc, acétate de plomb, 2 grammes de chacun ; alcool, petite quantité). Cette liqueur est employée pure ou coupée avec de l'eau chaude, suivant la susceptibilité de la peau ; elle détermine un peu de rougeur, une légère desquamation, et quelquefois, au bout d'un temps assez long, la disparition des taches. Le lait antéphélique, qui se vend comme remède secret contre les taches maculeuses de la peau, et qui m'a été emprunté, dans un but de spéculation commerciale, est composé, à peu de chose près, d'après la formule que je viens d'indiquer ; on peut donc se servir de cette préparation, qui compte quelques succès. Mais quel que soit le moyen employé, souvent la guérison n'est qu'apparente, et les taches, qui ont semblé s'effacer sous l'influence des lotions et après une desquamation superficielle, ne tardent pas à reparaître et à présenter la même coloration qu'auparavant ; le plus ordinairement même elles ne sont attaquées en rien par les lotions et les douches, et elles persistent avec une ténacité désespérante. »

Voilà qui n'est pas encourageant, mais qui est parfaitement exact. Rien n'est plus difficile à combattre que ces colorations du visage ; c'est absurde, mais c'est comme cela. Comme tous les médicaments pris à l'intérieur sont totalement dépourvus d'efficacité en pareil cas, comme les applications de teinture d'iode et les lotions au sublimé (suivant la formule indiquée ci-dessus) n'agissent qu'en enlevant la peau et causent d'assez vives douleurs, sans qu'on soit sûr d'obtenir un résultat satisfaisant, le plus simple est de prévenir l'apparition du hâle et des taches de rousseur, que nous sommes impuissants à guérir. Pour cela, nous en revenons encore aux précautions propres à nous défendre contre l'air vif et le soleil ardent : chapeaux à bords suffisamment larges et rabattus, ombrelles sérieusement tenues, voilettes protectrices, et, si les mains sont également atteintes, ce qui n'est pas rare, gants montant assez haut. Du reste, le hâle disparaît souvent de lui-même chez les individus, touristes, baigneurs, chasseurs, etc., qui ne s'exposent que pendant un temps limité aux causes qui le déterminent.

Il n'en est pas de même du *masque* des femmes enceintes, cet aspect particulier que prend le visage au niveau du front principalement, chez certaines femmes, pendant les derniers temps de la grossesse et la durée des couches, et qui résulte du développement de taches pigmentaires analogues aux précédentes. Le masque présente la même résistance que celles-ci aux divers moyens de traitement, et bien rarement il disparaît spontanément ; on essaiera donc aussi contre lui les lotions au sublimé, mais sans grand espoir de succès, et, si on ne réussit pas, on se bornera à le dissimuler par une légère couche de poudre de riz ou par des frisons habilement ramenés sur le front.

J'ai dit plus haut que les plaisirs mondains, exposant à des changements brusques de température, pouvaient congestionner le visage, le rougir, le couvrir d'eczémas et autres éruptions du même genre. Ils peuvent encore agir sur lui d'une manière inverse, en le pâlissant outre mesure, et par un autre mécanisme, par la fatigue qu'ils occasionnent. Que de jeunes femmes, fraîches et roses le jour de leur mariage, sont pâles, terreuses, ont les traits tirés, quelque temps après, et le doivent uniquement aux fréquentes sorties du soir, aux repas de noces rendus, aux soirées données en leur honneur, à l'abus des divertissements de toute sorte ! Il n'en faut pas davantage souvent pour les faire arriver à l'anémie ou à la chlorose, ces deux maladies qu'on englobe sous le nom vulgaire de *pâles couleurs*, nom très exact du reste. Car, outre l'inappétence, les troubles digestifs, les palpitations, l'essoufflement facile, elles déterminent une pâleur excessive, une teinte jaunâtre ou verdâtre de visage, qui ne contribue pas précisément à rendre belle la jeune personne qui en est atteinte ; et non seulement la peau prend une couleur de vieille cire, mais encore les lèvres et les gencives deviennent d'une blancheur peu agréable à l'œil. Donc, dans l'intérêt de votre teint comme de votre santé générale, évitez les

causes de l'anémie, c'est-à-dire les fatigues trop répétées, et, si la maladie est déclarée, traitez-la par
le fer, le quinquina, les amers, l'hydrothérapie, les
frictions : c'est ainsi que les roses remplaceront
avantageusement la cire sur votre visage.

Le teint est encore modifié dans la jaunisse, qui
lui donne les colorations les plus variées, depuis le
jaune clair jusqu'au vert et au brun foncé ; dans le
cancer, qui lui donne une couleur jaune paille, etc.
Mais ici nous touchons à la médecine proprement
dite, qui n'est pas de notre ressort : tant pis pour
ceux qui sont atteints de ces maladies, qu'ils consultent leur médecin, c'est tout ce que j'ai à leur
conseiller. Il me suffit d'avoir montré qu'à l'aide de
quelques précautions, en général faciles à suivre,
même en voyage, on peut conserver longtemps intact
le teint des jeunes années.

Arrivons maintenant à l'*expression de la physionomie*, qui est, ne vous en déplaise, le principal coupable dans la production des *rides*, la grande terreur
de la femme de trente ans et au-dessus. « Si j'eusse
créé le genre humain, dit Ninon de Lenclos, j'aurais
mis les rides des femmes au talon. » Et pourtant elle
n'avait pas à se plaindre de la nature, la gracieuse
amie des Condé, des Longueville, des La Rochefoucauld, qui, après 80 ans, régnait encore par la beauté
autant que par l'esprit ; que diront les femmes moins
bien douées sous ces deux rapports !

Ici, une légère dissertation anatomique est de rigueur : je la ferai aussi courte que possible. La face,
comme toute autre partie du corps, est constituée
par des os, des muscles, des nerfs, des vaisseaux
sanguins, le tout recouvert par la peau. Mais ce
qu'elle présente de particulier, ce qui détermine

l'expression de la physionomie, avec ses différences d'un individu à l'autre et sa mobilité chez une même personne, c'est la disposition spéciale des muscles du visage. D'abord ils sont très nombreux sur cet espace relativement étroit ; de plus, tandis qu'ailleurs ils sont séparés de la peau par une couche de tissu plus ou moins graisseux, ici ils sont directement adhérents à l'enveloppe externe et s'y insèrent, de sorte que, toutes les fois qu'ils se contractent, ils déplacent en même temps la peau, la froncent, la dépriment dans un sens déterminé, toujours le même pour chacun d'eux. C'est à un très ingénieux médecin français, le docteur Duchenne (de Boulogne), que nous sommes redevables de ces notions, dont il a expérimentalement démontré la réalité il y a une trentaine d'années : en électrisant successivement chaque muscle du visage, il a pu déterminer l'expression de physionomie résultant de la contraction de ce muscle. L'un élève la peau du front et des sourcils, c'est le muscle de l'attention, de la surprise ; un autre tend la peau de la région intersourcilière, la porte en dedans et en bas, il exprime la douleur, la colère ; d'autres encore, groupés autour des narines, resserrent ou dilatent plus ou moins ces ouvertures, et leur donnent une mobilité qui contribue à l'expression mimique des sentiments ; celui-ci attire la commissure des lèvres en arrière (sourire), ou en haut (rire); celui-là attire la commissure en bas (abattement, mépris), ou porte la lèvre inférieure en bas et en dehors (effroi), etc.

Voilà ce qu'a montré l'application patiente et scientifique de l'électricité aux muscles du visage. Remplacez maintenant cette excitation artificielle par le système nerveux, agent naturel qui, sous l'influence des émotions et des passions, provoque sur l'homme sain la contraction musculaire, et supposez, ce qui est vrai, qu'à l'état normal ces contractions se répètent chaque jour, plusieurs fois par jour : vous comprendrez sans peine que les plissements de la peau ainsi produits deviennent permanents, existent même en dehors de toute contraction d'origine émotive ou passionnelle, et finissent par donner à la physionomie un cachet spécial qu'elle ne perd plus. Bien mieux, ce cachet peut se transmettre héréditairement, et c'est ainsi qu'on retrouve parfois sur la face de tous les membres d'une même famille, de l'aïeul au dernier-né, le même caractère de bonté, de finesse, de dureté.

C'est sur ces notions qu'est basé le système imaginé par Lavater, et nommé par lui *physiognomonie*, système d'après lequel il suffirait d'étudier attentivement le masque facial, la physionomie d'un individu, pour juger de ses instincts moraux et de ses aptitudes intellectuelles. Lavater allait assurément trop loin lorsqu'il prétendait donner à cette idée une rigueur mathématique, que l'étude du moral, sous quelque forme qu'elle soit faite, ne saurait avoir. Mais il n'est pas douteux que la réflexion habituelle et prolongée creuse un ou plusieurs sillons sinueux, à direction horizontale, au beau milieu du front; que la colère répétée engendre un pli vertical entre les deux sourcils; que le rire fréquent produit au niveau de l'angle externe des paupières ces trois rides à direction divergente qu'on nomme *patte d'oie*, et attire en haut les coins des lèvres; que la ruse, la méchanceté, etc., s'accusent par tel ou tel trait plus marqué; que toutes les rides, en un mot, ont une origine première toute morale, et une cause secondaire physique, musculaire. Sainte-Beuve, qui n'était pourtant pas physiologiste, l'a dit : « A la longue, on prend toujours la ride de son sourire. »

Que conclurons-nous de ce qui précède? Le fait le plus saillant qui en ressort, fait qui était connu d'une façon routinière avant d'être scientifiquement expliqué, c'est que les natures calmes, que n'agite aucune ambition, aucun mouvement excessif de l'âme, sont les moins sujettes aux rides. Le célibataire égoïste, sans passion, la vieille fille que trouble à peine la mort de son chat ou la maladie de son perroquet, sont ridés beaucoup plus tard que ceux qui sont assiégés par les préoccupations matérielles de l'existence ou agités par une imagination ravageuse. Donc, mesdames et messieurs, si vous craignez les rides, dont la plus petite, suivant le mot de Th. Gautier, peut servir de fosse au plus grand amour, si vous voulez conserver à votre front le poli de l'ivoire et à votre physionomie l'expression placide, reposée, qui lui sied, fuyez la réflexion prolongée, les passions, la colère comme la folle gaieté; soyez stoïques pour vous-mêmes et désintéressés des malheurs des autres; souriez du bout des lèvres, ne riez pas à gorge déployée ; ne laissez pas la douleur pénétrer au delà de votre épiderme ; fuyez l'excès en tout. Ce n'est pas vivre, dites-vous : entre nous, je trouve que vous avez raison ; mais le bon ton du jour, l'anglomanie, s'accommode fort bien de ce manque absolu de démonstrations extérieures, et, du reste, c'est à prendre ou à laisser ; une fois les rides formées, rien ne les fera disparaître. Rappelezvous ce qu'a dit le bon La Fontaine :

Les ruines d'une maison

> Se peuvent réparer : que n'est cet avantage
> Pour les ruines du visage !

Toutes les pâtes, tous les cosmétiques du monde, n'y pourront rien : ils ne combleront pas les vallées, ils n'abaisseront pas les montagnes. La volonté même sera impuissante à détruire les plis et les sillons établis, tandis qu'elle aurait été très forte pour les empêcher de naître. On a dit avec raison du visage qu'il est le miroir de l'âme, et nous savons maintenant que cette idée est plus scientifique qu'elle n'en a l'air : puisque l'âme agit puissamment sur l'expression et l'aspect physique de la face, c'est en la maîtrisant, en modérant et dirigeant ses mouvements, que nous arriverons à rendre cet aspect séduisant, pourvu seulement que nous y pensions lorsqu'il en est temps encore.

Ce serait ici, semble-t-il, le lieu de parler des fards, poudres, pâtes, et autres cosmétiques, qui, dans l'esprit de ceux qui les vendent ou les emploient, sont destinés à prévenir les rides, et qui ont tout au moins la propriété de dissimuler celles-ci, de conserver au visage sa fraîcheur et à la peau sa souplesse. Mais comme nous traiterons spécialement de cet important sujet, je renvoie mes lecteurs au chapitre qui le concerne.

Une dernière circonstance susceptible de diminuer les charmes du visage, c'est l'extrême maigreur ou l'obésité. Dans le premier cas, les yeux sont caves, enfoncés dans les orbites ; les joues sont creuses, les pommettes et le nez font une saillie démesurée. Dans le second cas, le menton trop charnu tombe en cascades au devant du cou, la graisse infiltre les paupières et rend les yeux invisibles, la

face rappelle une boule de saindoux ou le masque
des empereurs romains de la décadence. Entre ces
laideurs, le cœur ne balance pas : il les fuit toutes
deux. Ce que nous dirons plus loin de l'excès ou du
défaut d'embonpoint, considéré en général, s'applique à la face comme à toute autre partie du
corps, le traitement de ces difformités étant partout
le même, comme leurs causes. Mais je dois, dès
maintenant, faire une remarque qui concerne spécialement le visage : c'est que bien souvent les rides
précoces n'ont pas d'autre cause qu'un amaigrissement trop rapidement provoqué, la peau distendue
depuis longtemps par la graisse ne pouvant reprendre sa forme et sa consistance du jour au lendemain quand la graisse a disparu, et s'affaissant
alors sur les parties sous-jacentes sous forme de plis
disgracieux. Si donc vous cherchez à maigrir, n'employez pas pour cela des moyens trop violents, trop
radicaux, mais seulement ceux que nous indiquerons plus loin, et faites avant tout provision de patience.

III

LES CHEVEUX

Rôle des cheveux dans la vie publique et privée. — Croissance et propriétés des cheveux. — Hygiène de la chevelure. — Le démêloir et le peigne fin. — Lotions et frictions. — Huiles et pommades. — La coiffure. — La frisure. — La coupe des cheveux. — Bonnets de coton et tuyaux de poêle.

Vous êtes-vous jamais demandé pourquoi les Indiens, qui de temps à autre esquissent une danse guerrière avant de s'engager sur le chemin de la guerre et de tailler quelques croupières à leurs peu scrupuleux voisins, les Yankees, éprouvent une joie sauvage à scalper le crâne de leurs ennemis ? pourquoi leur plus grand triomphe est de rapporter au wigwam quelques chevelures fraîchement coupées ? C'est un trophée dont l'orgueil se transmet de père en fils, comme nous l'apprend Fenimore Cooper, soit : mais pourquoi celui-ci plutôt qu'un autre, qu'une belle paire d'oreilles ou un nez bien croquant, par exemple ?

Sans avoir eu les confidences d'Œil-de-Faucon ou du dernier des Mohicans, je ne serais pas éloigné de

croire que cette habitude macabre vient de ce que
ces hommes à l'esprit peu cultivé regardent la chevelure comme l'emblème de la force et de l'indépen-
dance, et en considèrent la perte comme une marque
de déchéance, d'avilissement : de là le soin qu'ils
prennent d'en priver leurs ennemis, toutes les fois
que l'occasion s'en présente. Si cette explication
vous paraît un peu... tirée par les cheveux, songez
que cette croyance a existé de tout temps, chez
toutes les nations, et qu'avant d'être purement et
simplement un objet de coquetterie, la chevelure fut
un signe de puissance et d'autorité. Quoi d'étonnant
à ce que ces peuplades primitives aient conservé un
culte que des gens plus civilisés ont eu pendant bien
longtemps !

En effet, la mythologie païenne, la tradition bi-
blique, l'histoire écrite et authentique, s'accordent
à donner aux cheveux une importance de premier
ordre. Jupiter faisait trembler l'Olympe en secouant
sa chevelure, ce qui indique un crâne assez abondamment couvert, et tous les habitants de cet heureux séjour, dieux et déesses, étaient presqu'aussi
bien pourvus que leur irascible maître. Nous re-
grettons avec Alfred de Musset le temps

> Où Vénus Astarté, fille de l'onde amère,
> Secouait, vierge encore, les larmes de sa mère,
> Et fécondait le monde en tordant ses cheveux !

Vous représentez-vous les fées, les druidesses et
les walkyries, autrement qu'ornées d'une chevelure
fine, soyeuse, et assez longue pour les envelopper
tout entières, dans ces âges d'or où les tailleurs pour
dames étaient de gais farfadets ou de gentils lutins,
qui ne présentaient pas leurs notes ? Avez-vous

attendu de voir jouer l'opéra de Saint-Saëns pour vous extasier sur la cause de la force de Samson, et vous apitoyer sur le sort de ce malheureux, qui, privé de ses cheveux par Dalila la perfide, n'était plus seulement de taille à tuer un millier d'ennemis avec une mâchoire d'âne ? Voyez encore le Père éternel : en raison de son âge, ses cheveux sont blancs, c'est vrai ; en revanche, comme ils sont bien fournis ! Vous ferez peut-être, à ceux qui se permettent de portraiturer le Tout-Puissant, la question que posa Courbet à l'un de ses élèves, qui avait esquissé la tête du Christ : « Où donc l'avez-vous vu pour faire son portrait? » Non, sans doute, ils ne l'ont pas vu ; ils n'en sont pas moins les interprètes exacts du sentiment universel, qui aime à se figurer ainsi le Créateur du ciel et de la terre.

Il n'est pas jusqu'à ces bons Musulmans qui, par esprit religieux, n'aient attaché et n'attachent encore une grande importance à leurs attributs capillaires : car c'est en les prenant délicatement par la mèche qu'ils ont soin de garder sur le sommet de la tête que Mahomet doit les attirer à lui, pour les faire entrer dans son paradis folichon, où les houris foisonnent. Comment s'y prendra-t-il avec les chauves et les gens à perruque? Mystère !

Descendons maintenant du ciel et des pays des rêves sur notre prosaïque planète : là encore il est facile de constater que, si l'homme n'est pas précisément charmé de rencontrer des cheveux dans sa soupe et préfère des potages chauves, il aime du moins en voir sur la tête de ses maîtres. César lui-même, le grand César, sacrifiait à ce préjugé populaire : celui qui ne craignit pas de franchir le Rubicon n'osa jamais se montrer en public sans avoir garni sa tête de feuillage, destiné à cacher une calvitie précoce. Nos ancêtres, les Gaulois et les Francs, furent encore plus suggestibles à la chevelure que les Grecs et les Romains : une longue chevelure était chez eux un droit au rang suprême tout autant que les capacités militaires ou politiques. On rasait les rois fainéants avant de les cloîtrer : la perte de la marque de l'autorité précédait logiquement celle de la liberté. Deux des plus anciens parmi nos souverains bien-aimés sont surtout connus par la caractéristique, inverse il est vrai, de leurs chevelures : Clodion-le-Chevelu et Charles-le-Chauve ; et remarquez que l'histoire attribue au premier de rapides et brillants succès dans les pays situés entre le Rhin et la Somme, tandis que le second, après avoir assisté au démembrement de l'empire carlovingien, eut un règne singulièrement troublé par les incursions normandes. Et l'on dit des gens malheureux qu'ils ont un cheveu dans l'existence ! C'est peut-être qu'il est nécessaire d'en avoir beaucoup.

Je rappellerai encore qu'aux jours de calamités publiques et de deuils familiaux, les Hébreux se coupaient les cheveux et se couvraient la tête de cendres, en même temps qu'ils revêtaient le cilice ; et que pendant longtemps en France tout individu, homme ou femme, que les juges avaient condamné à une peine infamante, avait la tête rasée, ainsi que les filles et femmes de mauvaise vie : souvenez-vous de la douleur de Manon Lescaut à la Salpêtrière ! Enfin l'Eglise romaine impose à ses ministres l'obligation de la tonsure ; les moines et religieuses de différents ordres vont plus loin, ils ont la tête complètement rase : voilà un signe de mortification, une marque d'esclavage envers l'autel, qui n'est certainement pas banal ; on peut plaindre les pauvres filles qui sacrifient leurs boucles blondes ou brunes à une idée dont la justesse est contestable : il est difficile d'en rire.

Mais en voilà assez, je pense, pour montrer l'importance du rôle joué par les cheveux dans la vie politico-sociale des peuples et des individus. Du reste, sauf en ce qui concerne le clergé et les ordres monastiques, ce n'est plus à ce point de vue qu'ils fixent l'attention : ils n'ont plus de rapports qu'avec la coquetterie, ce qui suffit d'ailleurs à leur mériter un intérêt de premier ordre. Aujourd'hui personne ne peut compter sur sa chevelure, si longue qu'elle soit, pour être élevé sur le pavois, et si l'impératrice Eugénie présidait parfois le conseil des ministres du haut de ses faux cheveux, comme disait Rochefort, c'est moins à ces postiches qu'elle le devait qu'à la faiblesse de cœur de son époux. Pourtant les cheveux constituent encore, et constitueront sans doute toujours un des premiers éléments de la beauté, un de ceux qui peuvent le plus sûrement donner à une femme, entre 20 et 35 ans, une souveraineté de salon, faute de mieux. Aussi doivent-ils être l'objet des préoccupations constantes de ceux et de celles qui, à très juste titre, sont jaloux de conserver cet ornement intact pendant un grand nombre d'années.

Un mot d'abord sur leur constitution : il est indispensable de connaître leurs propriétés essentielles si on veut s'opposer efficacement à leur décrépitude. Le cheveu est un filament en général cylindrique, parfois plus ou moins plat, composé d'une partie libre, qui émerge de la peau, et d'une partie qui reste couchée dans le cuir chevelu ou racine. La partie libre, la seule que connaisse le commun des mortels, est plus ou moins longue suivant les individus : elle grandit de 8 centimètres environ par année, ce qui finirait par donner à la chevelure une longueur considérable, si par contre nous ne perdions chaque jour une quantité de cheveux qu'on évalue en moyenne à 10 centigrammes, ce qui fait environ 36 grammes par an ; aussi notre chevelure est-elle complètement renouvelée dans l'espace de deux lustres, dix années. Cette partie libre est droite ou frisée, ce qui dépend de la figure géométrique que donne sa section : celle-ci représente une ellipse plus ou moins aplatie chez le nègre ; plus le cheveu est nettement cylindrique, plus il devient lisse et raide ; la frisure naturelle résulte de l'enroulement en spirale de l'un des bords autour de l'autre. A la surface du cheveu est une rangée de lamelles écailleuses, analogues à celles de l'épiderme ; au centre se trouve la moelle, formée de cellules arrondies ou polyédriques ; entre les deux couches est la substance propre, dont les cellules contiennent une matière colorante ou pigment, qui donne au cheveu sa couleur, variable comme on sait du blond pâle au noir foncé, en passant par le jaune d'or, le rouge, le châtain, le brun.

Quant à la racine, elle est logée dans un petit sac qu'on nomme *follicule pileux*, qui siège dans la profondeur de la peau, et au fond duquel le cheveu se termine par un renflement ou *bulbe :* à celui-ci est annexée une éminence saillante, conique, ou *papille*, dans laquelle pénètrent de fins vaisseaux, qui, ici comme partout ailleurs, apportent le liquide nourricier, le sang. C'est donc à cette papille que le cheveu doit son apparition chez l'enfant, son accroissement chez l'adulte, sa reproduction quand il est tombé. Le cheveu, inerte par lui-même, ne puise ses principes de vie que dans la papille du bulbe pileux. Ainsi, si caché qu'il soit, le bulbe a dans l'existence du cheveu la part la plus importante ; que d'ouvriers utiles passent ainsi ignorés de la foule, venant pour la centième fois à l'appui du *Sic vos non vobis* de Virgile !

Notons encore que les cheveux sont plus ou moins cassants suivant leur degré de finesse et de sécheresse ; mais que toujours, chez tous les individus, et alors même qu'ils paraissent fort secs, ils sont hygrométriques, c'est-à-dire très sensibles à l'action de l'humidité : c'est sur cette dernière propriété qu'est basée la construction de l'hygromètre à cheveu, imaginé par de Saussure. Nous avons maintenant tous les éléments nécessaires pour établir l'hygiène quotidienne de la chevelure, les précautions à prendre pour en retarder le plus possible la chute et la décoloration ou pour remédier à ces fâcheux accidents, enfin les soins à l'aide desquels on préviendra ou guérira les maladies du cuir chevelu.

Primitivement, je parle de très longtemps, on se peignait avec les doigts ; la main servait à la fois à se coiffer et à se nourrir, c'était aussi simple que malpropre. Aujourd'hui nous versons dans l'excès contraire : la table de toilette de la bourgeoise comme de la demi-mondaine, de Monsieur, de Madame et même de Bébé, est encombrée d'instruments et d'ingrédients de toute sorte, peignes, brosses, fers à friser, flacons d'huile, pots de pommade, etc., à faire frémir. Les uns, en petit nombre,

sont utiles; les autres sont superflus ou même nuisibles. Pour faire entre eux un choix raisonné, pour
donner à la chevelure les soins méthodiques qu'elle
réclame, il faut partir des trois principes suivants : le
cuir chevelu craint l'humidité, qui l'imbibe, le macère
et nuit à la vitalité du bulbe pileux contenu dans son
épaisseur ; le cuir chevelu a besoin d'une aération
constante qui aide l'évaporation de la sueur et autres
produits sécrétés par la peau, lesquels ont la même
action fâcheuse que l'humidité extérieure ; le cheveu craint les tiraillements qui mettent sa solidité à
trop rude épreuve. Ces principes peuvent aussi bien
être mis à profit par un sexe que par l'autre : les
comprendre et s'en souvenir est le commencement
de la sagesse. Voyons maintenant l'application quotidienne qu'on en peut faire.

Les dames sont forcées par l'abondance et la longueur de leurs cheveux de les peigner soigneusement chaque jour, c'est évident; celles qui, pour
une cause quelconque, négligent ce soin élémentaire, connaissent par expérience l'enchevêtrement
qui en résulte et qui, par les tractions qu'il nécessite plus tard, est une des causes pour lesquelles les
cheveux tombent à la suite des maladies prolongées.
Aussi les personnes alitées feront-elles bien de se
démêler ou de se faire démêler tous les jours, tant
que leurs forces le leur permettront. Mais pour cela,
point n'est besoin d'un attirail bien compliqué : un
démêloir, un peigne fin, une brosse, suffisent; ajoutons y du temps et de la patience, qui, comme on
sait, font plus que force ni que rage, et nous serons
suffisamment pourvus du nécessaire.

Le démêloir doit être à dents fines, mais résis-
tantes et suffisamment écartées pour ne pas s'enliser

dans des touffes épaisses, dont elles arracheraient
une bonne partie. L'écaille et l'ivoire sont les matières à préférer; le métal est trop dur, le buis trop
rigide, le celluloïd trop cassant et inflammable.
Permettez-moi un petit conseil à ce sujet : ne lésinez
pas sur l'achat du démêloir, qu'il faut avant tout avoir
élastique en même temps que solide; ne vous laissez
pas tenter par le bas prix de certains de ces instruments dont les dents, au bout de quelques jours, se
dévient ou se cassent en partie, de sorte que celles
qui restent produisent sur la peau une irritation
désagréable, parfois dangereuse. J'en dirai tout
autant du peigne fin, à propos duquel j'ajoute immédiatement : n'en abusez pas. On peut, à la rigueur,
le promener doucement à la surface du crâne sans
appuyer ni séjourner nulle part; mais il est absurde,
sous prétexte d'entretenir le cuir chevelu en bon
état, de le gratter à outrance, au risque de finir par
l'irriter et d'enlever des lamelles de peau qui ne demandent nullement à s'en aller; de plus, bien des
dames sont désolées de voir sur ledit peigne fin des
cheveux qu'elles croient tombés spontanément et
qui ont été tout simplement détachés par lui, alors
qu'ils étaient encore parfaitement capables de
vivre.

Nous reparlerons des pellicules qui ne sont, en
somme, qu'une variété d'eczéma qu'on nomme pityriasis. Quant aux autres souillures du cuir chevelu,
constituées par les poussières qui voltigent dans
l'air ou par les lamelles d'épiderme qui, ici comme
partout, se renouvellent incessamment à la surface
de la peau, il est assurément nécessaire de s'en débarrasser; mais, pour les faire disparaître, deux
moyens sont préférables au peigne fin. Le premier

est l'emploi quotidien d'une brosse de bonne qualité, à soies modérément rudes, assez étroite pour qu'on puisse, point par point, en écartant les tresses avec les doigts, parcourir successivement toutes les régions du crâne. Le second moyen, ce sont les lotions ou frictions ; pour ces lotions, purement hygiéniques, ayant pour but la propreté seule et non la pousse des cheveux (dont nous parlerons dans le prochain chapitre), le meilleur liquide est de l'eau savonneuse additionnée d'une petite quantité d'alcool ; cette simple préparation est ce que messieurs les coiffeurs décorent pompeusement du nom de *schampoing*. Il faut, autant que possible, étendre ce liquide à l'aide d'une brosse spéciale sur la peau elle-même et non sur les cheveux ; mais, nous l'avons dit, le cuir chevelu craint l'humidité : aussi les lotions ne doivent pas être trop fréquentes, une ou deux fois par semaine seulement, sans quoi elles assureraient sans doute une propreté minutieuse, mais on risquerait de découvrir la tête de la forêt qui la couvre. L'opération finie, on s'entoure rapidement la tête d'une serviette qu'on laisse en place quelques minutes afin de faire disparaître toute trace d'humidité. Tout cela prend un certain temps, j'en conviens, mais qu'est-ce qu'une heure perdue quand il s'agit d'un objet aussi important ?

Ainsi un démêlage minutieux et un brossage patient chaque jour, une lotion savonneuse une ou deux fois par semaine : voilà, mesdames, tout ce que réclame le simple entretien hygiénique de vos cheveux ; cela suffit à les conserver propres et à les empêcher de tomber, ou du moins à retarder autant qu'il est possible cette chute, que le temps inexorable finit toujours par causer. Mais vous voulez les lustrer, les parfumer, et pour cela vous les inondez de liquides huileux, vous les couvrez de pommades ; vous avez tort, car s'ils sont entretenus en bon état de force et de santé par les soins qui précèdent, ils sont assez brillants par eux-mêmes, sans aucun artifice.

Pourtant, compatissant à votre faiblesse et à votre respect des anciennes habitudes, je vous permets de les oindre d'une préparation huileuse, parfumée à votre guise, pourvu qu'elle ne contienne aucune substance nuisible et qu'elle soit employée avec discernement. Vous la composerez facilement vous-mêmes en versant quelques gouttes d'essence de bergamote, de citron, de fleur d'oranger, de rose, de Portugal, de teinture de vanille, etc., suivant votre goût personnel, dans l'huile d'amandes douces fraîchement préparée. Mais, pour l'amour de vous-mêmes, n'usez jamais que d'une très petite quantité de ce liquide à la fois ; étendez-le sur vos cheveux seulement et veillez bien à ce qu'il n'atteigne pas la peau à laquelle ceux-ci sont adhérents ; n'oubliez pas ce principe, que l'air doit circuler librement jusqu'au niveau de la racine des cheveux, à laquelle il est nécessaire ; rappelez-vous que tous les corps gras appliqués sur la peau ne sont bons qu'à boucher ses pores et à l'irriter par suite de la rapidité avec laquelle ils rancissent. Voilà pourquoi les pommades proprement dites, qui ont toujours une graisse pour base, ne valent pas grand'chose : si pourtant on en voulait faire usage, pour remédier à une trop grande sécheresse naturelle des cheveux, celle à laquelle on devrait donner la préférence serait préparée avec de la moelle de bœuf très fraîche, fondue au bain-marie et aromatisée avec une faible quantité d'un des parfums indiqués plus haut ; le meilleur moyen de l'avoir en parfait état est évidemment de la faire soi-même, ce qui est très facile, et de la préparer toujours en très petite quantité.

Voilà vos cheveux peignés, nettoyés, brillants, sentant bon : comment allez-vous vous coiffer ? — A la mode, dites-vous, cela ne se demande même pas. — Je vous reconnais bien là ! J'attendais cette réponse, qui vous semble toute naturelle, et qui, pardonnez ma franchise, est absolument contraire au sens commun. Au lieu de vous demander si vos cheveux fins comme la soie et fragiles comme le verre résisteront aux tractions que nécessite une savante architecture capillaire, si une frisure répétée n'accélérera pas une chute que vous désirez ardemment retarder, si un lourd échafaudage ne réveillera pas la migraine à laquelle vous êtes sujette, vous vous coiffez comme madame une telle qui n'a pas les mêmes craintes, ou qui ne vous a pas confié les regrets qu'elle a eus après avoir agi de la même façon. Si encore vous étiez sûre d'augmenter ainsi la beauté cherchée ! Mais non : comme j'ai déjà eu l'honneur de vous le dire, chaque visage exige sa coiffure propre, pour être bien accompagné et artistiquement encadré. Donc, au lieu de copier servilement ce qui se fait autour de vous, cherchez d'abord ce qui vous convient à vous-même. N'ayant pas le plaisir de connaître chacune de mes lectrices en particulier, je ne puis leur donner de conseils spéciaux ; il m'est du moins possible de chercher à poser quelques règles générales.

D'abord fuyez les frisures au fer chaud ; celui-ci ne se borne pas à brûler l'extrémité des cheveux qu'il touche et à les empêcher de s'accroître, ce qui est déjà un joli méfait ; il agit encore par rayonnement, en chauffant outre mesure la peau du sommet de la tête, et en molestant à distance le petit bulbe pileux que nous savons être le principal artisan de l'accroissement des cheveux. Nos grand'mères les roulaient simplement dans des papillotes de papier et ne s'en trouvaient pas mal : c'est bien vieillot ; mais si vous tenez à la frisure, vous avez la ressource des bigoudis, des inoffensifs morceaux de laiton sur lesquels on enroule les cheveux le soir, ce qui leur donne une ondulation très suffisante et a du moins le grand avantage de ne pas leur nuire.

Ensuite évitez les édifices capillaires par trop compliqués, qui rappellent plus ou moins les coiffures à la Belle-Poule que portaient les marquises du siècle dernier, ou les savants monuments qui paraient la tête des grandes coquettes de Rome. Les matrones romaines avaient à leur service un grand nombre d'esclaves, dont plusieurs étaient spécialement affectées au rôle de coiffeuses ; chacune avait sa fonction ; celle dont la mission consistait à peigner ou à friser les cheveux laissait à une autre le soin de les étager au goût du jour, et celle-ci à son tour cédait la place à une troisième, chargée de placer les fleurs et les rubans. Mais malheur à la maladroite qui tirait une boucle trop fort, ou qui commettait la moindre erreur dans l'accomplissement de son devoir ; elle avait aussitôt le sein ou les bras percés de l'aiguille d'or que la grande dame tenait à la main pour cet usage. Ces mœurs, vous le savez, seraient assez mal vues à notre époque ; vous ne pouvez plus compter que sur vous-même, ou sur une femme de chambre qui ne se laisserait probablement pas piquer deux fois. Or, si adroite que vous soyez, si habile que se montre votre cameriste, les grands échafaudages de cheveux ne se mènent pas à bonne fin sans quelques tiraillements qui, souvent répétés, ébranlent et détachent quelques poignées de ces précieux filaments. De plus, ils ont l'inconvénient de surcharger le crâne, d'y attirer le sang, de provoquer des maux de tête, de rendre le visage écarlate, ce qui n'est ni agréable ni beau. Je n'irai pas jusqu'à exiger de vous le petit chignon légendaire des jeunes Anglaises en voyage ; mais je vous conseille très sérieusement de chercher avant tout dans votre coiffure la simplicité, la facilité et la rapidité d'exécution ; peut-être ne frapperez-vous pas dans votre jeunesse l'imagination des peuples ; vous aurez du moins, arrivée à l'âge mûr, la consolation de garder en quantité suffisante la chevelure que d'autres auront perdue. Il en est du cheveu comme de l'aigle et de l'hirondelle : il aime la liberté. Aussi faut-il l'assujettir le moins possible à l'aide des épingles et des rubans dont on a trop de tendance à abuser.

Les conseils qui précèdent s'adressent aussi bien aux descendants d'Adam qu'aux filles d'Ève. Eux aussi doivent employer chaque jour le démêloir et la brosse à cheveux, mais doucement, sans violence ; eux aussi doivent user très modérément du peigne fin, des huiles, des brillantines et des pommades, se borner aux lotions savonneuses sauf dans le cas de sécheresse excessive des cheveux, être très sobres de frisures. Quant à la question de la coiffure proprement dite, elle se pose bien moins sérieusement en ce qui concerne le sexe fort, dont les cheveux, pour une cause ignorée d'ailleurs, n'atteignent jamais une longueur aussi grande que dans le sexe auquel nous devons nos belles-mères. Mais l'homme jaloux de conserver ses cheveux a deux points à examiner : doit-il les faire couper souvent ? Est-il bon de porter constamment, ou de temps à autre, la tête rase ?

Sans doute, il faut que les cheveux soient coupés de temps en temps, afin d'aérer leur surface d'implantation et de pouvoir les nettoyer convenablement : c'est aussi le moyen d'éviter le malheureux sort d'Absalon, dont la longue chevelure s'accrocha aux branches d'un arbre, ce qui le livra sans défense aux coups de ses ennemis. Il n'est même pas mauvais de couper l'extrémité des cheveux des petites filles pendant le jeune âge. Mais c'est une erreur de croire qu'une tonte fréquente, faite de très près, à ras, donne de la force aux cheveux, les fait pousser plus longs et plus abondants. Il suffit parfaitement d'aller deux ou trois fois par mois chez le coiffeur, et, suivant l'expression consacrée, de se faire rafraîchir la chevelure. Je comprends qu'on fasse tondre très souvent les collégiens et les soldats, qui n'ont pas le temps de donner chaque jour à des cheveux modérément longs les soins qu'ils exigent ; c'est pour cette cause, et pour ne pas nuire au port du casque, que les hommes d'armes de toute époque, depuis les guerriers francs et les chevaliers du Moyen Age jusqu'aux troupes contemporaines, ont eu les cheveux rasés ou relevés sur le sommet de la tête. A la fin du dix-huitième siècle, il est vrai, la queue, le catogan, les cadenettes, pénétrèrent dans l'armée avec la poudre, qui d'ailleurs était de la vulgaire farine ; mais il y a beau jour que ces ornements ont disparu de la tête des militaires, aujourd'hui tenus d'avoir les cheveux très courts, bien heureux quand ils ne sont pas complètement rasés, comme les zouaves. Quant aux civils adultes, je ne vois pas pourquoi ils se croiraient obligés de s'exposer, sans profit, aux rhumes de cerveau que provoque si souvent une coupe à fond, et de se priver volontairement d'un de leurs avantages physiques ; ils n'en ont déjà pas tant !

Bien entendu, cheveux ras et cheveux en brosse ne sont pas du tout la même chose. Cette dernière coiffure est fort commode aux hommes pressés, et convient parfaitement à certains visages. C'est dans cette commodité et dans les convenances de chacun qu'il faut chercher les seules indications à suivre pour le choix de la coiffure masculine, qui pourtant ne saurait jamais être bien compliquée. « Les anciens Gaulois, dit Sidonius Apollinaris, portaient le poil long sur le devant, et le derriere de la teste tondu, qui est cette façon qui vient à estre renouvellée par l'usage efféminé et lasche de ce siècle. » Le temps a bien marché depuis Montaigne, et nous ne trouvons pas efféminé l'usage de porter le poil plus court derrière la tête que sur son sommet ; c'est même une habitude très répandue. Mais, encore une fois, qu'on porte la raie au milieu du front ou sur le côté, ou même qu'on n'en ait pas du tout, cela importe peu à l'hygiène, qui, pour ne pas se compromettre, répète à l'homme, à ce sujet, la devise de l'abbaye de Thélème : Fais ce que veux !

Pour en finir avec les précautions quotidiennes à prendre à l'égard des cheveux, je n'ai plus qu'un conseil à donner à mes frères en Jésus-Christ. C'est de garder le plus possible la tête découverte à l'intérieur des appartements : les bonnets de coton, bonnets de nuit, serre-tête, calottes, etc., ne sont propres qu'à empêcher la circulation de l'air dans la forêt capillaire, qu'à concentrer la sueur au contact de la racine des cheveux, et en définitive à hâter la chute de ceux-ci. On a heureusement renoncé à entasser les béguins sur la tête des petits enfants ; M. Homais lui-même ne se fait plus broder de bonnet grec par sa tendre moitié. Ne portez pas ces inutiles couvre-chef chez vous, ni nuit ni jour ; réservez-les pour l'heure où la fâcheuse calvitie vous forcera à y recourir. C'est bien assez d'être obligé d'avoir dans les rues des chapeaux informes, qui réalisent au suprême degré les conditions mauvaises dont je parlais : absence d'air, macération de cuir chevelu dans sa propre sueur, altération des bulbes pileux. Certains industriels ont cherché à parer à ces inconvénients en donnant aux chapeaux une légèreté mirifique, et en les perçant, sur les côtés et au sommet, de petits orifices servant de ventilateurs. Ne vous moquez pas trop de ces innovations, qui sont rationnelles et indiquent en somme une entente assez bien comprise de ce que devrait être un chapeau dans l'intérêt des cheveux. Je suis loin de prétendre qu'elles réalisent la perfection ; mais je crois qu'elles représentent un petit progrès, digne d'être encouragé, dans l'art embryonnaire de la chapellerie. La preuve de la néfaste influence des couvre-chef privés d'air, et longtemps portés, sur la chute des cheveux, se trouve dans la calvitie précoce dont sont affligés beaucoup de nos officiers, qui ont le képi vissé sur la tête.

Tels sont, à mon avis, les soins qu'il convient de prendre pour conserver aux cheveux leur abondance et leur couleur naturelles. Ils sont à la portée de tout le monde, et demandent plus de patience et d'attention que de recherches dispendieuses ; je suis cependant convaincu qu'ils suffisent parfaitement à atteindre le but visé. Si mes lecteurs et lectrices veulent bien en faire l'expérience, ils s'apercevront bien vite que cette simplicité n'exclut pas l'efficacité, et que, moins on touche à la chevelure, en dehors de la culture indispensable, plus elle a de chances de se maintenir longtemps dans un état satisfaisant.

IV

CRANES CHAUVES ET CHEVEUX BLANCS

Causes de la chute des cheveux. — Calvitie sénile et calvitie précoce. — Maladies qui font tomber les cheveux. — Les pellicules. — La teigne et la pelade. — Recettes contre la chute des cheveux. — Les perruques. — Leurs inconvénients et leurs avantages. — Les chignons et les nattes. — La couleur des cheveux. — L'albinisme. — Comment les cheveux blanchissent. — Teintures à choisir et à éviter.

Je voudrais bien pouvoir m'en tenir aux conseils de simple entretien de la chevelure qui ont fait l'objet du précédent chapitre, et n'avoir à vous parler ni des crânes chauves ni des cheveux blancs : il est si dur d'envisager pour soi-même de si tristes éventualités, il est si bon de se figurer qu'elles ne vous atteindront pas. Mais, hélas ! tout passe, tout casse sur terre, même ces fins filaments que la jeunesse croit éternels. Sans doute, chacun de nous a dans ses connaissances une ou plusieurs natures privilégiées pour lesquelles le temps paraît stationnaire, et qui sur le bord de la tombe gardent encore une crinière léonine, noire comme l'aile du corbeau ; il est des hommes illustres qui, malgré un labeur acharné, conservent jusqu'à la fin de leur existence tous les attributs de la jeunesse, parmi lesquels une luxuriante chevelure tient le premier rang. Mais qui peut se flatter de remplacer Thiers, Victor Hugo, Pasteur, sous ce rapport s'entend ? Personne assurément ; et la sagesse qui écrit par ma plume (on n'est pas plus modeste !) conseille de se prémunir dès le jeune âge contre la calvitie et le grisonnement, d'apprendre les moyens d'enrayer ces misères quand elles sont menaçantes, d'y remédier lorsqu'elles sont réalisées.

Parlons d'abord de la chute des cheveux. On la nomme indifféremment *calvitie* ou *alopécie;* ce dernier mot vient du grec *alopex*, renard, parce que cet animal est sujet à une maladie qui lui fait tomber les poils. Les linguistes, il est vrai, vous diront que les deux termes ne sont pas synonymes, le premier désignant l'état d'un crâne chauve, le second s'appliquant au crâne en train de le devenir : dans l'alopécie les cheveux tombent ; dans la calvitie ils sont tombés. Mais loin de la grammaire quand elle ne sert qu'à embrouiller les idées ! Ce qui nous importe en pratique, c'est de conserver nos cheveux, et pour cela le dictionnaire ne nous est pas d'un grand secours : mieux vaut connaître exactement les influences qui nous les font perdre, afin d'éviter méthodiquement ces influences ; je commencerai donc par dire la façon dont on classe en médecine les causes qui font tomber les cheveux, nous verrons ensuite les traitement qu'on peut leur apporter.

Il y a d'abord une alopécie *congénitale :* elle est rare, mais elle existe. On a observé quelques individus qui, à l'âge où les cheveux poussent d'habitude, en sont restés complètement dépourvus ou n'ont présenté sur le sommet du crâne que quelques rares poils follets, et qui ont été chauves toute leur vie : leurs cheveux ne sont pas tombés, ils n'ont jamais paru. Les cils, les sourcils, les poils qui normalement couvrent certaines autres régions du corps ont fait également défaut chez ces chauves de naissance, dont la faiblesse morale, se traduisant par une excessive timidité, égalait souvent la faiblesse physique. Cette alopécie congénitale est bien facile à reconnaître : elle est complète et date de la naissance.

Il y a ensuite une alopécie *traumatique*, consécutive aux plaies et aux brûlures du cuir chevelu. Quand ces lésions ont intéressé une surface assez étendue, que leurs bords n'ont pu être mis en contact immédiat, la peau se reforme bien au niveau de la cicatrice, mais elle ne recouvre pas en se restaurant tous ses caractères normaux. Les bulbes pileux, en particulier, ne se reproduisent pas quand ils ont été détruits, de sorte que les cheveux, qui ne sauraient exister sans eux, sont irrémédiablement perdus.

Puis vient l'alopécie que j'appellerai *spontanée*, parce qu'elle ne résulte ni de blessures, ni de maladies générales ou du cuir chevelu, et qui est de beaucoup la plus fréquente ; car c'est à elle que se rattachent l'alopécie *sénile* et l'alopécie *prématurée*. Physiologiquement, par les seuls progrès de l'âge, les cheveux commencent à devenir plus rares à partir d'une époque de l'existence qui varie beaucoup avec les individus, et que l'on peut fixer en moyenne, d'une façon très générale entre 35 et 40 ans. Cette règle, je le répète, est soumise à des exceptions nombreuses, dont quelques-unes sont bien connues : tout le monde a vu le portrait de Chevreul, dont les cheveux, s'ils étaient très blancs et assez mal plantés, étaient du moins en nombre respectable ; Michelet n'était pas moins bien partagé sous ce rapport ; Ricord avait à 90 ans une chevelure châtain très abondante. Je pourrais citer d'autres exemples du même genre : mais ils n'affaiblissent pas le principe en vertu duquel on peut considérer comme normale une chute de cheveux qui commence vers la quarantième année, principe qui toutefois n'est vrai que pour le sexe masculin, la calvitie étant beaucoup plus tardive et moins prononcée chez la femme, sauf accidents ou maladies.

Par contre, certains individus commencent à perdre leurs cheveux bien avant l'âge ordinaire, quoiqu'ils n'aient été atteints d'aucune lésion traumatique, que leur santé générale soit satisfaisante, que leur cuir chevelu soit en apparence parfaitement sain : cette alopécie, qu'on nomme *prématurée* ou *précoce*, par opposition à la précédente, dite *sénile*, est attribuée, faute de meilleure explication, à un manque d'énergie du système pileux. Elle peut se montrer dès 15 ou 20 ans, et survient souvent chez tous les membres d'une même famille : non seulement elle est directement héréditaire, mais elle est aussi l'apanage des victimes de la goutte, laquelle, on le sait, se transmet elle-même par hérédité, de sorte que la progéniture d'un homme chauve et goutteux a une double chance (une double guigne si vous voulez) de voir son crâne rapidement dégarni.

Mais de toutes les causes de l'alopécie prématurée, abstraction faite de la prédisposition héréditaire, les plus puissantes sont les excès de tout genre, dont l'action déprimante se fait sentir sur le cuir chevelu comme sur les autres tissus. « L'alopécie, dit le professeur Fournier, se rencontre fréquemment chez les penseurs, chez les savants ; et cependant, de tous les excès, l'excès de travail intellectuel est encore celui qui respecte le plus la chevelure. Il n'en est pas de même du surmenage des gens du monde, de ce qu'on appelle les viveurs, les noceurs qui font des excès de femmes, de table, et surtout de veilles ; de ceux qui mènent la grande vie, habitués des cercles et des théâtres. Allez à l'Opéra un soir de *première* et considérez l'orchestre : vous serez étonnés du nombre de crânes absolument dénudés que vous offriront les spectateurs élégants. Je me hâte d'ajouter que des causes absolument inverses produisent le même résultat : ainsi, parmi les causes débilitantes, il faut, à côté des précédentes, signaler la misère, les soucis, l'emprisonnement. »

Sénile ou précoce, l'alopécie spontanée, indépendante de toute maladie locale ou générale, a pour principaux caractères de survenir et d'augmenter lentement, et d'être très rarement complète : presque toujours elle débute par le sommet de la tête et par les parties latérales de sa région antérieure ; les cheveux s'éclaircissent d'abord au niveau des tempes et du haut du crâne ; le front se dégarnit, conservant seulement une touffe de cheveux en son milieu ; une tonsure se fait, et va en s'élargissant par raréfaction progressive de la chevelure, mais celle-ci persiste, plus ou moins épaisse, en arrière et sur les côtés de la tête, où elle forme une sorte de couronne. Les choses peuvent en rester là, ou aboutir à une dénudation complète, qui fait ressembler le crâne à une boule de billard ; mais en tout cas la calvitie se produit d'une façon régulière, égale des deux côtés, symétrique, presque élégante, bien différente des plaques disséminées qu'on trouve dans la pelade et autres affections du cuir chevelu. Une autre particularité propre à l'alopécie spontanée, c'est que ceux qui en sont menacés ou atteints accusent continuellement une sensation de chaleur à la tête, et ont facilement le crâne couvert d'une sueur abondante, qui n'est peut-être pas sans influence sur la chute hâtive des cheveux : c'est pourquoi on voit dans la rue tant de chauves se promener le chapeau à la main, au grand ébahissement des passants.

Souvent l'alopécie est la conséquence de *maladies générales* graves. Tantôt elle survient pendant la convalescence de certaines maladies aiguës, comme la fièvre typhoïde, la scarlatine, la petite vérole ; de ces causes morbides on peut en rapprocher une autre, toute physiologique, qui est la grossesse : beaucoup de femmes perdent leurs cheveux à la suite d'un accouchement, parfaitement normal du reste. Tantôt l'alopécie apparaît dans le cours de maladies chroniques, telles que le cancer, la phtisie pulmonaire, la chlorose, la syphilis. Dans ces diverses conditions, plusieurs influences concourent au même résultat : c'est d'abord le manque de soins donnés à la chevelure par suite de la faiblesse du malade, d'où résultent une accumulation de sueur et autres produits malpropres à la surface du cuir chevelu, et un enchevêtrement des cheveux qui provoque des tiraillements excessifs quand on veut les démêler ; c'est ensuite l'amas de pellicules qui se produisent en pareil cas ; c'est surtout le trouble général de l'économie, l'état de déchéance organique, qui altère surtout les parties naturellement douées d'une vitalité médiocre, comme les ongles et les cheveux ; les premiers se creusent d'un sillon transversal qui marque le moment où leur nutrition s'est mal faite, les seconds tombent parce que leur racine est mal nourrie. Le même phénomène se produit chez les animaux auxquels on ne fournit, dans un but expérimental, qu'une alimentation insuffisante : ils survivent, mais leurs poils deviennent secs, ternes, et finissent par disparaître. Les phtisiques ont encore une autre cause de perdre leurs cheveux : ce sont les transpirations profuses auxquelles les malheureux sont en proie, et qui sont surtout abondantes à la tête. Quant aux syphilitiques, ce sont aussi des cumulards : ils sont exposés à devenir chauves non seulement par le fait du retentissement de leur mal sur la santé générale, mais aussi des éruptions locales qui peuvent avoir lieu.

Contrairement à l'alopécie due à l'âge ou au surmenage, celle qui se montre dans le cours ou pendant la convalescence des maladies est rapide, disséminée, et d'emblée généralisée : au lieu de débuter par certaines régions du crâne, d'y rester cantonnée, et de s'étendre avec une sage lenteur, elle atteint du premier coup la totalité du cuir chevelu ; partout les cheveux deviennent secs, sans force ; la moindre traction des doigts ou du démêloir les arrache, ils tombent même spontanément, de sorte qu'en quelques semaines la plupart d'entre eux manquent à l'appel.

Enfin l'alopécie résulte très souvent de *maladies du cuir chevelu*. Ainsi, l'*érysipèle* de la tête peut amener une *calvitie* presque complète, mais ordinairement passagère. L'impétigo connu vulgairement sous les noms de *gourme* ou de *croûtes de lait*, et si fréquent chez les petits enfants, retarde ou empêche la poussée des cheveux lorsqu'il siège au cuir chevelu. Leur chute peut être provoquée à tout âge par les *pellicules*, cette poussière blanche, formée de particules d'épiderme, qui est détachée par le grattage incessant que provoquent les démangeaisons de la tête chez beaucoup de personnes : l'aspect de cette poussière a fait donner le nom de *pityriasis*, d'un mot grec voulant dire *son*, à l'état dont il s'agit, et qui n'est pas autre chose qu'une variété sèche de l'eczéma.

Leur aspect seul suffit à faire reconnaître par le premier venu ces maladies du cuir chevelu. Il est un peu plus difficile de distinguer les unes des autres celles dont il me reste à parler, et qui sont produites par la présence de parasites végétaux, de champignons, qui, s'installant à la racine du cheveu, font tomber celui-ci : ce sont la pelade et les teignes. Car contrairement à l'opinion générale, il y a deux espèces de teigne : l'une, teigne faveuse, débute par des démangeaisons et une rougeur limitée, disposée en cercle, au centre duquel paraît un point jaune, qui se transforme en croûte d'un jaune clair. sèche, d'odeur répugnante, dont le milieu, déprimé en godet, est obliquement traversé par un cheveu qui ne tarde pas à tomber; l'autre, teigne tondante ou tonsurante, a la forme de plaques arrondies, du niveau desquelles les cheveux se cassent à quelques millimètres de la peau, ou se détachent spontanément, entraînant une petite gaine blanche, pulvérulente, qui est leur racine. Quant à la pelade, elle se manifeste par des plaques rondes, au niveau desquelles la peau est légèrement saillante, lisse, décolorée, complètement privée de cheveux, et qui, en s'élargissant et se réunissant, peuvent donner lieu à une alopécie générale. Dans les trois cas, ce qui caractérise la nature parasitaire de l'affection qui fait tomber les cheveux, c'est l'absence de symétrie des parties frappées, et leur circonscription au moins au début : dans l'alopécie sénile ou prématurée, il y a de la régularité dans la chute des cheveux ; dans celle de la convalescence, ils tombent sur toute la surface de la tête; ici ils manquent d'abord en quelques points seulement, peu étendus, mais pris au hasard, là où le champignon a fait son trou. C'est en somme ce qu'il importe de savoir, beaucoup plus que la nature même du parasite.

Maintenant que vous connaissez les causes nombreuses et variées de l'alopécie, ainsi que les caractères de ses différentes formes, vous comprenez sans peine combien est illusoire la prétention de faire repousser les cheveux, en toute circonstance, par un moyen unique. Ce n'est pas, et pour cause, l'opinion de messieurs les parfumeurs, coiffeurs, inventeurs et charlatans de tout poil, qui prétendent, à l'aide d'une seule lotion ou pommade, la leur, remeubler uniformément toutes les têtes dégarnies : prenez mon ours ! Mais, je vous le demande, comment une panacée universelle, fût-ce la pommade dont usait Cléopâtre, et qui était précisément à la base de graisse d'ours, réussirait-elle également contre l'alopécie sénile, où le bulbe pileux est définitivement mort et contre l'alopécie d'origine parasitaire, où le cheveu est simplement comprimé par un champignon qu'il est facile de détruire? Le simple bon sens, à défaut de connaissances spéciales, suffirait à faire prévoir la nécessité de varier le traitement: il nous faut donc, pour l'établir, reprendre successivement les catégories dont il a été parlé.

Il est clair d'abord que l'alopécie congénitale est au-dessus des ressources de l'art: là où il n'y a rien, le roi perd ses droits; quand les bulbes pileux manquent, nous ne pouvons en fabriquer. L'alopécie traumatique ne peut être prévenue que par les efforts du chirurgien, qui, lorsque la plaie est assez étroite, lorsque la brûlure est superficielle, arrive par des soins éclairés à si bien restaurer les parties lésées que la place où les cheveux manquent est masquée par les touffes du voisinage.

L'alopécie sénile vraie,. celle qui est due à l'influence normale de l'âge, s'exerçant à partir de 35 à 40 ans, est en général irrémédiable : le temps est un grand maître, auquel on ne résiste guère. Il en est tout autrement pour l'alopécie prématurée et pour celle que provoquent les maladies générales : celles-là sont souvent curables, pourvu qu'elles soient soignées en temps utile, et c'est contre elles que s'est principalement escrimé l'art de la parfumerie, en raison même de cette possibilité de guérison. Aussi les recettes recommandées en pareil cas sont-elles innombrables : mais il faut faire entre elles un choix raisonné.

Puisque la chute des cheveux chez les personnes encore jeunes, surmenées ou convalescentes de maladies graves, est due, ainsi que nous l'avons dit, au moins en grande partie, à un manque de vigueur du système pileux, la première indication qui se présente à l'esprit est de stimuler l'énergie de ce système, c'est-à-dire du cuir chevelu et des bulbes qu'il renferme : la difficulté est d'atteindre exactement ce but, sans le dépasser, sans rester en deçà. Il est une substance journellement employée à cet effet, parce

qu'elle est réellement stimulante ; c'est la teinture
de cantharides ; malheureusement elle est dangereuse, en ce qu'elle peut irriter la peau du crâne et
y déterminer des éruptions très pénibles, et que, si
elle est, absorbée par une écorchure, elle peut causer de graves accidents d'empoisonnement. Cette
teinture ne doit donc jamais être employée pure :
seule la pommade de Dupuytren, dans laquelle elle
entre en proportion très suffisante, peut être mise en
usage, et encore en petite quantité à la fois, sur les
points qui ne présentent aucune excoriation.

Si la teinture de cantharides est trop forte, les liquides à base de quinine, de quinquina, de citron,
et autres liqueurs employées en frictions, sont pour
la plupart inutiles : leur odeur peut plaire, leur
effet sur la peau peut être agréable, mais leur efficacité est à peu près nulle ; la quinine même, qu'on
emploie banalement sous prétexte que c'est le principe actif du quinquina, qui est un excellent tonique
à l'intérieur, est inactive à l'extérieur. Les substances vraiment stimulantes du cuir chevelu, celles
qui ont le plus de chances de réussir sans danger
d'aucune sorte, ce sont d'une part l'alcool et les liquides alcooliques, d'autre part le soufre, le camphre,
le tanin. Dans la première catégorie rentrent
d'abord le rhum et l'eau-de-vie, puis la teinture
d'arnica, l'eau de mélisse, l'alcoolat ou esprit de
romarin : tous ces liquides renferment une quantité
d'alcool assez forte pour produire la stimulation
cherchée, qui serait trop énergique avec l'alcool pur ;
il est même bon, au moins dans les premiers jours
où l'on s'en sert, de les couper de moitié d'eau, puis
d'un quart, et d'arriver progressivement à les employer en nature ; ils ont par eux-mêmes une odeur

assez agréable pour qu'on ne soit pas tenu de les parfumer, ce qu'on peut faire cependant sans inconvénient à l'aide de la vanille, de la rose, etc.; il suffit de les étendre chaque jour, deux fois plutôt qu'une, sur le cuir chevelu lui-même, à l'aide d'une brosse exerçant une friction douce, qui fait pénétrer ce liquide dans la peau. Il est bien évident que, si on a fait choix du rhum ou de l'eau-de-vie, on aurait grand tort de chercher une qualité supérieure, qui n'accroîtrait nullement l'effet utile.

Quant au camphre, au soufre ou au tanin, on les incorpore en proportions diverses à l'huile d'amandes douces, à l'huile de ricin, ou à la moelle de bœuf, de façon à avoir un mélange homogène, qu'on peut toujours aromatiser à son choix. Ainsi avec 60 grammes de moelle de bœuf, 30 grammes d'huile de ricin, 10 grammes de tanin, et quelques gouttes d'essence de citron ou autre, on a une pommade dont l'aspect et l'odeur n'ont rien de désagréable; ou bien on remplace le tanin par une même proportion de camphre ou de fleur de soufre; ou encore on supprime la moelle de bœuf, et on dissout directement la substance choisie dans l'huile d'olive, de ricin ou d'amandes. Ces liquides huileux et pommades s'emploient en onctions, c'est-à-dire qu'on les applique simplement sur le cuir chevelu, sans frictions.

Nous n'avons plus à parler que des maladies parasitaires du cuir chevelu pouvant causer l'alopécie : elles sont du ressort médical plutôt que du nôtre; aussi n'insisterai-je que sur une partie de leur traitement, la partie hygiénique. La plus fréquente de ces maladies est le pityriasis, dont le nom est souvent ignoré, mais dont les effets sont universellement connus. Ce sont ces petites lamelles qui, sous forme de poussière blanche, se détachent du cuir chevelu et dont une partie reste fixée aux cheveux qu'elle rend secs et fragiles, tandis que l'autre partie tombe sur les vêtements. Pour soigner cette désagréable affection et empêcher les démangeaisons qu'elle engendre, voici ce qu'il convient de faire : chaque soir, en se couchant, se frictionner légèrement la tête avec du rhum ordinaire dans lequel on aura fait dissoudre du chloral dans les proportions de 30 à 40 grammes par litre ; chaque matin, en se levant, débarrasser la peau des lamelles qui s'en détachent, non pas à l'aide du peigne fin, mais de la brosse à cheveux. Ce moyen ayant toujours réussi à ceux auxquels je l'ai conseillé, je m'abstiens d'en indiquer d'autres ; si pourtant il échouait, on recourrait à la pommade soufrée dont j'ai parlé plus haut.

L'impétigo ou croûte de lait, qui n'est comme le pityriasis qu'une variété d'eczéma, empêche les cheveux de pousser chez les tout petits enfants, les fait tomber chez ceux qui sont plus âgés ; il doit donc être soigné de bonne heure. Pour cela, on commencera par provoquer la chute des croûtes à l'aide de cataplasmes de farine de riz ou de fécule de pommes de terre, bien préférables à la farine de graine de lin ; puis, les croûtes disparues, on saupoudrera la place avec de la poudre de riz ou d'amidon, on la lotionnera avec l'eau blanche ou la solution d'acide borique à 3 pour 100 ; les pommades en ce cas ne sont pas indiquées ; cependant si un écoulement persistait sur les surfaces malades, on pourrait les panser avec une pommade renfermant un dixième de tanin ou d'oxyde de zinc.

l. Les teignes enfin et la pelade, étant produites par un champignon, ne peuvent disparaître que si on tue le parasite. On commence par couper les cheveux aussi près que possible de la peau, ou mieux on les épile, on les enlève un à un au moyen d'une petite pince, opération qui n'est ni difficile ni douloureuse puisque les cheveux ne tiennent pour ainsi dire plus; puis on fait tomber les croûtes, s'il y en a, à l'aide de cataplasmes comme en cas d'impétigo, et on nettoie la place avec de l'eau de savon; enfin on fait sur les mêmes surfaces des lotions ou des onctions parasiticides avec une solution de sublimé au 500ᵉ ou une pommade soufrée au dixième. Teignes et pelade disparaissent en quelques jours par ce traitement; mais il faut bien savoir qu'elles sont éminemment contagieuses et qu'on doit se garder de toucher aux cheveux et aux coiffures des individus qui en sont atteints, les chapeaux et casquettes étant les véhicules habituels de la semence du champignon.

Je ne parle que pour mémoire des poux de tête qui, outre les démangeaisons qu'ils causent, déterminent quand ils sont très nombreux des éruptions du cuir chevelu, lesquelles peuvent aboutir à la chute des cheveux. Ces parasites animaux disparaissent ordinairement par de simples soins de propreté consistant à se peigner avec attention chaque jour et à se laver la tête avec l'eau de savon; si les poux ont pullulé, on emploiera les lotions et onctions parasiticides indiquées plus haut.

Résumons-nous. La calvitie est un état fâcheux, d'abord parce qu'il nuit considérablement à la beauté, puis parce qu'il expose aux rhumes de cerveau et de poitrine, en raison de la susceptibilité au froid qu'il donne à la tête ; il faut donc le prévenir ou le combattre par tous les moyens possibles. Ceux-ci sont subordonnés aux causes qui font tomber les cheveux ; or, la plus fréquente de ces causes, c'est le défaut d'éneigie des bulbes pileux, tenant à une disposition particulière, souvent héréditaire (alopécie précoce), ou au retentissement d'une dépression générale de l'organisme (alopécie des convalescents). Celui qui, appartenant à une de ces deux catégories, voit ses cheveux s'en aller, doit commencer par faire couper très courts ceux qui restent, moins pour leur donner de la force que pour faciliter l'application directe des topiques sur le cuir chevelu. Les meilleurs topiques sont le rhum, l'eau-de-vie et les liquides qui contiennent des substances stimulantes macérées dans l'alcool : les lotions ainsi faites chaque jour sont celles qui ont le plus de chances non seulement d'empêcher la chute des cheveux encore adhérents, mais encore d'en faire repousser sur les places déjà dégarnies. Mais il faut s'armer de patience, continuer pendant plusieurs semaines et surtout varier les moyens si le premier employé ne réussit pas ; c'est pourquoi, après les liquides alcooliques, on usera au besoin des huiles et pommades soufrées, etc. De plus, lorsque la chute des cheveux est sous la dépendance d'une maladie générale, il faut joindre un traitement tonique, fortifiant, à l'emploi des moyens locaux. Rien ne s'oppose à ce qu'on suive la même conduite quand l'alopécie est sénile, due à l'âge ; mais il est entendu qu'elle a beaucoup moins de chances de donner des résultats satisfaisants. Quant à l'alopécie engendrée par les affections parasitaires du cuir chevelu, c'est certainement la plus facile à guérir pourvu qu'on se conforme à temps aux prescriptions que j'ai indiquées.

Si, après avoir employé et varié les procédés que nous venons de voir, vos cheveux s'obstinent à rester rares ou à faire défaut, si par suite de son origine votre alopécie est incurable, si en un mot vous êtes bel et bien voué à la calvitie définitive, que vous reste-t-il à faire? Hé, mon Dieu! portez perruque. Je sais bien que celle-ci a ses inconvénients : si, par exemple, pêchant à la ligne (des goûts et des couleurs on ne peut discuter), vous tombez à l'eau et qu'un sauveteur bien intentionné vous saisisse par ce qu'il croit être votre chevelure alors qu'il ne tient qu'une perruque, vous aurez des chances de faire un irrémédiable plongeon. Mais il faut avouer que les chances de s'enrhumer du cerveau, faute de cheveux, sont infiniment plus fréquentes que celles de se noyer, et comme il est logique de faire passer la règle avant l'exception, je vous le dis en vérité : portez perruque! Seulement veillez à ce qu'elle soit bien faite.

Les cheveux postiches ne sont pas de date aussi récente qu'on pourrait le supposer. Car nous savons par les épigrammes de divers satiristes latins que les dames romaines changeaient de perruque deux et trois fois par jour et qu'elles les prenaient surtout, moyennant finances, aux filles de la blonde Germanie. Les courtisanes de l'époque avaient même la délicate attention de porter des perruques jaunes ou bleues, qui leur servaient d'enseignes et empêchaient toute méprise; c'est contre l'une d'elles, la nommée Fabula, que Martial a aiguisé ce trait, que tant d'autres ont lancé après lui : « Les cheveux sont bien à elle, puisqu'elle les a payés ! » La plaisanterie n'est pas neuve, comme on voit.

Pourtant le port de la perruque est resté très limité en France jusqu'à Louis XIV, sous lequel elle prit une vogue véritablement insensée. Les méchantes langues racontent que le roi-soleil en adopta l'usage pour cacher une vaste loupe qui déparait son auguste crâne. Quoi qu'il en soit, la mode fut naturellement suivie par les courtisans qui l'exagérèrent encore. Primitivement toutes les perruques furent blondes ; puis on en fit de brunes et enfin de blanches. Mais ces dernières étaient fort chères, ce qui fit prendre une nouvelle coutume, celle de la poudre. Celle-ci fut connue des Juifs au dire des historiens, qui perdent sa trace en Grèce et à Rome. Chez nous son apparition date de la fin du dix-septième siècle : encore ne fut-elle portée que par les comédiens, puis par les élégants de la cour, et c'est seulement sous Louis XV qu'elle s'étendit à un plus grand nombre de classes de la société. A notre époque elle n'est plus guère usitée qu'à l'occasion des bals masqués et c'est peut-être un tort, car, ainsi que le fait remarquer le Dr Constantin James, elle absorbe l'humidité de la tête et prévient la chute des cheveux, surtout chez les malades qui ne peuvent se peigner tous les jours. La poudre a donc quelques propriétés utiles, pourvu que ses éléments soient de bonne qualité, qu'elle soit uniquement composée d'amidon et d'une poudre odorante, et que celle-ci ne soit pas à base d'iris qui a une action excitante sur le cuir chevelu et peut provoquer des maux de tête.

Mais revenons aux perruques. On sait qu'elles n'eurent qu'un temps, un demi-siècle environ, au bout duquel elles disparurent complètement de la circulation. Pourquoi si rapide abandon après semblable engouement? Parce qu'elles étaient faites de telle sorte que le plus beau moment de la journée de leurs heureux possesseurs était celui où ils pouvaient les accrocher soigneusement au suppord *ad hoc*.

Les bords rigides et les quatre cornes par lesquels elles encadraient la tête enfermaient celle-ci dans une sorte de cercle très serré, faisant office de carcan; la partie supérieure ou calotte était collée au sommet du crâne par un liquide gommeux ou pâteux; si la perruque adhérait mal, le moindre zéphyr, le choc le plus léger la faisait envoler; si elle tenait bien, elle procurait une gêne perpétuelle, des migraines, la tendance aux congestions cérébrales et à l'apoplexie chez les gens prédisposés, et autres joies de même nature. Aussi la proscription continuerait-elle à s'exercer contre cet instrument de torture s'il était toujours fabriqué de la même façon ; heureusement les perruquiers, transformés en artistes capillaires, sont devenus d'une ingéniosité rare en ce genre de produit et font des perruques souples, légères, permettant la circulation de l'air et l'évaporation de la sueur, ne comprimant pas le crâne, n'ayant pas besoin d'être collées, ne se dérangeant pas, tenant toutes seules. C'est pourquoi messieurs les chauves ont tout intérêt à se couvrir la tête de ces petits chefs-d'œuvre, leur santé y gagne autant que la beauté ; mais comme tout ouvrage bien réussi celui-là coûte cher, il faut savoir y mettre le prix.

Voyez un peu la bizarrerie de la langue française. Personne ne dira d'une dame qu'elle porte per-

ruque; mais il est parfaitement connu et admis que
toutes ou presque toutes ont de faux cheveux : chignons, nattes, boucles, bandeaux, frisons, etc., etc.
Au fond c'est la même chose : toujours des cheveux postiches! On s'imagine généralement que
ceux-ci sont empruntés pour la plupart à des
cadavres de femmes décédées dans les hôpitaux et
que les garçons des amphithéâtres de dissection
trouvent dans cette vente une jolie source de bénéfices; c'est une erreur. Les cheveux coupés après la
mort ont le double inconvénient de se casser avec
facilité et d'être très difficiles à boucler, à tresser.
Aussi ne prend-on là que les cheveux artificiels à
très bon marché. Les chiffonniers qui chaque jour
trouvent dans le ruisseau, sur la voie publique, des
mèches de toute couleur, libres ou enveloppées de
papier, et les couvents, dans lesquels on rase la
tête de celles qui prennent le voile, tels sont les
fournisseurs ordinaires des faux cheveux. Mais une
source qui n'est pas à dédaigner, ce sont les femmes
qui, plus riches de cheveux que de monnaie, viennent plus ou moins franchement vendre leur chevelure à messieurs les fabricants de postiches.
Ceux-ci commencent par nettoyer les cheveux, par
les débarrasser des poussières et de la boue qui
les souillent parfois, en les roulant simplement
dans une substance inerte, la sciure de bois par
exemple, qui entraîne mécaniquement les impuretés; puis, après les avoir démêlés à l'aide d'une
sorte de peigne en métal, analogue à l'instrument qui sert à carder les matelas, ils en font un
triage méticuleux, au double point de vue de la
couleur et de la longueur ; les plus courts entrent
dans la confection des perruques proprement dites,

des frisons et des boucles ; les plus longs servent à la préparation des nattes. Le prix d'achat et de vente varie avec les dimensions et surtout avec la nuance des cheveux : les blancs, pour peu qu'ils aient une certaine longueur, sont naturellement les plus chers puisqu'ils sont plus rares.

Les faux cheveux des dames, contrairement aux perruques masculines, sont bien moins destinés à remédier aux inconvénients de la calvitie, rarement assez prononcée chez la femme pour être dangereuse, qu'à satisfaire aux caprices de la mode. Or, celle-ci est un tyran avec lequel on ne discute pas. Je perdrais donc mon temps en m'insurgeant contre les postiches, et j'ai d'autant moins envie de le faire que c'est souvent un charmant moyen d'agrémenter le visage. Portez donc de fausses nattes et de faux chignons si le cœur vous en dit, mesdames, l'esthétique s'en trouve parfois bien et l'hygiène y souscrit volontiers, à deux conditions cependant : la première, c'est que les faux cheveux, de quelque nom qu'on les appelle, soient assez habilement fixés pour ne pas exercer de trop énergiques tractions sur les cheveux naturels dont ils provoqueraient la chute; la seconde, c'est qu'ils soient de volume assez discret pour ne pas interdire toute circulation de l'air à la surface de la tête et pour ne pas provoquer par leur poids des migraines incessantes.

Pour en finir avec ce qui concerne la chevelure, nous n'avons plus qu'à parler des cheveux blancs, et, plus généralement, de la couleur des cheveux. Elle a maintes fois exercé la sagacité de ceux qui s'acharnent à vouloir préjuger le moral et le tempérament d'un individu d'après ses caractères extérieurs. A les en croire, les cheveux blonds dorés

indiquent un esprit large, porté aux pensées élevées ; les cheveux blonds ou châtains sont l'apanage
des lymphatiques, des caractères enclins à la rêverie
(voir Marguerite, Dorothée, et autres héroïnes tu-
desques) ; les cheveux bruns appartiennent aux
bilieux, aux colériques, aux agités. Ceux qui ont
des cheveux rouges sont, dit un dicton populaire,
tout bons ou tout mauvais ; pourtant ce dernier
qualificatif leur est, en général, accordé de préférence, peut-être en souvenir de Judas Iscariote dont
la fâcheuse réputation s'est perpétuée jusqu'à nous.
Mais que de gradations dans le rouge ! Si le rouge
carotte a toujours été mal vu, le rouge acajou, beaucoup moins désagréable à l'œil, a été très bien porté
sous le second empire, dont la souveraine avait
arboré cette couleur, et le blond rouge a été à diverses époques fort à la mode : chez les Hébreux
d'abord, puisque Madeleine, la grande pécheresse,
et Jésus, son divin directeur de conscience, nous
sont représentés avec cette nuance ; puis à Venise,
dont les nobles patriciennes sont peintes par le
Titien, Paul Véronèse, et autres maîtres du seizième siècle, avec des cheveux d'un blond ardent,
lequel par parenthèse était purement artificiel, ce
qui explique qu'on ne le rencontre guère chez les
Italiennes contemporaines. Il en était de même pour
le roux si estimé des Gaulois : il était le plus souvent le résultat d'habiles teintures.

Les cheveux blancs, par contre, n'ont jamais eu
de succès. Ce n'est pas qu'en eux-mêmes ils soient
susceptibles de déparer un joli visage : la poudre a
bien son charme sur les portraits du siècle dernier
et sur les cheveux des jeunes femmes de notre
époque qui vont au bal masqué. Mais c'est que la

blancheur naturelle de la chevelure indique habituellement qu'on a doublé le cap fatal au delà duquel les conquêtes sont rares ou impossibles ; les Ninon de Lenclos ne courent pas les rues.

Sous le nom d'*albinisme* on décrit une anomalie congénitale d'organisation dont un des principaux caractères est la décoloration des cheveux. Ceux qui en sont atteints, les albinos, ont la peau d'un blanc mat, les cheveux rares, blancs ou jaunâtres, mous comme de la filasse, l'iris d'un rose pâle, le fond de l'œil rouge comme celui d'un lapin blanc, une grande sensibilité à la lumière, une faiblesse physique et intellectuelle très prononcée. Cet état est incurable ; on en a observé des exemples dans toutes les races humaines et dans tous les climats et jusque dans la race noire où il produit ce qu'on appelle les nègres pies ; mais en somme il est rare, surtout dans nos pays. Rares aussi sont les exemples de personnes dont les cheveux sont devenus blancs en un très court espace de temps, à la suite d'émotions vives, de maladies ou d'influences extérieures très énergiques ; il en existe pourtant quelques cas très authentiques. Tout le monde connaît l'histoire de Louis Sforza, dit le More, devenu complètement blanc en une nuit à la suite de la défaite que lui avait infligée le roi de France Louis XII en 1499, et celle de Marie-Antoinette, dont la chevelure blonde blanchit pendant la nuit qui précéda son supplice. Les professeurs Charcot et Hardy ont rapporté des faits analogues, celui-ci entre autres : « Pendant le siège de Paris en 1870, dit M. Hardy, j'ai été consulté par un homme très intelligent, dans une haute position sociale, n'ayant aucun intérêt à déguiser la vérité, et qui me demandait s'il n'y avait pas quelque chose à faire pour rendre à sa coloration antérieure un côté de sa barbe devenue blanche en une nuit, après avoir été exposé à un froid très vif pendant plusieurs heures, en accomplissant un service militaire. » Parfois aussi la décoloration reste limitée à une touffe de cheveux ou de poils de barbe, qui tranchent par leur blancheur sur la couleur blonde ou brune des voisins.

Mais ce n'est pas ainsi que les choses se passent dans la grande majorité des cas. Que la canitie (c'est ainsi qu'on nomme l'état des cheveux devenus gris ou blancs) soit due à l'action physiologique de l'âge comme c'est l'habitude, ou survienne prématurément sous l'influence des excès, du surmenage, d'une maladie grave, de l'accouchement, d'une disposition héréditaire, la chevelure commence à grisonner au niveau des tempes : les cheveux gris sont d'abord en minorité, puis leur nombre augmente, la décoloration s'accentue, envahit de proche en proche toute la surface capillaire, lentement, progressivement, en l'espace de plusieurs années, jusqu'à ce qu'elle soit complète et générale ; la couleur blanche, argentée ou terne, remplaçant celle des jeunes années. Il est généralement admis que le cheveu blanchit d'abord par la pointe, ce qui semble assez naturel, étant donné que cette partie est la plus éloignée du bulbe pileux qui la fait vivre ; cependant dans bien des cas c'est la racine qui blanchit d'abord parce que ce bulbe cesse de fabriquer la matière colorante qui persiste encore à l'extrémité.

On voit qu'il existe une certaine analogie entre l'alopécie et la canitie sous le double rapport du mode d'extension et des causes : l'une et l'autre peuvent être séniles ou prématurées; toutefois la canitie précoce n'est pas produite comme l'alopécie par des maladies parasitaires; par contre, elle est assez fréquente chez les personnes sujettes aux névralgies faciales violentes, aux migraines fréquentes. Malheureusement nos moyens d'action sur la décoloration des cheveux sont moins puissants que sur leur chute : sauf dans le cas de maladies générales, où on peut espérer que les cheveux naturellement colorés repoussent à la place de ceux qui ont prématurément blanchi, et où par suite il est indiqué d'arracher ceux-ci s'ils sont en assez petit nombre, il n'existe aucun procédé sérieux pour rendre aux cheveux déjà blanchis leur couleur primitive, ni pour empêcher les autres de se décolorer.

Mais, Balzac l'a dit, « les premiers cheveux blancs amènent les dernières passions et les plus violentes » ; aussi font-ils le désespoir des vieux beaux et des coquettes sur le retour, qui, pour se tromper eux-mêmes et pour tromper les autres, prennent le parti de se teindre. Pas plus que les faux cheveux, les teintures ne sont d'invention récente : Ovide ne se borne pas à signaler les pommades à base de myrte, de cyprès, de pelure de poireau, de brou de noix, qu'on employait à Rome pour colorer artificiellement la chevelure; il déplore l'abus des teintures, qui, dit-il, fait tomber les cheveux. Je suis de son avis, et j'ajoute, après avoir pris connaissance de toutes celles qui sont dans le commerce, que la meilleure ne vaut rien. En effet, les unes remplissent bien leur office, donnent la couleur cherchée, tiennent suffisamment, mais sont dangereuses : car elles contiennent du nitrate d'argent, des sels de plomb ou de mercure, substances métalliques qui sont irritantes pour le cuir chevelu et font tomber les cheveux auxquels elles rendent une nuance juvénile ; quelques-unes même, plus perfides, sont absorbées par la peau, pénètrent dans l'organisme, et causent des accidents d'empoisonnement. Les autres sont inoffensives pour l'économie, mais ne tiennent pas, forcent à des réapplications incessantes, et nuisent aux cheveux qui, nous le savons, craignent l'humidité : telles sont celles à base de tanin, de sels de fer et de manganèse, de charbon, etc. Je défie tous les inventeurs de lotions, pommades et teintures régénératrices d'échapper à ce dilemme : ou leur produit est efficace, mais dangereux ; ou il est inoffensif, mais infidèle.

Comme entre deux maux il faut choisir le moindre, c'est évidemment aux teintures de la seconde catégorie, à celles qui ne peuvent jamais causer d'accidents graves, que doivent aller les préférences de ceux et de celles qui redoutent les cheveux blancs, ou qui, dotés par la nature d'une chevelure dont la couleur a cessé de plaire, éprouvent le besoin de la transformer. Désirez-vous devenir d'un noir d'ébène ? Prenez tout simplement de l'encre de Chine, qui est, comme vous le savez, du charbon très divisé, délayé dans une solution de gomme épaisse et aromatisée ; étendez l'encre d'environ moitié d'eau ordinaire, et vous aurez une teinture noire très suffisante. Vous pouvez encore vous servir économiquement d'une solution de tanin et de sulfate de fer dans l'eau, que vous additionnerez d'une petite quantité de sucre pour donner plus de brillant aux cheveux sur lesquels elle sera étendue. Voulez-vous devenir d'un blond à faire envie aux épis dorés ? Employez l'eau oxygénée, simple solution d'oxygène dans l'eau, qu'on obtient en comprimant le gaz par plusieurs atmosphères, et qu'on trouve chez tous les marchands de produits chimiques, sans qu'il soit nécessaire de la décorer des noms pompeux sous lesquels les vendent les parfumeurs. Si la nuance fauve vous plaît davantage, prennez le henné, qui est fait avec les feuilles d'un arbrisseau d'Orient réduites en poudre et mises en pâte, et dont les Persans se servent pour teindre leurs doigts et leurs ongles aussi bien que leur barbe et leurs cheveux. Encore une fois, ces substances ont le grand désavantage de ne maintenir les couleurs désirées que si on les réapplique fréquemment ; mais cet inconvénient est largement compensé par la certitude d'échapper aux accidents graves que peuvent produire les teintures qui opèrent en quelques séances, parfois en une seule, presque toujours au détriment de la santé générale.

V

LA BARBE

Moins bien partagé que la femme sous le rapport de la chevelure, l'homme a, de plus qu'elle, la barbe, un de ses principaux ornements et signes distinctifs extérieurs. A celle-ci se rapporte une bonne partie de ce que nous avons dit à propos de la chevelure : importance qu'on y attache, rôle dans la vie privée et publique, soins qu'elle exige, altérations séniles ou morbides qu'elle présente, tout ou presque tout se retrouve.

S'il faut en croire le Lévitique, Adam avait une barbe superbe, et Dieu, probablement jaloux de voir conserver ce qu'il regardait comme un de ses plus beaux chefs-d'œuvre du septième jour, ordonna à sa première créature humaine de la laisser intacte.

« Tu ne couperas point les pointes de ta barbe ! » Voilà qui contraste singulièrement avec les prescriptions actuelles de l'Église catholique, qui exige que ses ministres soient non seulement tonsurés, mais encore rasés. Cette exigence a même été, vers le douzième siècle, le sujet de longues et vives querelles entre la cour de Rome et le chef de l'Église grecque, le patriarche de Constantinople, qui laissait ses prêtres porter leur barbe à l'exemple des successeurs de saint Pierre. Il est vrai que le pape Jules II, plus connu pour ses instincts belliqueux et ses goûts artistiques que pour son observance des canons de l'Église, donna à ses subordonnés l'exemple de la révolte contre la tyrannie du rasoir : mais celui-ci ne tarda pas à reprendre, définitivement cette fois, ses droits dans le monde ecclésiastique, et de nos jours les jeunes séminaristes comme les chanoines au chef branlant ont le menton vierge de tout poil. Dans deux sortes de circonstances cependant, le port de la barbe est permis aux membres du clergé et aux religieux : quand il y a pour eux intérêt majeur à cacher leur caractère professionnel, ainsi qu'il arrive dans les grandes convulsions politiques ou sociales, comme cela s'est passé au moment de la Commune de 1871 ; ou quand des missions lointaines les obligent à de fréquents déplacements ; tout le monde se rappelle la barbe de fleuve que porte le cardinal de Lavigerie dans son magifique portrait par Bonnat.

Dans beaucoup d'autres carrières on est ou on se croit tenu à se raser en tout ou en partie : mais il est digne de remarque que cet esclavage, mal justifié en général, tend de plus en plus à disparaître. Ainsi les acteurs lyriques et dramatiques, il y a peu d'années encore, se reconnaissaient à l'aspect bleuâtre que donnait à leur visage l'action quotidienne du rasoir; aujourd'hui bon nombre d'entre eux laissent croître leur barbe, et n'en font le sacrifice que lorsqu'il est exigé par les nécessités de leur rôle. De même les avocats et les magistrats, ainsi que les officiers ministériels et les fonctionnaires d'un rang élevé, s'étaient fait remarquer, jusqu'à ces dernières années, par des favoris qui rappelaient plus ou moins les arbrisseaux bien taillés des quinconces de Versailles, et qui trôuaient seuls de chaque côté du visage : aussi y eut-il au Palais, le jour où un défenseur de la veuve et de l'orphelin apparut avec une moustache, un émoi pareil à celui qui accueillit Roland se présentant aux Tuileries sans boucles à ses larges chaussures. Mais cette innovation parut si commode qu'elle fut imitée par les gens de la chicane à tous les degrés de la hiérarchie et qu'on trouve maintenant très naturel de voir un président de chambre avec le menton aussi pileux que les joues.

L'armée enfin, cette vigilante gardienne de l'ennuyeuse uniformité, l'armée compte dans ses rangs tous les ports de barbe, depuis qu'un ministre au poil blond et soyeux a, peut-être dans un intérêt personnel, autorisé tout ce qu'on a voulu en ce sens. Il faut avouer que c'est bien le moindre de ses méfaits, si même c'en est un, et qu'à l'exception des sapeurs, qui ont perdu tout leur prestige, personne ne se plaint de cette tolérance. Mais que nous sommes loin d'Alexandre de Macédoine, qui empêchait ses soldats de porter la barbe longue, de peur que les ennemis ne les saisissent par là, crainte qui serait d'ailleurs bien chimérique avec les armes à longue portée et à répétition ! Que nous sommes loin des Francs, « dont la plupart, dit Chateaubriand, ne laissaient croître leur barbe qu'au-dessus de la bouche, afin de donner à leurs lèvres plus de ressemblance avec le mufle des dogues et des loups ! » Que nous sommes loin même du premier Empire et de la Restauration, où le port de la moustache seule était exclusivement réservé aux soldats, et sévèrement interdit aux civils, qui n'ont que depuis 1830 le droit de porter leur barbe tout à fait à leur guise !

Anciens et modernes, civils et militaires, ont en tout pays attaché un grand prix à la possession et à l'entretien de leur barbe. Vous n'avez qu'à considérer au Louvre les bas-reliefs rapportés de la Susiane par madame Dieulafoy, pour vous convaincre des soins que lui donnaient les Persans et les Assyriens de l'antiquité : vous la verrez artistement tressée, nattée, souvent parsemée d'une poudre jaune qui, paraît-il, n'était pas autre chose que de l'or. Dans ces temps reculés, la perte de la barbe, comme celle des cheveux, était une marque de déchéance ou de calamité : on rasait les esclaves, les captifs. Les Hébreux la coupaient en signe de deuil; par contre, les Romains la laissaient croître en pareille circonstance : malgré leur dissemblance, ces coutumes n'indiquent-elles pas une même importance attribuée à l'emblème de la virilité? Cette importance existe encore au suprême degré en Orient : tirer un Turc par la barbe est la plus grande injure qu'on puisse lui faire, et celui qui serait victime de cette petite plaisanterie de mauvais goût ne montrerait peut-être pas le stoïcisme dont firent preuve Papirius et les sénateurs romains auxquels nos rudes ancêtres, sous la conduite de Brennus, infligèrent le même _outrage sur leurs chaises curules. C'est sur leurs barbes que jurent les Asiatiques lorsqu'ils veulent faire un serment dont nul n'ait le droit de douter; c'est sur leur barbe que les chevaliers du moyen âge, pressés par le besoin d'espèces sonnantes et trébuchantes, empruntaient aux Juifs : le gage, il est vrai, était bien aléatoire !

Veut-on enfin juger de l'influence que la barbe peut avoir sur l'histoire d'un peuple? Qu'on se rappelle Eléonore de Guyenne, nommée par quelques historiens Aliénor d'Aquitaine, première femme de Louis VII, dit le jeune roi de France : la malencontreuse idée qu'eut ce souverain de paraître un jour imberbe devant elle fut la cause qui fit déborder le vase des querelles entre les époux mal assortis; elle contribua à faire prononcer leur divorce par le concile de Beaugency. Eléonore s'étant remariée à Henri Plantagenet, alors duc de Normandie, depuis roi d'Angleterre, la Guyenne, la Gascogne, le Poitou et la Saintonge, qui constituaient sa dot, passèrent aux Anglais, et ne revinrent à la couronne de France qu'au bout de trois siècles, ensanglantés par des guerres presqu'incessantes. Voilà comment de petites causes peuvent produire de grands effets !

La constitution et les propriétés des poils qui forment la barbe sont les mêmes que pour les cheveux : je renvoie simplement à ce que j'ai dit à propos de ceux-ci. La première question que nous ayons à nous poser au sujet de la barbe et celle-ci : vaut-il mieux la porter longue, ou courte, ou la raser complètement ? Il est impossible de donner à cet intéressant problème une solution générale : tout dépend des convenances particulières, basées sur la forme du visage, et aussi sur la profession de chacun. En effet, une barbe longue, entière, touffue, soyeuse, brillante, bien soignée, encadre admirablement certaines figures, les rehausse, leur donne un genre de beauté sévère ou charmeuse, suivant sa couleur brune ou blonde : une belle barbe n'est certes pas à dédaigner, et a souvent plus fait pour une glorieuse conquête que tout l'esprit du monde. J'en appelle au témoignage des bourreaux des cœurs et de leurs heureuses victimes. Mais que de soins elle réclame ! C'est l'obligation de la laver chaque jour, une fois au moins, le matin, ou mieux encore le soir, avec de l'eau tiède et savonneuse ; c'est la nécessité de la sécher ensuite et de la peigner presque poil par poil, puis de l'oindre, avec une brosse douce, d'huile plus ou moins parfumée qui lui rende le brillant dont l'a privée le lavage à l'eau. Notons en passant que les brillantines et autres substances huileuses doivent être étendues sur les poils eux-mêmes et non sur la peau qu'ils recouvrent. Si l'on tient à éviter l'aspect broussailleux que l'air et les mouvements font facilement prendre à une barbe touffue, ce n'est plus une seule fois par jour qu'elle doit être peignée et lissée, mais deux et trois fois. Voilà des soins minutieux qui demandent un temps trop prolongé pour qu'ils soient à la portée de tout le monde : l'homme pressé, occupé, celui que l'imagination ravage ou qu'un labeur manuel absorbe, ne s'y pliera jamais. Or la barbe mal entretenue devient un réceptacle pour toutes les impuretés qui voltigent dans l'air et qui, s'y amassant, peuvent être le point de départ des boutons, clous, furoncles, etc., du menton et des joues ; de plus, les poils s'emmêlant ne sont plus égaux, croissent irrégulièrement, et ce qui devait contribuer à embellir le visage devient un objet de répulsion. On tourne au paysan du Danube !

Ne vous hâtez pas de conclure que se raser complètement vaut mieux. D'abord il est bien rare que cette pratique enjolive celui qui l'adopte : ils sont peu communs les visages qui peuvent rester imberbes sans que leur beauté en souffre. Maigre, on rend plus évidentes les saillies osseuses des pommettes, des mâchoires, du menton, ce qui inspire la compassion plutôt que l'admiration. Gras, on se rapproche des masques des empereurs romains de la décadence ou des chanoines de toute époque : on fait penser à une sensualité exagérée plus qu'on ne rappelle le type d'Antinoüs. De plus, pour peu qu'on soit doué d'un système pileux développé, il est nécessaire de se raser tous les jours, sous peine de prendre vite un aspect répugnant : on pique à distance !

Enfin le rasoir a des inconvénients de deux sortes. Le premier est ce qu'on nomme le *feu du rasoir* : si épaisse que soit la peau de l'homme auprès de celle de sa douce compagne, elle ne saurait être grattée chaque jour par un instrument tranchant sans ressentir une irritation qui se manifeste par un afflux de sang aux parties touchées, avec rougeurs et démangeaisons dans les mêmes points. Sans doute ces incommodités sont le plus souvent passagères, surtout quand le savon est de bonne qualité, que le rasoir coupe bien, est fraîchement repassé ; elles disparaissent assez vite en général, lorsqu'on a soin d'appliquer sur la figure une légère couche de poudre de riz ou d'amidon qui la met à l'abri de l'air. Mais elles peuvent durer bien plus longtemps, devenir permanentes, et entretenir une intolérable cuisson : cela s'observe principalement chez les individus dont la peau fine et délicate est très sensible à toute irritation extérieure, comme c'est le cas pour les très jeunes gens. Le jeune Romain se faisait raser pour la première fois à 17 ans, au moment de recevoir la toge virile des mains du préteur : il consacrait aux dieux ce premier duvet et le conservait avec soin. Nos adolescents feraient bien d'imiter cette conduite, au moins dans sa première partie, d'en exagérer même la sagesse, de ne pas se présenter trop tôt ni trop souvent chez le barbier : les poils follets dont les joues commencent à se couvrir entre 15 et 18 ans n'ont nullement besoin d'être touchés, d'autant plus qu'une tonte fréquente les aide très modérément à pousser, mais leur prépare pour plus tard une rudesse qui les rend analogues aux soies du sanglier, et peu agréables à celles qui sont destinées à en subir le contact direct. Donc les collégiens en rupture de bancs feront bien d'attendre leur 18° année au moins pour faire connaissance avec le rasoir, et de s'en tenir au début à deux ou trois fréquentations par mois : c'est bien suffisant. Quant aux adultes qui souffrent des mêmes rougeurs et cuissons produites par le feu du rasoir, ils devront faire chaque matin des lotions adoucissantes avec un liquide tiède, comme l'eau de son ou de guimauve, et étendre chaque soir sur les parties malades une légère couche de vaseline ; en même temps, ils s'abstiendront de se raser, momentanément ou d'une façon définitive, et se contenteront de tailler l'extrémité de la barbe avec les ciseaux.

Un autre inconvénient du rasoir, beaucoup plus sérieux que le premier, consiste dans les champignons parasites qu'il peut transporter d'un malade sur un individu sain, quand un même instrument est à l'usage de plusieurs personnes. Nous en verrons bientôt les conséquences à propos des maladies parasitaires de la barbe.

Ainsi une barbe portée longue et entière donne un grand charme à la figure, mais elle a l'inconvénient d'exiger des soins minutieux qui prennent un certain temps que tout le monde ne peut pas lui donner; félicitons ceux qui peuvent l'avoir telle, sans vouloir les imiter quand même. Le rasoir promené sur tout le visage est loin de l'embellir et a ses dangers. Nous concluerons donc que, pour la grande majorité des hommes, le mieux est de la porter assez courte, soit qu'on la laisse croître modérément partout, soit qu'on porte seulement les favoris, la moustache, la royale ou l'impériale (par une ironie du sort, ces deux termes sont devenus synonymes). Le choix entre ces diverses coupes dépend de celle des cheveux; les deux extrémités de la figure devant en quelque sorte se compléter et se corriger, et des goûts de chacun. A-t-on le visage naturellement rond et veut-on l'allonger? Deux pointes au menton, des favoris très courts ou absents remplissent cet office. Tient-on, au contraire, à diminuer un excès de longueur du profil? La barbe ronde partout y réussit. La moustache seule rajeunit la figure, que les favoris font paraître plus grave. Dans tous les cas, les soins qu'elle réclame sont des plus simples : elle se trouve suffisamment nettoyée par les ablutions quotidiennes du visage; il suffit de la faire rafraîchir tous les quinze jours avec les ciseaux plutôt qu'avec les tondeuses qui ont été récemment appliquées à l'espèce humaine et qui peuvent avoir les mêmes inconvénients que le rasoir au point de vue de la transmis-

sion des parasites. En hiver surtout il est dangereux de la faire couper plus souvent; or la barbe a
son utilité, elle protège les côtés et la partie inférieure du visage contre l'air froid, de sorte que la
suppression brusque de ce moyen de protection
naturelle expose aux maux de gorge et aux laryn-
gytes.

Avec le temps, la barbe devient blanche, le plus
souvent après les cheveux (ce qui est naturel puisqu'elle est plus jeune), plus rarement avant eux. Les
causes de décoloration sont les mêmes : l'âge, les
maladies, les chagrins, etc. Pourtant l'histoire ne
dit pas qu'une émotion vive ait subitement blanchi
les poils du menton comme ceux du cuir chevelu,
et c'est avec les ans que la barbe devient d'abord
poivre et sel puis complètement blanche. L'âge auquel se produit cette métamorphose varie beaucoup
suivant les individus comme celui où apparaît cette
première ébauche de moustache qui fait la joie des
bacheliers; mais il y a parfois une sorte de balance-
ment entre le système pileux des deux extrémités
de la tête, et nous avons tous eu des camarades qui
dès le collège avaient une barbe de sapeur, mais par
contre voyaient déjà leur crâne se dégarnir; le plus
souvent pourtant l'abondance et la vitalité des poils
sont égales partout.

Quoi qu'il en soit, la barbe blanche cause autant
de désespoir que les cheveux blancs, plus peut-être,
puisque ceux-ci sont cachés par la coiffure pendant
une partie du jour, tandis que la barbe reste continuellement en évidence. Aussi les mirifiques teintures qui doivent lui rendre sa couleur première ou
lui en fournir une au goût de son propriétaire ont-
elles autant de vogue que pour les cheveux, vogue

d'aussi mauvais aloi du reste. Exposée sans cesse à l'influence de l'air, de l'humidité atmosphérique et de mille causes extérieures, la barbe ne saurait que très difficilement conserver la nuance artificielle qu'on lui octroie; il faut pour cela que la teinture soit à base de sels métalliques, mordants, toxiques, qui ont ici d'autant plus d'inconvénients que les orifices naturels, la bouche, le nez, les yeux, sont très facilement touchés par les liquides employés et que les fines membranes muqueuses qui les tapissent se laissent facilement traverser par les substances plus ou moins vénéneuses qui viennent à leur contact; de là des accidents d'empoisonnement plus nombreux encore qu'avec les teintures pour les cheveux. D'autre part, nous savons que les liquides inoffensifs, l'eau dans laquelle on délaye du charbon, l'eau oxygénée, etc., ne tiennent pas, coulent avec une déplorable facilité, de sorte que la sueur provoquée par un exercice violent ou un milieu trop chauffé, une pluie intempestive, font disparaître la teinture qui coule sur les vêtements et donnent à la barbe un aspect grotesque par suite des traînées de nuances diverses qui s'y font. Est-ce là un moyen d'augmenter la beauté? Assurément non. Les excès de tout genre, les passions vives, les fatigues, les préoccupations de toute sorte, les veilles prolongées, les travaux intellectuels exagérés, voilà les causes qui contribuent à faire blanchir la barbe comme les cheveux, voilà ce qu'il faut éviter pour retarder pareille contrariété. Si donc nous voulons que celle-ci n'arrive pas prématurément, le mieux est de mener une existence calme et régulière. Mais lorsque l'âge ou une disposition native (car cette tendance est héréditaire comme toutes les autres) nous a rendus blancs, sachons le rester, sans vouloir à toute force corriger la nature par des moyens dangereux ou ridicules.

Autant la chute des cheveux est commune, autant celle de la barbe l'est peu : les chauves du crâne sont fréquents, les chauves des joues et du menton sont rares. Il arrive pourtant que les poils des moustaches et des favoris tombent, et nous devons, comme nous l'avons fait pour l'alopécie, chercher les causes de cette disparition afin de la prévenir ou de la soigner.

L'une de ces causes est une anomalie congénitale et héréditaire du système pileux qui fait qu'à l'époque de la puberté, lorsque d'habitude paraissent les premiers poils de barbe, on ne voit rien poindre du tout ; il y a ainsi certaines familles dont tous les membres sont imberbes ou n'ont le visage garni que de quelques poils disséminés. A cela toutes les pommades et lotions excitantes ne peuvent rien : elles irritent la peau, rougissent la figure et par suite la rendent plus laide ; elles ne font nullement atteindre le but cherché. Un homme qui, à l'âge adulte, n'a pas de barbe au menton, sans être atteint d'ailleurs d'aucune maladie locale ou générale, n'a qu'à en faire son deuil et à s'efforcer de compenser par l'amélioration des autres lignes de son visage ce qui lui manque de ce côté.

On sait que les malheureux qui, dès l'enfance, ont subi une mutilation plus ou moins complète des organes de la génération, n'éprouvent à la puberté aucun des changements qui caractérisent normalement cette période de l'existence, et semblent se rapprocher du sexe féminin par leur constitution physique comme par leurs facultés morales et intellectuelles. Leurs organes génitaux restent flétris et atrophiés, ce qui fait confier aux eunuques la garde des femmes du sérail; leur larynx conserve les petites dimensions qu'il a chez l'enfant, leur voix reste aiguë, ce qui fait rechercher les castrats pour les chœurs de la chapelle Sixtine. Les uns et les autres n'ont pas de barbe; or les relations entre cet attribut de la virilité et les organes génitaux sont si intimes que, quand une maladie grave des testicules oblige d'enlever ceux-ci pour conserver l'existence, à faire en un mot la castration chirurgicale, la barbe ne tarde pas à tomber et ne reparaît plus. Il est de toute évidence que cette perte est irrémédiable et qu'aucun cosmétique n'est capable de faire repousser la barbe. Mais j'espère que vous n'êtes pas eunuque; quant à la castration chirurgicale, elle n'est pratiquée que dans des conditions où l'existence est si menacée que l'éventualité en question ne peut plus entrer en ligne de compte. La beauté, c'est bien; la vie, c'est mieux.

La syphilis, qu'on rencontre partout, et qui étend ses ravages sur toutes les parties du corps, n'épargne pas la barbe : elle la fait tomber comme les cheveux, tantôt en y provoquant des éruptions cutanées qui atrophient les bulbes pileux, tantôt sans déterminer aucune lésion locale, mais en produisant une altération de l'état général qui retentit à ce niveau comme ailleurs. En tout cas le mal qui a cette origine est parfaitement curable : il suffit de le reconnaître et de le soigner à temps; un traitement spécifique, antisyphilitique, suffit à faire repousser la barbe.

Je ne parle que pour mémoire de la fâcheuse habitude qu'ont certains individus de se tirer les poils de barbe avec les doigts au point d'épiler un côté ou l'autre, ou de s'en mordiller sans cesse les pointes ou encore de se brûler les moustaches avec la cigarette : le remède, tout moral, se trouve dans la ferme volonté de se débarrasser de cette sorte de tic.

De toutes les causes qui font tomber la barbe, la plus commune, et de beaucoup, est le développement d'une maladie parasitaire qu'on nomme *sycosis* ou *mentagre* (ce dernier nom lui est particulièrement donné quand elle siège au menton), et qui est produite et entretenue par la présence d'un champignon, le *tricophyton tonsurans*, le même qui, lorsqu'il germe dans les cheveux, engendre la teigne tondante ou tonsurante. Comment se propage-t-il d'un individu à l'autre ? De deux façons : par l'air, par le rasoir. L'air peut, en effet, servir de véhicule aux spores du végétal, qui, après s'être détachés d'un malade et avoir voltigé, tombent sur une barbe saine, et s'y fixent avec d'autant plus de facilité qu'elle est plus mal entretenue, plus broussailleuse ; c'est pourquoi les individus négligés, peu soigneux de leur personne, y sont plus exposés. Peut-être aussi faut-il que le terrain sur lequel les graines tombent soit favorable à la germination par suite d'une débilitation générale de l'organisme. Quoi qu'il en soit, l'air n'est qu'assez rarement le propagateur des maladies parasitaires de la barbe : le principal coupable, c'est le rasoir, le rasoir banal des barbiers, qui passe immédiatement d'un client à l'autre. Ordinairement c'est à la faveur d'une coupure, si légère qu'elle soit, que le champignon emprunté par l'instrument à un menton atteint passe à un visage sain ; mais l'estafilade n'est même pas nécessaire, le mal peut se propager sur un épiderme intact.

Est-il possible d'éviter cette désagréable acquisition? Oui, sans aucun doute. Pour cela, il faut d'abord fuir comme la peste le rasoir commun, et ne faire usage que d'un instrument absolument personnel. Quand on se rase soi-même, chez soi, la chose est des plus simples. Quand on se rend chez le barbier, il faut tenir à ce que cet honorable artiste vous mette en lieu sûr votre rasoir propre, qu'il ne s'en serve que pour vous, et qu'il n'en emploie pas d'autre pour vous. Pour plus de sûreté, je vous engage à exiger l'application d'une précaution bien simple, qui consiste à tremper dans l'eau très chaude aux environs de 100 degrés, tous les instruments de métal, rasoir, tondeuses, ciseaux, etc., avant de s'en servir, surtout s'ils passent d'un client à un autre. Ce moyen, qui n'est ni long ni coûteux, préserve infailliblement la barbe et les cheveux des parasites qui pourraient s'y fixer, les champignons ne résistant pas à l'action d'une température élevée. Il a été, si j'ai bonne mémoire, plusieurs fois recommandé par le conseil d'hygiène et de salubrité, ce qui ne l'empêche pas d'être tenu en parfait mépris par les intéressés. Les avis scientifiques ont, du reste, un bien faible poids dans la balance, quand dans l'autre plateau se trouvent les habitudes routinières ou l'appât du gain, ainsi que le montre l'exemple suivant, cité par le docteur Arnould. « Le docteur Gerlier, médecin à Ferney-Voltaire, a présenté à l'Académie de médecine, par l'organe de Bergeron, la relation d'une épidémie trichophytique, qui, ayant probablement son origine dans l'herpès tonsurant des cheveux, s'était introduit chez le barbier unique du village, sur la personne de son fils, et se distribuait par le barbier à ses clients sous forme de mentagre. Il va sans dire que le médecin s'empressa de conseiller aux habitants de se raser eux-mêmes, et que cet avis lui valut la colère du barbier ; ce qui est plus étonnant, c'est que les autorités locales aient donné raison à ce malencontreux artiste. Nous rapportons le fait parce qu'il est récent ; mais, depuis Pline l'Ancien jusqu'à Bazin, on en a observé de pareils. »

Comme nous n'en sommes pas encore à l'heureux temps où l'hygiène pourra imposer ses préceptes en tout et à tous, comme jusque-là le sycosis et le mentagre continueront à florir, je suis bien obligé de vous donner les moyens de guérir ces maladies, et, par suite, de faire repousser votre barbe si vous n'avez pu en prévenir la chute. Le traitement ressemble d'ailleurs beaucoup à celui qui convient contre les maladies parasitaires des cheveux. Si les joues et le menton sont gonflés, rouges, enflammés, couverts de croûtes, on commencera par faire tomber l'inflammation et faire disparaître les croûtes à l'aide de cataplasmes de fécule de pommes de terre ou de farine de riz, et de lotions avec l'eau de son ou de guimauve tiède. Puis on procédera à l'épilation, on arrachera un à un les poils, qui, n'ayant plus qu'une faible adhérence, se laissent facilement détacher. Cela fait, on lave les surfaces malades à deux ou trois reprises, avec un solution de sublimé au 500ᵉ, et on les couvre pendant plusieurs jours consécutifs avec une pommade contenant 2 grammes de fleur de soufre pour 30 de vaseline. Si, ce qui n'est pas rare, ces lavages ont fait reparaître l'inflammation locale, avec rougeur et cuissons, on revient aux applications émollientes du début. Lorsqu'on a la patience de suivre ce traitement pendant un temps suffisant, on est presque certain de voir repousser les poils tombés ou arrachés, et la barbe reprendre l'abondance qu'elle avait avant la maladie.

Il en est de la barbe comme de beaucoup d'autres choses : il en faut, mais pas trop. Or la nature se montre sous ce rapport d'une excessive prodigalité chez certains individus. Je ne parle pas des barbes longues et bien plantées qui font la gloire et le profit des modèles d'ateliers ; mais souvent la barbe, au lieu de dessiner sur le visage des lignes nettes et harmonieuses, se développe sur la face, sans régularité, jusque sur les yeux, et donne l'aspect hirsute d'un ours mal léché. Cette disgrâce peut être héréditaire, caractériser des peuplades entières : ainsi les voyageurs rapportent que des pêcheurs réunis en tribu dans le nord du Japon, les Aïnos, ont de père en fils une barbe extrêmement longue et serrée, accompagnée d'une chevelure non moins imposante. Chez nous il n'est pas rare de voir un enfant naître avec des joues garnies de poils assez longs qui le plus souvent tombent tout seuls au bout de quelques semaines, mais qui peuvent persister, et font alors prévoir le développement ultérieur d'une barbe trop abondante. Ordinairement cette orgie de favoris et de moustaches coïncide avec un développement exagéré des poils en d'autres parties du corps, soit qu'il se cantonne à quelques régions limitées, soit qu'il se manifeste sur toute la surface cutanée. Tel fut le cas de l'*homme-chien* que les Parisiens purent admirer (?) il y a quelques années, et qui, de la tête aux pieds, avait presque partout des poils nombreux, longs de plusieurs centimètres. Le professeur Hardy cite deux curieux exemples de ce luxe pileux.

« Dans quelques cas, une région entière, ordinairement glabre, soit aux membres, soit au tronc, put être couverte de poils longs et colorés. Telle était une jeune fille née au Mexique et amenée en Angleterre, qui semblait porter un caleçon de bain fait de peau de bête : la surface velue, couverte de poils courts, noirs et légèrement frisés, commençait en avant au niveau de l'ombilic, en arrière au niveau de la sixième vertèbre dorsale, et descendait en bas jusqu'à la moité des cuisses ; au-dessous des poils, la peau était noire, rugueuse et couverte de squames comme dans l'ichtyose. Le 8 août 1882, j'ai présenté à l'Académie de médecine, une jeune fille de dix-sept ans, qu'on rencontrait dans les fêtes publiques sous le nom de *femme-panthère*, et chez laquelle existaient sur la plupart des régions du corps de longues taches noires recouvertes de poils également noirs, et longs d'un centimètre environ. » Ces difformités sont incurables, comme celle, plus légère, mais non moins désagréable, dont il me reste à parler.

Une belle barbe peut faire l'orgueil d'un homme du monde ; une barbe exagérée peut être le gagne-pain des forains : une barbe, si courte qu'elle soit, fait toujours le désespoir des dames qui en sont pourvues. C'est en vain qu'Arnolphe, dans l'*Ecole des femmes*, dit à Agnès, qu'il veut instruire sur ses devoirs conjugaux :

> Votre sexe n'est là que pour la dépendance ;
> Du côté de la barbe est la toute-puissance.

Le pauvre Molière, après avoir épousé la Béjart, devait avoir de fortes raisons de ne pas croire lui-même à cette toute-puissance, et, malgré l'autorité du Code civil, les dames, à juste titre, mettent en-

core en doute la justesse de cette maxime, qui, elles
le savent par expérience, est si rarement vérifiée
dans les ménages. Je ne sais pas trop d'ailleurs si le
désir d'être belles ne l'emporterait pas dans leur
esprit sur le besoin de domination, et si elles ne
trouveraient pas l'autorité trop chèrement achetée
au prix d'une chose qui les défigure. J'aurais beau
leur rappeler qu'il y avait dans l'île de Chypre une
statue de *Venus barbata*, pourvue d'une barbe de
sapeur : même ce rapprochement avec la déesse de
la beauté ne les satisferait pas. Elles sont rares, du
reste, les femmes qui sont affligées de ce désagrément, et la raison en a été donnée, il y a longtemps,
par un poète anonyme :

> Sais-tu pourquoi, cher camarade,
> Le beau sexe n'est point barbu ?
> Babillard comme il est, on n'aurait jamais pu
> Le raser sans estafilade.

Je ne me porte pas garant de l'exactitude de ce
motif, qui ne serait valable d'ailleurs que si la
bonne nature avait rendu muettes les femmes à
barbe.

Quoi qu'il en soit, le visage de certaines femmes
est garni de poils qui par leur nombre, leur longueur,
leur coloration, prennent l'aspect d'une véritable
barbe, à moustaches et à favoris. Cette anomalie,
qui se développe parfois au moment de la puberté,
plus souvent à l'époque de la cessation des règles,
coïncide habituellement avec une voix forte, une
prestance et une démarche viriles, qui donnent une
apparence masculine à celles qui la présentent. Or
il n'est pas en leur pouvoir de prévenir ce désagrément, qui n'est amené par aucune faute d'hygiène

susceptible d'être évitée, mais résulte d'un vice originel qu'on ne peut enrayer. Est-il du moins possible, lorsque les poils se sont développés sur une joue féminine, ou en un point du corps où on n'en trouve pas d'habitude, de les faire à jamais disparaître ? Non, malheureusement. Pour les détruire, nous ne disposons que de trois moyens, qui sont imparfaits ou dangereux : la cautérisation, l'épilation, les dépilatoires. Or la cautérisation, qui s'adresse aux bulbes pileux eux-mêmes, et les détruit par le fer rouge, ou par des caustiques chimiques, comme la potasse, les acides, cause de vives douleurs sur une peau délicate, et laisse bien souvent des cicatrices disgracieuses comme celles qui suivent les brûlures en général : le remède est donc pire que le mal.

Les dépilatoires ne sont pas plus recommandables : ils se composent de chaux, d'orpiment (sulfure d'arsenic), ou de sulfure de calcium, qu'on délaye dans un peu d'eau pour en faire une pâte ; ce sont des substances caustiques qui, employées pures, irritent fortement la peau, la rougissent, peuvent y faire paraître des éruptions et avoir une action véneneuse ; l'addition de pâtes d'amandes rend le mélange moins corrosif, mais alors, au lieu de détruire les bulbes pileux, il attaque seulement les poils, qu'il n'empêche pas de croître de nouveau. Quant à l'épilation, elle ne peut avoir ici le même succès que contre les maladies parasitaires : car, les bulbes pileux étant intacts, les poils repoussent à mesure qu'on les arrache.

En somme, la seule conduite à tenir pour les dames dont les lèvres portent une moustache qui s'est trompée de place, c'est de couper avec des ciseaux, le plus près possible de la peau, ces poils intempestifs, aussi souvent que le nécessitent la rapidité avec laquelle ils poussent et la longueur qu'ils prennent : cela vaut mieux que l'emploi du rasoir, qui accélère leur croissance et augmente leur rudesse. Ce n'est qu'un moyen palliatif, qui ne guérit rien, je le sais bien : mais il est préférable aux autres procédés, dont l'action dangereuse ne peut pas toujours être limitée comme on le voudrait. C'est aussi tout ce que j'ai à proposer aux hommes dont la barbe surabondante pourrait faire concurrence à celle de l'homme-chien, et aux personnes des deux sexes qui présentent quelques bouquets de poils sur une région quelconque du corps, ordinairement glabre. Nous en revenons toujours à ce point : les dépilatoires étant nuisibles ou inutiles, le plus sage est de s'en passer et de recourir simplement aux ciseaux.

VI

LES YEUX

L'expression du regard. — La grandeur et la forme des yeux. —
La couleur des yeux. — Le strabisme. — La myopie. — Lu-
nettes et binocles. — Le compère Loriot. — La blépharite.
— Les sourcils. — Les cils.

« L'œil de l'homme, dit Victor Hugo, est une fenêtre par laquelle on voit les pensées qui vont et
viennent dans sa tête. » M. de Buffon, dans son style
à jabot et à manchettes, écrit que « l'œil reçoit et réfléchit en même temps la lumière de la pensée et la
chaleur du sentiment » : le style, c'est l'homme !
Les anatomistes, gens prosaïques par excellence,
comparent les yeux à d'excellents instruments d'op-
tique, dans lesquels une série de lentilles transparentes et réfringentes font converger les rayons
lumineux, émanés des objets extérieurs, vers une
dernière membrane, la rétine, où ceux-ci tracent
leur image comme sur la plaque de l'appareil photo-
graphique : c'est ainsi que nous apprécions la position, la forme, le volume, la couleur, etc., des choses
et des personnes qui nous entourent.

Aucune de ces définitions ne satisfait celui qui, dans l'œil comme dans toute autre partie du visage, recherche avant tout la beauté. Pour celui-là, l'expression du regard, la grandeur et la couleur de l'œil, sont choses beaucoup plus intéressantes que la constitution de la cornée ou du cristallin et la façon dont la vision s'opère. Ces trois points sont, du reste, si étroitement connexes, qu'on s'est habitué à les unir dans le jugement qu'on prétend pouvoir porter sur le caractère et le tempérament d'une personne d'après le seul aspect de ses yeux. Ainsi il est de notion vulgaire, sinon très exacte, que des yeux noirs, petits, animés, vifs, annoncent l'intelligence, la finesse, parfois aussi la ruse et la malice; que de grands yeux bleus dénotent plutôt la rêvasserie, les habitudes contemplatives; que les couleurs foncées des yeux sont l'indice de la vigueur d'esprit, les couleurs claires l'apanage des caractères doux, des tempéraments flegmatiques; que les nuances verdâtres appartiennent aux individus résolus, entreprenants, courageux, mais emportés, les nuances jaunâtres aux personnes dont l'organisation est remarquablement établie, touche presque au génie. Je ne vous donne pas ces indications comme paroles d'évangile; elles sont cependant intéressantes à citer parce qu'elles se vérifient dans un assez grand nombre de cas.

Tandis que nous pouvons, par des soins minutieux, modifier et embellir nos cheveux, notre barbe, nos mains, etc., il nous est bien difficile d'agir de la même façon sur nos yeux et de les transformer à notre gré. Sans doute il est possible de déguiser pendant un certain temps l'expression de son regard : les fourbes et les femmes (pardon du rapprochement) s'y entendent à merveille. Mais c'est bien à ce propos qu'on peut dire : Chassez le naturel, il revient au galop. Combien s'épuise vite la force de volonté qui fait que la femme voluptueuse cache sous des dehors candides la passion qui la trouble, que l'homme emporté dissimule sous les apparences d'un flegme imperturbable les émotions qui l'agitent! Je suis certes le premier à reconnaître l'empire qu'on peut avoir sur soi-même; mais je dis que cet empire a des bornes, et assez vite atteintes. Les caractères suffisamment trempés pour donner toujours le change sur leurs tendances naturelles, pour travestir sans cesse les manifestations extérieures de leurs véritables sentiments, sont rares: que nous le voulions ou non, nos yeux, ces miroirs de l'âme, traduisent fidèlement notre pensée, et gardent l'expression dont la nature les a doués, sans que nous puissions intervenir autrement que d'une façon très passagère. Si donc vous voulez que votre regard plaise par sa douceur, par sa franchise, par son caractère de résolution, etc., si vous avez le désir de charmer, d'éblouir, de vous rendre sympathique, en un mot d'être beau ou belle, par les yeux comme par le reste de votre personne, je n'ai qu'un conseil à vous donner, conseil beaucoup plus philosophique qu'hygiènique : que votre esprit se porte toujours vers des pensées hautes, nobles, honnêtes ; que votre intelligence s'élève, s'épure, se cultive; que votre caractère devienne affable et bienveillant. Ainsi loin de nier l'influence du moral sur le physique, je pense, au contraire, que c'est en perfectionnant le premier qu'on aura le plus de chances de donner au regard une belle expression.

Quant à ce qui est de la grandeur et de la forme

des yeux, elles ne dépendent pas, comme on pourrait le croire, de la constitution du globe oculaire lui-même, celui-ci étant toujours sphérique et ayant des dimensions sensiblement égales chez tous les individus. Ce qui fait dire les yeux grands ou petits, ronds ou en amande, c'est l'écartement plus ou ou moins grand des paupières, c'est leur disposition arrondie ou allongée, c'est la partie plus ou moins grande du globe qu'elles laissent apercevoir, car nous voyons à peine le tiers antérieur de ce globe, les deux autres tiers étant profondément cachés dans l'orbite et inaccessibles à la vue. Or nous pouvons faire paraître les yeux plus grands qu'ils sont, en élargissant le cercle que les paupières forment autour d'eux à l'aide d'une teinture noire étendue sous la paupière inférieure. Les actrices usent généralement de ce procédé; certaines même, et des plus connues (pas de personnalités!) en abusent. Mais cet artifice, parfaitement licite et rationnel au théâtre, n'est pas de mise à la ville, où il serait trop facilement reconnu à l'examen le plus superficiel. Une très légère couche de crayon sous l'œil, c'est tout ce qu'on peut se permettre; encore l'application doit-elle être faite avec une grande dextérité et ne trompe-t-elle que ceux qui veulent bien être trompés. Quant à agrandir réellement les yeux ou à leur donner une forme particulière, il n'y faut pas songer, la forme naturelle des paupières ne pouvant être modifiée.

Enfin la couleur des yeux échappe encore plus complètement à notre volonté. Elle est due, comme on sait, à la matière colorante contenue dans une membrane qui se trouve transversalement tendue à la partie antérieure du globe oculaire et qu'on appelle l'*iris*, du nom de la messagère des dieux, métamorphosée par Junon en arc-en-ciel. Il est facile de comprendre que sa nuance ne peut être changée par l'homme : on maquille son visage, on ne peinturlure pas l'intérieur de l'œil. Mais cette membrane est percée en son milieu d'une ouverture nommée *pupille* ou *prunelle*, dont une vive lumière diminue le diamètre, tandis qu'elle se dilate dans l'obscurité. Elle s'agrandit également sous l'influence de la belladone et de l'atropine, principe actif de cette plante : aussi certaines dames, poussant la coquetterie à l'excès, ont-elles eu l'idée de se servir d'une solution d'atropine, instillée dans l'œil, pour faire paraître celui-ci plus noir, plus expressif. Cette pratique est, paraît-il, fort employée par les élégantes de Saint-Pétersbourg ; elle n'en est pas meilleure et je conseille fortement à mes lectrices d'en laisser l'usage aux habitantes des bords de la Néva. Car la belladone a non seulement sur la vue, mais encore sur la santé générale, une action très violente qu'il est fort difficile de graduer ou de prévoir, les susceptibilités individuelles à cette action étant extrêmement variables. C'est, on l'avouera, pousser un peu loin la recherche de la beauté, que de s'exposer, pour l'obtenir, à compromettre gravement sa vue ou même à s'empoisonner.

Ainsi il nous est impossible de rendre nos yeux bleus ou noirs, verts ou jaunes, à notre choix ; nous ne pouvons que très imparfaitement les agrandir ou les allonger ; les modifications dans l'expression du regard ne peuvent être maintenues que par une puissance de volonté ou par une gymnastique morale qui dépassent les forces de la plupart d'entre nous. Est-ce à dire que la beauté des yeux échappe complètement à notre influence? Non sans doute ; car s'il n'est pas en notre pouvoir de les embellir, au moins pouvons-nous, et c'est déjà bien joli, nous mettre à l'abri des causes qui les enlaidissent. Parmi ces causes, je compte la chute des cils et des sourcils, le strabisme, la myopie, la rougeur des paupières, et autres lésions qui ôtent tout leur charme aux yeux naturellement beaux, et qui rendent encore plus déplaisants ceux dont la forme, la couleur ou l'expression laissent déjà à désirer.

Parlons d'abord du *strabisme*, état des personnes qui louchent, dont les yeux n'ont pas la même direction. Buffon, qui louchait légèrement, a minutieusement étudié cette difformité et je ne saurais mieux faire, pour en indiquer la nature et les causes, que d'emprunter au grand naturaliste la description qu'il en a donnée. « Le strabisme, dit-il, est non seulement un défaut, mais une difformité qui détruit la physionomie et rend désagréables les plus beaux visages. Cette difformité consiste dans la fausse direction de l'un des yeux, en sorte que, quand un œil pointe à l'objet, l'autre s'en écarte et se dirige vers un autre point. Je dis que ce défaut consiste dans la fausse direction de l'un des yeux, parce qu'en effet les yeux n'ont jamais tous deux ensemble cette mauvaise disposition. Le strabisme ou le regard louche ne consiste donc que dans l'écart de l'un des deux, tandis que l'autre paraît agir indépendamment de celui-là. On attribue ordinairement cet état à un défaut de correspondance entre les muscles de chaque œil : la différence du mouvement de chaque œil vient de la différence du mouvement de leurs muscles qui, n'agissant pas de concert, produisent la fausse direction des yeux louches. Mais la cause la plus générale, la plus ordinaire du strabisme, c'est l'inégalité de force dans les yeux : un petit degré d'inégalité fera que l'objet vu de l'œil le plus fort sera aussi distinctement perçu que s'il était vu des deux yeux ; un peu plus d'inégalité rendra l'objet, quand il sera vu des deux yeux, moins distinct que s'il est vu du seul œil le plus fort ; enfin une plus grande inégalité rendra l'objet vu des deux yeux si confus que pour l'apercevoir distinctement on sera obligé de tourner l'œil faible et de le mettre dans une situation ou il ne puisse pas nuire. »

Tout cela est aussi exact aujourd'hui qu'au siècle dernier et il n'y a à ajouter à cette description, pour la rendre complète, que la remarque suivante : c'est que le plus souvent l'œil qui louche est dévié en dedans, vers le nez, et que celui qui est affecté de cette variété de strabisme, dit convergent, est atteint en même temps d'une faiblesse de la vue qui empêché de voir nettement les objets rapprochés ; plus rarement l'œil est dévié en dehors, tourne le dos à l'œil sain, et ce strabisme divergent s'accompagne d'une grande difficulté de voir les objets éloignés.

Ainsi on louche pour l'une des deux raisons suivantes : tantôt les muscles qui font rouler l'œil dans l'orbite sont plus forts d'un côté, qui est entraîné dans un sens avec plus de vigueur que l'œil de l'autre côté ; tantôt l'un des yeux est moins bon que l'autre et ne suit plus celui-ci dans ses mouvements, parce que la personne atteinte de cette irrégularité visuelle renonce instinctivement à se servir ue l'œil le plus faible. Or ces deux causes sont parfois congénitales et héréditaires : existant au moment de la naissance, elles ne peuvent évidemment être prévenues. Ailleurs le strabisme résulte d'une blessure ou d'une brûlure d'un œil qui a atteint directement le globe oculaire lui-même, ou à la suite de laquelle les paupières restent accolées à ce globe. Mais bien souvent il est la conséquence d'habitudes vicieuses que nous prenons ou que nous laissons prendre aux enfants, et c'est de celui-là surtout que nous avons à parler, en raison de la possibilité de l'éviter qu'à chacun de nous.

Je suis convaincu que beaucoup de loucheries n'ont pas d'autre cause que la mauvaise installation du berceau. Si celui-ci est placé à proximité d'une fenêtre et parallèlement à elle, si la tête et les pieds sont toujours orientés dans le même sens, l'enfant qui y est couché ne tardera pas à loucher parce que, comme la fleur, il se tourne instinctivement vers la lumière, et que ses yeux, sollicités par l'éclat du jour, se portent sans cesse du même côté : il en résulte que les muscles qui entraînent les yeux de ce côté acquièrent une vigueur supérieure à celle des autres, et que la déviation, après avoir été temporaire, devient permanente.

Une autre cause de loucherie inhérente au berceau, ce sont les rideaux de mousseline à pois ou à dessins dont on se plaît à l'entourer ; de même que l'adulte prend l'habitude de fixer toujours, au réveil, le même coin de sa chambre, la même fleur du papier, le même point du ciel de lit, de même l'enfant s'accoutume à regarder le même objet chaque fois qu'il se réveille, et s'il trouve alors un ramage très rapproché de ses yeux, ceux-ci convergent vers ce point; le strabisme convergent s'établit ainsi peu à peu. J'en dirai autant des voilettes à pois dont on couvre la figure des jeunes enfants à la promenade et qui ont un résultat semblable, par un mécanisme identique. Je conseille donc aux parents qui veulent éviter à leur progéniture cette difformité si nuisible à la beauté du visage, de changer chaque jour la situation du berceau, en tournant alternativement la tête dans un sens et dans l'autre, de façon à ce que, les deux yeux étant successivement attirés du même côté, les muscles conservent une égale force; je leur recommande, de plus, de donner pour les rideaux du berceau, comme pour la voilette, la préférence aux mousselines et étamines complètement unies, dont aucun point ne fera converger et dévier les yeux.

Plus tard on se met à loucher par un autre procédé, également possible à éviter. Les travaux qui exigent une attention très soutenue, comme une broderie délicate, la couture dans une étoffe mince et serrée, la lecture de caractères fins, déterminent un sentiment de pesanteur et même de douleur dans le front et dans les tempes, une fatigue considérable de la vue et une application continuelle des yeux qui, pour continuer à voir distinctement, se rapprochent de plus en plus de l'objet du travail; or on n'a qu'à s'observer pendant cinq minutes pour s'apercevoir que ce rapprochement, pour peu qu'il dure, amène une convergence des deux yeux qui se portent vers le nez et peuvent à la longue conserver définitivement cette position anormale.

Il faut donc, autant que possible, éviter les travaux de cette nature, ou, si l'on est obligé de s'y livrer, il faut du moins les interrompre de temps à autre, de manière à laisser fréquemment les yeux prendre un repos bien gagné.

C'est donc, en somme, une sorte d'orthopédie visuelle que je propose pour conjurer l'apparition du strabisme. Si celui-ci se développe malgré les précautions indiquées plus haut, ou si, étant congénital ou accidentel, il n'a pas pu être prévenu, tout n'est pas perdu, bien s'en faut.

Comme il résulte de la prédominance d'action des muscles d'un côté, on peut d'abord essayer d'y remédier en faisant porter, pendant quelques semaines ininterrompues, un bandeau sur l'œil sain, de manière que l'œil malade retrouve son énergie par suite de l'exercice auquel il est obligé de se livrer. Quand ce premier moyen ne réussit pas, il faut se confier aux soins d'un oculiste qui, par une petite opération aujourd'hui bien réglée, remettra les choses en bon état. Mais cela sort des limites de l'hygiène et je dois me borner à attirer l'attention sur ces deux points : le strabisme est souvent évitable, il est presque toujours curable pourvu qu'on intervienne à temps.

Les mêmes remarques s'appliquent à la *myopie*, état de l'œil qui, au premier abord, n'a rien à faire avec la beauté du visage et qui pourtant l'intéresse à un certain degré. En effet, l'œil myope étant plus long que l'œil normal, les images des objets extérieurs, au lieu de se faire sur la rétine, se forment en avant de cette membrane, de sorte que, pour avoir une vision distincte des objets un peu éloignés, les myopes sont obligés de recourir à un petit artifice : ils clignent, ils ferment à demi leurs paupières, ce qui a pour résultat de diminuer le diamètre antéro-postérieur du globe oculaire et, par suite, de reporter l'image en arrière, sur la rétine même, où elle produit son impression habituelle.

7.

Eh bien, je vous le demande, ce clignement à chaque instant renouvelé n'a-t-il pas quelque chose de très déplaisant pour ceux qui en sont témoins, ne nuit-il pas sensiblement à la régularité des traits? Ce n'est pas tout : celui qui est atteint d'une myopie prononcée, ne voyant pour ainsi dire pas ceux qui l'entourent ni ce qui se passe autour de lui, prend un air singulier, indifférent, dépourvu d'expression, qui est loin d'être à son avantage; et je pourrais citer un grand artiste dramatique, affligé d'une myopie excessive, qui peut la dissimuler sur la scène, mais qui, lorsqu'il déclame dans un milieu plus restreint, fait un peu à ses voisins, par son regard atone contrastant avec ses larges gestes, l'effet d'un somnambule.

Il n'est donc pas indifférent à qui recherche la beauté d'être myope ou de ne pas l'être. Or si la myopie congénitale est en général irrémédiable, elle est loin d'être la plus fréquente : on naît rarement myope, on le devient, et on le devient pendant la seconde enfance et l'adolescence.

Ce n'est pourtant pas une affaire d'âge, puisque les petits paysans qui passent leur temps à garder les oies ou à dénicher les nids ne sont pas atteints de myopie. Les myopes se recrutent dans les écoles, dans les collèges, dans tout ce petit monde de lecteurs et d'écrivains qui, non surveillés, prennent de mauvaises habitudes. Car la myopie, à part la prédisposition qu'on peut tenir de ses parents, est causée principalement par les efforts excessifs des yeux qu'occasionnent la lecture et l'écriture faites dans des conditions défectueuses. Les hygiénistes et les inspecteurs des écoles se sont sérieusement occupés de cette question dans ces dernières années, et voici les conclusions auxquelles ils sont arrivés. En premier lieu l'éclairage doit être bien installé; pour l'éclairage naturel, pendant le jour, il faut que la lumière solaire arrive sur le papier où on lit ou écrit par le côté gauche, afin d'éviter l'ombre projetée par la main ou par le corps quand la lumière vient par le côté droit ou en arrière, et l'éclat trop grand de la lumière venant d'en haut ou de face; pour l'éclairage artificiel, au soir, le pétrole et le gaz ne valent rien; une lampe à huile munie d'un abat-jour est ce qu'il y a de mieux; la lumière électrique n'est pas mauvaise, pourvu qu'elle soit fournie par une lampe à incandescence et non par les horribles bougies Jablochkoff. En second lieu, il faut choisir judicieusement le matériel scolaire, et par là j'entends les livres de classe, qui doivent être imprimés en caractères suffisamment gros, tout autant que la table de travail et le siège, dont la hauteur et la distance respective seront calculées de façon à réduire au minimum les efforts nécessaires pour lire et écrire.

Il est bien évident que ces précautions doivent être également prises à l'égard des jeunes filles qui déchiffrent un morceau de musique au piano, qui apprennent à coudre, etc., et des adultes qui se livrent à des travaux de bureau, bien qu'il soit exceptionnel que la myopie se développe à cet âge; elle est alors le plus souvent la prolongation de la myopie de l'enfance, méconnue ou augmentée par l'habitude de regarder de près en lisant ou écrivant.

Lorsque la myopie existe, il est facile de rendre la vision nette en interposant des verres concaves entre l'œil et les objets qu'on regarde. Ici se pose la question des lunettes, binocles et monocles, que bien des personnes se refusent à porter, par une coquetterie mal placée à mon avis. Le monocle est une affaire de mode plutôt que d'hygiène ; il n'est réellement utile que dans les cas, fort rares, où les deux yeux n'ont pas la même acuité visuelle, où un seul a besoin de verre correcteur. Mais certains jeunes gens le vissent sous leur arcade sourcilière par genre : s'ils croient ainsi s'embellir, c'est leur affaire, je n'ai rien à y voir. Au contraire, les lunettes et les binocles ont une utilité incontestable ; ils reposent les yeux en supprimant les efforts pénibles auxquels les myopes sont obligés quand ils regardent à une certaine distance, et, loin d'enlaidir le visage, ils suppriment les clignements disgracieux dont nous avons parlé.

Je reconnais pourtant que les lunettes à-demeure ont un aspect rébarbatif, doctoral, pion, qui convient mal aux jeunes figures ; mais justement la médecine, d'accord avec l'esthétique, recommande aux myopes de porter de préférence le binocle, parce que, dans les myopies légères et de moyenne intensité, il est utile de ne faire usage des verres correcteurs que pour regarder les objets éloignés, et que le binocle, plus maniable, se retire facilement quand on regarde de près. Les lunettes ne doivent être prises que par les personnes âgées ou dont la myopie est si prononcée que la vision des objets rapprochés eux-mêmes est confuse.

Lorgnons et binocles ne conviennent pas seulement aux myopes. Étant admis qu'ils n'ont rien de disgracieux et qu'ils possèdent une réelle utilité, ils devront encore être portés par les presbytes, qui, voyant bien de loin et très confusément de près, contrairement aux myopes, ont besoin de verres convexes; et aussi dans d'autres circonstances où il y a intérêt à mettre les yeux à l'abri d'un air vif ou d'une lumière éclatante. Dans ce dernier cas, ce ne sont plus des verres concaves ou convexes qu'il faut prendre, mais des verres teintés de bleu ou de noir, verres fumés ou conserves. Peut-être ceux-ci font-ils au milieu du visage un effet encore moins gracieux que les précédents; mais comme leur emploi n'est jamais que temporaire, comme ils ont pour but de prévenir ou de guérir certaines disgrâces des yeux, qui sans eux pourraient s'éterniser, il me semble qu'on ne doit pas hésiter à y recourir quand le besoin s'en fait sentir.

Ainsi les yeux deviennent parfois enflammés, rouges, larmoyants, gonflés, cuisants, douloureux, très sensibles à la lumière, qui les tient fermés ou clignotants; cet état, qui consiste dans l'inflammation de la membrane extérieure de l'œil ou conjonctive, de là le nom de *conjonctivite* qu'on lui donne, est aussi disgracieux que pénible, et pas une jolie femme ne consentirait à se laisser voir en pareil état. De même, l'orgelet ou *compère Loriot*, ce petit clou gros comme un grain d'orge qui se développe parfois sur le bord des paupières, donne un aspect absolument grotesque à la plus belle figure : Voyez-vous Juliette découvrant pareille horreur sur l'œil de Roméo à l'heure où chante l'alouette! Or, tout cela pourrait être évité si, lorsqu'on se sent les yeux fatigués par des veilles prolongées, lorsqu'on doit s'exposer à l'air froid, à la poussière, à une lumière vive, on consentait à se protéger en portant des conserves pendant quelques heures, en se lavant les yeux plusieurs fois par jour avec un liquide tiède, tel que l'eau boriquée (3 grammes d'acide borique pour 100 grammes d'eau), la décoction de racine de guimauve, de fleur de sureau, etc., mais n'employez pas l'eau froide, les liquides froids ne conviennent pas aux yeux. Quand le compère Loriot commence à poindre, on peut essayer de le faire avorter en le touchant légèrement avec la pointe d'un crayon de nitrate d'argent (*vulgo*, pierre infernale) ; et comme, ainsi que les malheurs, il ne va jamais seul, et procède par poussées successives, il faut, pour éviter cette série à la noire, se purger, suivre un bon régime alimentaire, faire usage du quinquina, du fer, des amers.

L'orgelet n'est pas la seule lésion des paupières qui dépare le visage. Le bord de ces voiles membraneux peut, comme le blanc de l'œil, devenir rouge, luisant, douloureux, et cette inflammation, qu'on nomme *blépharite*, enlaidit fortement, surtout lorsqu'on la laisse arriver à l'état chronique. L'œil devient larmoyant, et, comme le dit Chateaubriand, « l'œil fatigué par les larmes cherche naturellement à se fermer », remarque parfaitement justifiée dans la circonstance. Une humeur épaisse, visqueuse, jaunâtre, tient le matin les bords des paupières collés, et s'écoule pendant le jour jusque sur les joues, qu'elle n'embellit pas. De plus, elle agglutine les cils et finit par en déterminer la chute : or chacun sait quel charme donnent au regard la présence et la longueur de ces petits poils, qui ont aussi pour fonction d'arrêter au passage les poussières voltigeant dans l'air, et dont la perte, outre qu'elle dépare l'œil, l'expose à l'irritation produite par le contact des corps extérieurs. Il est donc doublement nécessaire de se mettre à l'abri de la blépharite en fuyant ses causes, qui sont les mêmes que pour la conjonctivite et le compère Loriot, et de la soigner sérieusement dès qu'elle apparaît : pour cela, il suffit d'étendre chaque soir sur le bord des paupières une petite quantité d'une des nombreuses pommades dites antiophtalmiques, entre lesquelles celles de la veuve Farnier et de Desault me paraissent mériter la préférence; vous les trouverez facilement chez tous les pharmaciens.

Enfin, au-dessus des yeux se trouvent les sourcils, qui leur servent d'annexes, et qui, comme les cils, ont un double but : utile et agréable. Pas plus que les autres parties du visage, ils n'ont échappé aux observations des physionomistes : d'après ceux-ci, les sourcils bien arqués annoncent la bonhomie, à laquelle se joint un jugement sain et profond quand les poils sont parallèles et bien plantés, tandis que des poils rudes, broussailleux, indiquent un esprit vif, emporté ; ceux dont les sourcils se rejoignent au-dessus du nez ou sont unis par un petit bouquet de poils ont une nature jalouse, défiante, etc. Libre à vous d'accorder à ces remarques telle confiance qu'il vous plaira, et d'en contrôler l'exactitude. Ce qui est certain, c'est que les sourcils accompagnent agréablement les yeux qu'ils surmontent, et il n'y a pour juger de leur utilité esthétique, qu'à regarder les personnes chez lesquelles ils sont absents, remplacés par une ligne rouge du plus fâcheux effet. Ces personnes sont le plus souvent eczémateuses : c'est l'eczéma qui a déterminé la chute des sourcils, c'est cette maladie qu'il faut combattre pour les voir repousser. Nous avons indiqué, à propos du visage en général, les soins à prendre contre l'eczéma. Une autre ressource consiste à teindre la place qu'ils devraient occuper, quand ils manquent, ou à les colorer, lorsqu'ils existent, d'une autre nuance que celle qui leur est naturelle, ainsi que les cils et le bord des paupières. Jérémie et Ezéchiel se lamentaient déjà sur la coquetterie des filles de Judée, qui noircissaient leurs cils et leurs sourcils à l'aide de l'antimoine ou de la mine de plomb; et Ovide nous apprend que les Romaines employaient, dans le même but, la sépia, ou une aiguille noircie par l'exposition à la fumée, ou une sorte de pâte faite avec des œufs de fourmis brûlés et broyés. Cette dernière préparation serait, je crois, introuvable à notre époque, et son utilité est bien problématique. L'aiguille noircie est, au contraire, très usitée et inoffensive. La sépia ne présente non plus aucun danger : c'est une couleur d'origine animale, obtenue en solidifiant par évaporation et mélangeant avec un peu de gomme la liqueur noire connue sous le nom d'encre de sèche. Il faut, par contre, se défier de l'antimoine et des autres couleurs à base de sels métalliques, qui, appliqués au voisinage de l'œil, pourraient avoir de graves inconvénients.

On voit, en résumé, que si nous ne pouvons guère agir sur l'œil lui-même pour l'embellir, nous pouvons du moins dans une assez large mesure modifier en bien les organes qui lui sont annexés, et combattre par des moyens à la fois hygiéniques et médicaux toutes les influences qui tendent à enlaidir la petite fenêtre par laquelle on peut lire dans le cerveau.

VII

LE NEZ ET LES OREILLES

Utilité du nez. — Rapports de la forme du nez avec les qualités de l'esprit. — Nez célèbres. — Comment il faut se moucher. — Le tabac à priser. — Le rhume de cerveau. — L'acné. — La couperose. — Le ver de peau. — Recettes et formules à employer pour les nez bourgeonnants et rubiconds. — Soins à donner aux oreilles. — Les boucles d'oreilles.

Demandez à plusieurs personnes quelle est l'utilité du nez. L'une vous répondra qu'il sert à se moucher et elle n'a pas tort ; remarquons cependant que les Grecs n'avaient pas de mouchoir, sans doute parce que l'usage excessif qu'ils faisaient des bains chauds produisait une transpiration abondante qui desséchait le reste du corps ; par contre, les contemporains de Saint-Louis se mouchaient dans une sorte de serviette qu'ils portaient au bras gauche et qu'on ne peut pas raisonnablement décorer du nom de mouchoir de poche. L'autre vous dira que la présence du nez a pour but d'embellir le visage, et elle a raison ; car si la ligne idéale qui joint le front au menton n'était pas interrompue par la saillie nasale, la face de l'homme serait presque aussi laide que celle du gorille ; il n'y a, pour s'en convaincre, qu'à regarder un crâne dénudé, sur lequel manque toute la partie charnue de cet appendice, c'est-à-dire sa portion de beaucoup la plus volumineuse. Le nez a encore un autre usage, aussi important que les précédents, bien que beaucoup de gens l'ignorent ou agissent comme s'ils n'en avaient pas connaissance : il prend une très grande part à la respiration. C'est en circulant dans ses cavités anfractueuses que l'air s'échauffe et s'humidifie avant d'arriver aux poumons, sur lesquels un air froid et sec agit d'une façon fâcheuse : d'où le précepte de respirer autant que possible par le nez, et les angines et bronchites auxquelles s'exposent ceux qui négligent cette précaution. Ainsi la nature, fidèle à ses immortels principes d'économie, fait toujours servir un même organe à plusieurs fonctions utiles comme au charme des yeux.

Ne croyez pas que c'est uniquement pour faire l'apologie de la divine Providence, ou pour me poser en adepte de la doctrine des causes finales, que j'énumère les services qui nous sont rendus par le nez. Cette énumération a trait à la recherche du beau complet, qui doit éviter tout ce qui peut contribuer à diminuer la perfection physique. Or, il est contraire à cette perfection, il est désagréable et ridicule de parler du nez, de ne pouvoir émettre un son qui n'ait ce timbre particulier qu'on nomme nasillement ou nasonnement. Eh bien, cette petite infirmité est due soit à une habitude vicieuse contractée dès le jeune âge et dont il est facile de corriger les enfants, soit aux maux de gorge et aux rhumes de cerveau qui font que la parole retentit dans les cavités nasales, et dont on peut ordinairement se préserver à l'aide de précautions assez simples. Voilà pourquoi il n'est pas inutile de savoir que l'air qui va au larynx ou qui en vient, et dont les vibrations engendrent la parole, passe en grande partie par le nez et y résonne désagréablement quand on n'y prête pas une attention suffisante.

Grand ou petit, gros ou mince, épaté ou retroussé, le nez se rapproche toujours de la forme géométrique qui est la pyramide triangulaire; sa racine, intermédiaire aux yeux, représente le sommet tronqué de cette pyramide, dont la base est percée de deux ouvertures nommées narines et dont deux des faces latérales, les seules visibles à l'extérieur, sont les ailes du nez. Tandis que la racine est formée par deux petits os soudés l'un à l'autre, le reste de l'organe ne comprend dans sa composition que des cartilages souples, d'où la mobilité qu'il présente, surtout au niveau des ailes. Ainsi constitué, le nez a les formes et les dimensions les plus variables d'un individu à l'autre, et depuis bien longtemps, à tort ou à raison, on établit un certain rapport entre ces variétés et l'état d'esprit de ceux qui les présentent. Cela n'a rien d'étonnant, le nez étant après les yeux la partie du visage qui attire le plus vivement l'attention.

Sa forme suffit souvent à caractériser une famille ou une race : tel le nez bourbonien, spécial aux descendants de Henri IV et remarquable par la saillie de sa racine; tel le nez grec dans lequel, au contraire, cette saillie est presque nulle. Un nez fortement aquilin, courbé en bec d'aigle, fortement planté, indique en général l'esprit de domination joint à des facultés supérieures : César et Napoléon témoignent de la justesse de cette remarque. Des narines petites annoncent l'irrésolution, l'incapacité. Avec un nez fin, pointu du bout, coïncident souvent une semblable finesse de l'esprit, le talent d'observation, la ruse. Un nez court et large, épaté, appartient aux individus dont l'intelligence est peu développée ou nulle, aux nègres par exemple ; un nez camus est l'indice de dispositions vicieuses, et Socrate, qui était camard, avoue qu'il était né avec des tendances mauvaises, que la philosophie seule avait corrigées.

Les grands nez ont eu leurs défenseurs, au premier rang desquels il n'est que juste de citer Cyrano de Bergerac. L'auteur du *Voyage dans la lune* prétendait qu'il devrait, de par le roy, être interdit aux camards de se reproduire, tellement la longueur du nez est indispensable à l'homme et concorde avec les bons sentiments. Il est vrai que le plus original des Périgourdins était lui-même porteur d'un immense appendice nasal, qui joua un grand rôle dans l'histoire de ses innombrables duels : regardait-on le sire de Bergerac, on en voulait à son nez, c'était une injure grave qui ne pouvait se laver que dans le sang ; ne le regardait-on pas, c'était une affectation déplacée qui nécessitait un petit tour sur le pré. En tout cas, un grand nez est généralement considéré comme un indice de probité, de tempérament bien équilibré, et est loin d'être disgracieux : long nez n'a jamais déparé beau visage, dit un dicton populaire, qui s'accorde bien avec cette remarque philosophique de Pascal, que « si le nez de Cléopâtre eût été plus court, toute la face de la terre aurait changé. » Je soupçonne pourtant qu'il ne devait pas être d'une longueur démesurée, ce nez capable de séduire Antoine et de lui faire commettre les plus insignes folies dont un général puisse se rendre coupable, mais il avait sans doute ce charme d'ensemble, ces narines mobiles, palpitantes, largement ouvertes, que nous considérons toujours comme marquant chez la femme la sensualité, le tempérament voluptueux et passionné. Telles devaient être les narines de Roxelane qui dut aussi son empire sur le sultan Soliman à la grâce de son nez, lequel à la vérité était en même temps un peu retroussé, ce qui prouve qu'il n'est pas nécessaire d'avoir un nez grec pour réussir en ce monde, et qu'on ne détestait pas plus au quatorzième siècle qu'aujourd'hui un nez légèrement relevé vers le ciel, dans lequel il pleut comme disent les gamins de Paris, forme qu'on trouve surtout chez les personnes naturellement espiègles, amies d'une douce gaieté.

En somme, chacun a le nez qu'il peut, et pour lui comme pour les yeux, comme pour les oreilles, la sagesse consiste à se contenter de ce qu'on a reçu de la nature, en ayant soin de le conserver en bon état, de ne pas le gâter à plaisir. Or chacun de nous, de sa première enfance à son extrême vieillesse, passe sa vie à déformer son nez. Cela vous étonne? C'est pourtant la pure vérité. Considérez, je vous prie, un bébé tout jeune, ayant cinq à six mois, comme la taupe recommandée dans « la Cagnotte » contre les maux de dents; vous verrez que son petit nez est parfaitement droit, que sa pointe occupe la ligne médiane. Regardez maintenant un adulte et dites-moi s'il en est de même : quatre-vingt-dix-neuf fois sur cent, au moins, le bout du nez est à cet âge dévié d'un côté, et dans la majorité des cas c'est vers le côté droit qu'il est porté. Chez le vieillard l'inclinaison est plus prononcée encore. A quoi est-elle due? Tout simplement à la façon dont nous nous mouchons. Nous sommes droitiers, pour la plupart; nous prenons donc notre mouchoir de la main droite, et machinalement cette main attire à elle le nez qu'elle tient; comme la pointe de cet organe est la partie la plus mobile, ainsi que nous l'avons dit, c'est elle seule qui se déplace et, lorsque ce petit exercice a été répété chaque jour, pendant plusieurs années de suite, elle prend définitivement l'inclinaison vicieuse dont il s'agit. Celle-ci est pourtant bien facile à éviter : il suffit, soit de tenir son mouchoir tantôt d'une main, tantôt de l'autre, soit de songer quand on se mouche à laisser la pointe du nez à sa place, en évitant de lui faire faire la moitié du chemin que la main seule doit accomplir intégralement. C'est, dira-t-on, une contrainte bien assommante pour un maigre résultat. Mais doit-on négliger la plus petite précaution en vue de laisser au visage toute sa régularité? Et cette régularité n'est-elle pas troublée de très déplaisante façon par ce lobule qui s'en va niaisement d'un côté, en faisant un angle aigu avec la partie qui le supporte? Quant à la gêne qu'on aurait à subir pour éviter la difformité en question, elle n'existerait pas si dès l'enfance on était accoutumé à user de la précaution que je propose : une bonne habitude n'est pas plus difficile à prendre qu'une mauvaise.

Cette déformation n'est chez personne aussi prononcée que chez les priseurs, qui ont doublement l'occasion de la produire : en tiraillant à chaque instant leurs narines pour les bourrer de tabac, et

en se mouchant plus souvent à cause de l'augmentation de sécrétion nasale que provoque la poudre.
Il faut avouer que M. Nicot rendit un maigre service à ses compatriotes lorsqu'en 1560, étant ambassadeur de France en Portugal, ii envoya à Catherine de Médicis, laquelle s'en montra de suite fort éprise, les premières feuilles connues en Europe de cette plante qui pour cette raison fut d'abord nommée nicotine ou herbe à la reine, et que nous appelons tabac du nom de Tabago, l'une des petites Antilles où les Espagnols la découvrirent. Que d'inconvénients sont attachés à cette triste habitude de priser ! C'est d'abord pour ses adeptes une servitude de tous les instants : si encore ils avaient le courage de leur opinion, comme leurs ancêtres qui, dans une petite boîte aussi précieuse par la nature du métal que par la façon dont il était travaillé, puisaient au vu et au su de tous une poudre fraîchement râpée, parfumée, et, d'un geste élégant, soigneusement étudié, secouaient les parcelles égarées sur un jabot de dentelles! Mais non ; nos priseurs actuels, honteux de leur triste passion, se cachent pour la satisfaire, et ne la révèlent que par l'odeur qu'ils répandent, par les particules noires qui encombrent le bord de leurs narines, par l'aspect répugnant du mouchoir qu'ils tirent trop souvent.

Voilà certes un joli moyen de se rendre gracieux, de plaire à ceux dont on désire les hommages, d'augmenter les attraits qu'on peut avoir! De plus, l'abus du tabac à priser émousse l'odorat en recouvrant les papilles de l'intérieur du nez, et indirectement le goût, ces deux sens étant intimement liés l'un à l'autre.

Enfin une bonne partie passe en arrière, dans la

gorge et jusque dans le larynx, et entretient, tout autant que les excès d'alcool ou de parole, des angines et des laryngites interminables, dont le moindre inconvénient est de donner à la voix un timbre rauque, enroué, qui n'a rien de distingué. Donc, au nom de l'esthétique comme de l'hygiène et de la médecine, sus au tabac à priser !

Il est encore deux autres moyens de se déformer le nez : c'est d'abord de faire une chute ou de recevoir un coup violent sur sa racine, dont les os sont ainsi déplacés ou fracturés ; c'est ensuite de se passer un anneau dans le lobule de la pointe. Heureusement cette dernière coutume n'est usitée que par certaines peuplades sauvages, qui sans doute ne liront pas ces lignes, ce que je regrette pour elles comme pour moi ; bien qu'elle ne soit pas beaucoup plus ridicule, en somme, que celle des boucles d'oreilles, elle n'est pas encore adoptée sur le boulevard des Italiens ni à la Canebière : j'attendrai donc pour en parler que la mode s'en établisse chez nous. Quant aux blessures du nez qui peuvent en altérer la forme, je n'ai qu'un mot à en dire : c'est que des soins habilement donnés par le chirurgien, patiemment supportés par le blessé, peuvent en prévenir les fâcheuses conséquences, et qu'on doit puiser une dose suffisante de courage dans la conviction que celui-ci sera récompensé par la conservation de la régularité du visage.

Je dois insister davantage sur le coryza, qui, malgré son nom vulgaire de rhume de cerveau, ne siège pas du tout dans le cerveau, mais bien dans la profondeur du nez, dont il représente l'état catarrhal, l'inflammation aiguë. Combien prête à rire celui ou celle qu'atteint cette absurde maladie ! Les éternuements répétés dont il salue ses visiteurs, la voix de polichinelle qui accompagne toutes ses phrases et qui lui fait dire « ponchour » à la façon d'un indigène des rives de la Sprée, l'écoulement liquide qui lui met continuellement « la goutte au nez », tout concourt à le rendre ridicule, à attirer sur lui les moqueries de ses amis et connaissances, même lorsqu'il souffre en même temps de mal de tête, de fièvre, de courbature, comme il arrive souvent. Mais est-il besoin de décrire cette indisposition si répandue, dont chacun a plus ou moins pâti dans son existence? Que de mariages ont été manqués parce qu'au moment de la présentation l'un des futurs était enrhumé du cerveau ! Que de rendez-vous d'amour empêchés, que de Céladons défigurés par le coryza ! Or ce qui le produit le plus souvent, c'est l'action de l'humidité sur les pieds, des températures extrêmes sur la tête. Songez à ces deux points, vous qui tenez à conserver vos charmes et ne voulez pas les voir altérés, ne serait-ce qu'un jour. Fuyez le froid aux pieds comme la peste, et tout ce qui peut le provoquer, depuis les stations devant les brillants magasins de Paris en hiver, jusqu'à la chasse au bois et au marais. Ne vous faites pas, par les grands froids, couper les cheveux ni la barbe avec une libéralité et une fréquence intempestives. Pour peu que votre crâne ne soit pas naturellement protégé contre les influences extérieures, ne l'exposez pas aux rayons d'un soleil brûlant ni à l'action d'une lumière trop vive.

Si malgré ces précautions l'affreux coryza apparaît, quels moyens de traitement avons-nous à lui opposer? Dans les *Trente millions de Gladiator*, Labiche fait dire par un jeune garçon pharmacien que chez les gens du commun, qui ne prennent aucun autre soin que se moucher souvent, le rhume de cerveau dure huit jours, mais que chez les personnes riches, qui se mettent le nez sur une infusion de guimauve, ça dure dix jours. Le fait est que, si bête que cela paraisse, nous sommes presqu'aussi désarmés contre cette simple indisposition que contre les maladies les plus graves, choléra ou variole par exemple. Prier Dieu que cela se passe, se tenir au chaud, aspirer par le nez les vapeurs d'alcali volatil, priser des poudres comme celles de camphre, de chlorate de potasse, de cocaïne : voilà ce qu'on a trouvé de mieux ou de moins mal contre le coryza, depuis Hippocrate et Galien jusqu'à nos jours. Extasiez-vous donc après cela sur les mirifiques progrès de l'art de guérir !

Mais les déformations du nez que nous venons de voir ne sont rien auprès de celles dont il nous reste à parler. L'inclinaison de sa pointe, si disgracieuse qu'elle soit, ne saute aux yeux que lorsqu'elle est très développée. Le rhume de cerveau est temporaire. Au contraire, les colorations rougeâtres, violacées, noirâtres, du nez, outre qu'elles attirent l'attention des gens les moins observateurs, ont une ténacité, une résistance aux traitements médicaux, qui font le désespoir des personnes atteintes, et, par un fâcheux privilège, les femmes y sont particulièrement disposées.

Tels sont l'acné, la couperose, les points noirs, et autres difformités qui altèrent la couleur naturelle du visage et se développent particulièrement sur les ailes du nez.

L'acné, ce sont des élevures arrondies, coniques ou aplaties, dont le volume varie de celui d'une tête d'épingle à celui d'un pois, et qui présentent une base dure, rouge ou violacée, surmontée d'une partie blanc jaunâtre, plus molle, qui, en s'ouvrant spontanément, laisse échapper une gouttelette d'humeur ou de sang. Ces boutons ne causent qu'un peu de chaleur à la figure, sans démangeaisons véritables; mais, une fois ouverts et cicatrisés, ils laissent une tache rouge très lente à disparaître.

Sous le nom de *couperose*, corruption de celui de *goutte rose*, on désigne une inflammation chronique, non contagieuse, des glandes de la peau, caractérisée d'abord par l'apparition de quelques points rouges sur le nez et les joues, qui sont rouges et tendus après les repas. Puis ces points se multiplient, se réunissent et forment des plaques foncées luisantes. Enfin des petites lignes rouges, sinueuses, disposées en bouquets, sillonnent les ailes du nez et la figure qui prend une coloration violacée : ces lignes ne sont pas autre chose que des petites veines superficielles très dilatées ; c'est cette dilatation veineuse qui constitue la couperose proprement dite et qui la distingue de l'acné simple.

Acné et couperose, lorsqu'elles se sont prolongées et invétérées, aboutissent à une augmentation de volume plus ou moins considérable, à une véritable hypertrophie du nez : alors celui-ci prend un aspect bourgeonnant, tantôt uniforme, réparti sur toute la surface de l'organe, qui est en même temps d'un rouge vineux, tantôt dû au développement de saillies séparées les unes des autres, rouges, luisantes, parsemées de veinules dilatées.

Enfin les ailes du nez sont le siége de prédilection de points noirs, à peine saillants, comparables à des grains de poudre incrustés dans la peau. Ils résultent de la dilatation accidentelle de petites glandes, et contiennent la matière grasse que ces glandes sécrètent, et dont la partie extérieure noircit au contact des poussières de l'air : de là vient qu'en pressant avec les ongles sur les points, on en fait sortir un petit cylindre pâteux, blanc-jaunâtre ou gris-noirâtre, qui est formé par cette matière grasse, et qui a une apparence vermiforme, d'où le nom de *ver de peau* sous lequel on le désigne vulgairement. Cette appellation n'est pas, du reste, si erronée qu'on le pourrait croire : car souvent au milieu de la graisse se trouve un petit animal parasite qu'on ne peut voir qu'au microscope.

Je ne crois pas utile d'insister sur ce qu'ont de disgracieux de semblables bourgeonnements, de pareilles colorations au milieu du visage, asssez fréquents d'ailleurs pour que chacun les connaisse. Ils sont d'autant plus désagréables à ceux qui en sont porteurs, qu'on soupçonne bien souvent chez eux des habitudes d'intempérance qui sont loin d'être constantes.

Sans doute les nez rubiconds sont l'apanage des amis trop fervents du jus de la treille ; c'est ce qui fait dire de certains individus qu'ils n'ont pas un nez « à sucer de la glace ». Mais il s'en faut que les excès alcooliques existent chez tous ceux qui sont atteints d'acné ou de couperose : les excès de table et de boissons, comme les travaux de bureau ou d'aiguille qui tiennent la tête penchée en avant, font rougir passagèrement le nez chez les personnes prédisposées, plus souvent qu'ils n'engendrent de toutes pièces les rougeurs et les bourgeonnements du visage, et ceux-ci s'observent très bien chez des individus parfaitement sobres, auxquels l'eau est plus familière que le vin. Du reste, leur première apparition date souvent de la puberté, où la dive bouteille est peu en honneur et n'a pas eu le temps de produire ses fâcheux effets : peut-être pourrait-on attribuer une plus sérieuse influence à la continence habituelle à cet âge, ce qui ne veut pas dire qu'on doive se livrer au libertinage ; en tout cas, l'acné et la couperose disparaissent parfois chez les jeunes filles dès qu'elles sont mariées, pour reparaître il est vrai plus tard, à l'âge critique. La constipation et le froid aux pieds habituels ont certainement une puissante action sur leur développement ; celui-ci est aussi favorisé par l'arthritisme, la tendance à la goutte et au rhumatisme, mais il n'appartient en propre à aucune constitution, à aucun tempérament ; les personnes les mieux portantes y sont aussi exposées que les lymphatiques et les scrofuleux.

Les affections dont il s'agit sont, avons-nous dit, très tenaces : ce n'est pas une raison pour ne pas les soigner, c'est même un motif pour les traiter le plus tôt possible, un mal pris au début étant toujours plus facile à extirper. L'hygiène a une grande place dans ce traitement, et cela à deux points de vue : l'influence de l'alimentation, l'action de l'air et surtout des transitions brusques de température. La couperose et l'acné, sans être invariablement produites par les liqueurs alcooliques, sont au moins exagérées par les excès de ce genre, quand elles existent déjà, ainsi que par tous les aliments dits échauffants, tels que gibier, mets épicés, etc., qui agissent directement sur la peau et l'irritent. Sont également mauvais les alternatives de chaud et de froid, le séjour au bord de la mer, l'air sec et vif, le refroidissement prolongé des pieds, en un mot toutes les causes qui font affluer le sang à la figure. Ces causes sont donc à éviter avec soin : les détails dans lesquels je suis entré à ce sujet dans notre second chapitre, à propos de la beauté du visage en général, et qui s'appliquent parfaitement au nez, me dispensent d'y insister davantage.

Comme traitement proprement dit, les substances dites dépuratives, les amers, les antiscorbutiques, qui jouent un si grand rôle dans la médecine des bonnes femmes et des empiriques, sont sans efficacité, aussi bien que les purgatifs répétés dont on abuse, que les bains et cataplasmes émollients dont l'action est plus que douteuse, et en tout cas fugace. Ce qu'il faut, c'est modifier sérieusement l'état d'une peau irritée, fonctionnant avec trop d'énergie, et, pour atteindre ce but, voici les moyens que conseillent les dermatologistes les plus expérimentés. Lotionner les parties malades, matin et soir, pendant deux à trois minutes, avec de l'eau non pas tiède, mais très chaude, aussi chaude qu'on peut l'endurer, pure ou additionnée d'une solution de sublimé ou d'une eau sulfureuse artificielle; dans 300 grammes d'eau ordinaire on fait fondre 2 grammes de sublimé ou 4 grammes de foie de soufre, on parfume la solution avec l'eau de Cologne, ou la teinture de benjoin, etc., et on verse une petite cuillerée du mélange dans le verre d'eau chaude qui doit servir à chaque lotion. Celle-ci peut également être faite avec un liquide astringent, par exemple avec de l'eau chaude contenant, par verre, une grande cuillerée d'une solution d'alun à 3 pour 100. Pendant la nuit, tenir le visage à l'abri de l'air au moyen d'une couche de vaseline, plutôt que de cérat, de cold-cream et autres corps gras, qui rancissent facilement. Enfin, pour achever la guérison et la rendre durable, faire une saison dans une station d'eaux sulfureuses naturelles, comme Barèges, Bagnères de Luchon, Uriage, dont l'eau s'emploie en pulvérisations pour les rougeurs et les boutons.

Ce qu'il faut surtout, c'est se défier des eaux et pommades dont on trouve l'annonce à la quatrième page des journaux, et dont le moindre défaut est de faire perdre un temps qui serait mieux occupé par un traitement plus sérieux. Cette réflexion m'est suggérée par les points noirs du nez, qui ont fait éclore il y a quelques années une préparation dont la composition était aussi saugrenue que le nom dont on l'avait décorée. Pour faire disparaître ces points noirs, il suffit de les presser avec les doigts de manière à en faire sortir la matière grasse qu'ils contiennent, puis à lotionner la place à plusieurs reprises avec une solution de borax dans l'eau chaude (4 à 5 pour 100), ou avec une eau sulfureuse artificielle ou naturelle, comme en cas de couperose; on peut également se servir en pareil cas de la solution d'alun, ou faire une cure à Barèges, etc.

Tels sont les outrages que le défaut de soins, les ans et les maladies peuvent faire subir au nez. On voit que, s'il a une large part dans la beauté du visage, il est susceptible de la compromettre gravement par ses vices de forme et de couleur, auxquels nous pouvons souvent, mais non toujours, remédier.

Nous n'avons plus qu'un mot à dire des oreilles, qui attirent moins que lui l'attention, mais sont plus difficilement perfectibles.

Zénon, le grand-père du stoïcisme, prétend que la nature nous a donné deux oreilles et une seule bouche pour nous apprendre qu'il faut plus écouter que parler. Cette idée, bien digne d'un conférencier désireux de ne pas être interrompu dans ses harangues, n'est guère au goût du jour : tous nous parlons à tort et à travers, nous n'écoutons guère, et pourtant nous avons toujours deux oreilles. Il est vrai que leurs dimensions varient beaucoup, ainsi que l'élégance de leurs contours. Tantôt elles sont étroites, arrondies, ce qui annonce une origine de race et des facultés supérieures ; tantôt elles sont larges, massives, mal dessinées, ce qui est l'apanage des courtauds de boutique, des gens ordinaires. Des rebords à peine marqués indiquent la bêtise ; l'absence complète d'ourlet est, pour les aliénistes, un des signes extérieurs de la déchéance intellectuelle. Il paraît que l'entêtement, l'obtusion des idées, sont marqués par des oreilles complètement collées au crâne, tandis que des oreilles détachées sont un signe de capacité, de franchise. Toutefois l'esthétique ne s'accommode pas d'oreilles complètement décollées, qui semblent se porter en avant, à l'instar de celles du lapin. C'est là une disposition très laide, qui est rarement congénitale ; plus souvent elle est déterminée, ou tout au moins accrue, par le manque d'attention des personnes chargées d'habiller les jeunes enfants, elle est due à la façon dont leurs petits bonnets sont faits et placés. Si les premières coiffures étaient assez larges pour encadrer les côtés du crâne, si elles étaient bien appliquées sur les oreilles, elles ne repousseraient plus celles-ci en avant comme il arrive trop fréquemment et ne leur donneraient pas l'apparence disgracieuse qui caractérisait, dit-on, certain prince français mort à la fleur de l'âge en pays étranger, avant d'avoir reconquis le trône que son père avait perdu dans une lamentable aventure.

Les soins de propreté qu'on donne aux oreilles ne sont pas seulement une affaire d'hygiène, mais aussi de beauté. Ils ont pour but de prévenir l'accumulation du cérumen, cette matière grasse que secrète le conduit auditif, le séjour des poussières et des corps étrangers qui peuvent déterminer des accidents graves et conduire à la surdité, infirmité des plus pénibles. De plus, ils empêchent l'apparition des furoncles et de l'eczéma qui sont aussi désagréables que nuisibles au charme du visage ; l'eczéma surtout est fréquent aux oreilles sous forme sèche ou humide, il cause d'insupportables démangeaisons et un écoulement de mauvaise odeur ; aussi demande-t-il à être traité de bonne heure et avec soin.

Beaucoup de personnes se mettent du coton dans les oreilles. C'est toujours bien laid et c'est parfaitement inutile en temps ordinaire. Cette précaution n'est indispensable qu'aux personnes âgées qui redoutent le froid et sont sujettes aux névralgies faciales, ou aux individus de tout âge qui sont atteints de maux de gorge, ceux-ci s'accompagnant de douleurs d'oreilles qui sont exaspérées par l'action de l'air.

Un mot enfin sur les boucles d'oreilles. L'usage n'en est pas nouveau, puisque les femmes grecques portaient des pendants à jour, en volute, en forme de grappes de raisin, etc. : il n'en est pas meilleur. Les oreilles bien faites pourraient certainement se passer de cet ornement qui enlève plus qu'il n'ajoute à leur charme : c'est un moyen d'exhiber un bijou de plus, ce n'est pas autre chose ; au moins, si l'on tient à cette coutume routinière, faut-il y mettre tous les ménagements possibles, ce à quoi on ne songe guère. Le percement de l'oreille d'abord est une opération délicate qui demande une certaine habitude, qui ne doit pas être pratiquée dans un âge trop jeune où les tissus se déchirent facilement, qui ne doit pas être faite trop près de l'extrémité du lobule, facile à rompre.

Qu'arrive-t-il si on néglige ces précautions ? C'est que la petite plaie, au lieu de se cicatriser, suppure, s'agrandit, s'ulcère ; pour cacher cette tare, on porte des boucles d'oreilles de plus en plus grosses, qui aggravent le mal et qui peuvent finir par déchirer complètement la partie qu'elles avaient mission d'embellir. Les mêmes effets peuvent être produits, même quand la cicatrisation s'est régulièrement faite, par des boucles trop lourdes ; à ce point de vue les simples boutons, tenus en place par une vis, sont préférables aux immenses pendants de nos grand'mères, à condition pourtant que la vis ne soit pas trop serrée, ne comprime pas les chairs outre mesure, au point de les mortifier. Les boucles en doublé ou en similor sont également mauvaises, à cause de la rouille dont elles peuvent se couvrir et qui irrite les tissus avec lesquels elle demeure en contact. En résumé la mode des boucles d'oreilles n'est acceptable que si on apporte à l'âge où on les met en place, à la piqûre qu'elles nécessitent, à la matière dont elles sont faites, à leur volume, une attention suffisante pour que l'oreille ne soit ni irritée ni déchirée, lésions aussi laides que possible et beaucoup plus fréquentes qu'on ne croit.

VIII

LA BOUCHE

La grandeur et la forme de la bouche. — Les gerçures des lèvres. — La couleur des lèvres et des gencives. — Les dents. — Soins à donner aux dents de lait. — Le tartre dentaire. — Déchaussement des dents. — La carie dentaire. — La pureté de l'haleine. — Hygiène de la bouche. — La brosse à dents. — Poudres et eaux dentifrices. — Action du tabac sur les dents. — Guérissez, n'arrachez pas! — Les dents artificielles. — Cure-dents et rince-bouche.

On dit vulgairement d'un enfant qu'il est « beau jusqu'aux dents », et d'un homme ou d'une femme remarquable par le charme de son visage qu'il ou elle « a de la dent ». C'est une idée analogue qu'en style plus noble le poète Lebrun, celui que ses amis et lui-même surnommaient le Pindare français, exprimait à la fin du siècle dernier.

> Philis n'a point d'esprit, mais sa bouche est si belle,
> Qu'à celle de Vénus elle peut s'égaler;
> Je ne l'écoute point quand je suis auprès d'elle,
>   Mais je la regarde parler.

Cette épigramme donne une triste idée de la conversation de Philis, mais montre bien l'importance de la bouche dans une figure. Si les yeux trahissent d'abord les sentiments, la bouche seule en fait l'aveu formel et l'on s'imagine avec peine une bouche édentée faisant sa partie dans un duo d'amour, chantant ces paroles sans suite et pourtant si faciles à comprendre que depuis tant d'années Cupidon

> Suspend chaque nuit aux lèvres des amants.

Les dents sont sans doute le principal ornement de la bouche, celui qui attire et retient le plus vivement l'attention. Mais les gencives qui leur servent de support, les lèvres qui les encadrent au moment du rire et de la parole et qui dans l'intervalle restent seules en évidence, méritent bien de n'être pas passées sous silence : c'est par elles que nous commencerons.

C'est aux lèvres, à l'espace plus ou moins large qu'elles circonscrivent en s'ouvrant, et non aux dimensions de la cavité buccale elle-même, que la bouche doit d'être dite *grande* ou *petite*. Elles interviennent un peu dans la mastication des aliments et beaucoup dans l'exercice de la parole, ainsi que son maître de philosophie l'enseigne à M. Jourdain à propos des voyelles *o*, *u*, des consonnes *b*, *f*, etc. A moins d'avoir la bouche fendue jusqu'aux oreilles ou même au point de faire le tour de la tête, comme l'aimable Veuillot l'a dit d'une célèbre chanteuse de café-concert, on peut dans une certaine mesure agir sur son diamètre et l'empêcher de paraître d'une grandeur exagérée; il suffit de s'habituer de bonne heure à rire discrètement, à bâiller avec modération,

précaution qui non seulement satisfait aux règles
du bon ton, mais encore évite ou retarde l'apparition
des rides. Car le coin des lèvres, s'il est un nid à
baisers, est aussi un des points où s'assemblent le
plus tôt ces terribles plis, dont la formation, nous
l'avons dit, est singulièrement favorisée par les contractions trop souvent répétées des muscles du
visage. Riez donc franchement « pour ce que rire
est le propre de l'homme »; mais n'allez pas pour
cela jusqu'à ouvrir à propos de tout et de rien une
bouche grande comme un four : les coquettes s'en
repentiraient plus tard.

Les lèvres donnent à la bouche sa forme aussi bien
que ses dimensions, et cela grâce aux différences
d'épaisseur et de direction qu'elles présentent. Comparez les lèvres épaisses, renversées en dehors, du
nègre, aux lèvres minces, plus ou moins verticales,
d'un représentant de la race blanche! On dit que
lèvres menues et nez pointu n'ont jamais rien valu,
beaucoup parce que cela rime ou à peu près, un
peu parce qu'on voit dans la réunion de ces deux
caractères physiques l'indice d'un esprit méchant,
acariâtre et colérique. Mais l'excès contraire est bien
désagréable à l'œil, et de plus, quand cet excès existe,
quand la lèvre inférieure surtout est très épaisse et
fortement déjetée en avant, il y a gros à parier que
celui qui présente cette disposition a un tempérament scrofuleux ou au moins lymphatique. Le traitement spécial à ce vice constitutionnel doit donc
être appliqué de bonne heure en pareil cas : car,
outre que le lymphatisme peut avoir pour la santé
générale de fâcheuses conséquences et que le ren-
versement exagéré des lèvres nuit à la grâce de la
bouche, il les expose aux gerçures.

Ce n'est pas que ces désagréables petites fentes soient spéciales aux scrofuleux ; ils y sont seulement plus prédisposés, ainsi que les personnes qui, par nature, ont les lèvres sèches et raides. Mais tout le monde est exposé aux gerçures, qui surviennent moins souvent pourtant aux lèvres qu'aux mains, quand l'air froid d'un hiver sec et rigoureux fait éclater la partie superficielle des régions découvertes. Puisqu'elles sont produites par le contact de l'air, c'est contre celui-ci qu'il faut se défendre pour les prévenir et les guérir, en couvrant les lèvres d'un corps onctueux, formant une barrière infranchissable. A cet effet, la substance qui me semble encore le plus recommandable est l'antique pommade à la rose ou pommade rosat qui, ainsi que son nom l'indique, se compose d'essence de rose incorporée à un mélange d'axonge et de cire blanche, le tout coloré en rouge par la racine d'orcanette : étendue le soir sur les lèvres gercées, cette préparation est aussi agréable qu'utile, pourvu qu'elle soit fraîchement faite, prise dans une pharmacie ou une parfumerie dont les produits ne datent pas de l'an X.

La pommade rosat a un autre avantage : elle donne aux lèvres une coloration rouge qui leur manque trop souvent. Tantôt la pâleur des lèvres est un signe d'anémie, et disparaît quand celle-ci est convenablement traitée. Tantôt elle existe naturellement, sans aucune maladie : elle n'en est pas moins désagréable ; car les poètes et romanciers qui dotent leur héroïne de lèvres de corail ne font qu'exprimer, en exagérant un peu, le goût universel qui fait aimer les bouches purpurines ou à peu près telles. Quelques dames, pour satisfaire cette prédilection générale, passent leur temps à se mordre les lèvres, comme on dit, jusqu'au sang, expression en grande partie exacte, puisque c'est en attirant vivement le sang qu'elle les font rougir. Mais il n'est pas donné à tout le monde de produire un effort aussi constant : de là l'emploi de crayons, pâtes et fards de couleur rouge, qu'on promène sur les bords de la bouche avant d'entrer en scène, je veux dire dans un salon, et qui, lorsqu'ils sont à base végétale, qu'ils ne renferment ni plomb, ni mercure, sont aussi inoffensifs que la pommade rosat; nous en reparlerons dans le prochain chapitre, en même temps que des autres cosmétiques.

Je serai bref pour ce qui concerne les gencives : car elles n'intéressent l'esthétique, au moins en ce que nous pouvons faire pour les embellir, qu'au point de vue de leurs altérations de couleur, lesquelles dépendent de maladies générales ou locales qui sont du ressort de la médecine proprement dite plus que de l'hygiène. C'est ainsi que leur pâleur, comme celle des lèvres, est liée à l'anémie ou à d'autres affections chroniques qui appauvrissent le sang et nécessitent un traitement tonique, reconstituant. Par contre, elles ont bien souvent une rougeur exagérée, et sont en même temps saignantes, ramollies : tantôt cette altération est le signe d'une lésion scorbutique que cause un âge avancé, un mauvais état de santé, etc., ou d'un diabète au début; tantôt elle existe, sans aucune maladie, chez certaines personnes dont les gencives saignent de temps à autre ou tous les jours, au moindre frottement de la brosse ou même sans motif apparent. Dans le dernier cas, les lavages de la bouche doivent être faits avec de grandes précautions : on se servira d'une brosse à dents très douce, ou mieux encore d'un linge de mousseline fine passé légèrement sur les gencives ; et on emploiera les dentrifices toniques et astringents (à base de quinine, de tanin,) dont nous parlerons bientôt. Fréquemment aussi les gencives sont ramollies par suite de la présence du tartre dentaire, qui exige des soins hygiéniques dont il sera question plus loin. En somme les gencives, pour être d'un aspect agréable, ne doivent être ni blafardes, ni molles, ni saignantes, mais fermes et rosées.

Les dents sont de petits os très durs, enchâssés dans les cavités dont sont creusées les deux mâchoires, et qui, par comparaison avec les cellules dans lesquelles les abeilles déposent leur miel à l'intérieur de la ruche, sont nommées alvéoles dentaires. Leur nombre est de 32 chez l'homme adulte, beaucoup moins bien partagé que le boa dont la gueule n'en renferme pas moins de 120. Parfois, il est vrai, des dents surnuméraires existent, surajoutées aux autres, dans l'interstice ou en arrière desquelles elles sont implantées ; mais ce privilège n'est pas à souhaiter, car ces dents en excès enlaidissent la bouche, gênent l'évolution des dents normales et doivent être arrachées. Par contre, certains individus n'ont pas leur compte, une ou plusieurs dents manquent pendant toute l'existence : comme ce défaut porte toujours sur le fond de la bouche et n'est pas apparent, il n'a pour la régularité du visage aucune conséquence fâcheuse.

Chaque dent a une *racine*, qui reste enclavée dans l'alvéole de la mâchoire, et une *couronne*, qui seule est visible à l'extérieur. Au point d'union de ces deux parties est le *collet*, portion rétrécie que la gencive recouvre à l'état normal, mais qui est mise à nu quand les dents se déchaussent par suite de l'accumulation du tartre. On nomme *incisives* les dents, au nombre de quatre pour chaque mâchoire, qui en occupent la partie moyenne, et qui ont un bord tranchant, une racine simple, aplatie ; *canines*, les deux dents situées à côté et en dehors des premières (les canines du haut sont dites *œillères* parce qu'elles sont placées au-dessous de l'œil, avec lequel elles n'ont aucun rapport du reste) ; *petites molaires*, celles qui viennent après les canines, et qui ont une racine bifurquée ; *grosses molaires*, les dents situées au fond de la bouche, ayant deux ou trois racines, qui parfois sont recourbées de manière à comprendre dans leur écartement une portion de l'os de la mâchoire, ce qui les fait dire *barrées* et rend leur extraction très difficile.

Une dent se compose d'une substance blanc bleuâtre, brillante, entrêmement dure, l'*émail*, qui existe seulement à la surface de la couronne ; et d'une partie moins dure, mate, blanc jaunâtre, l'*ivoire*, qui forme la partie principale de la racine et existe au-dessous de l'émail dans la couronne. Tandis que l'émail a une vitalité très limitée, ne se reproduit pas quand il a disparu sous l'influence des frottements répétés ou de toute autre cause qui l'attaque, l'ivoire vit, se nourrit et se reproduit jusqu'à un certain âge, grâce aux prolongements qu'envoie dans sa substance la *pulpe dentaire*, organe vasculaire et nerveux qui occupe sa cavité centrale : c'est dans la pulpe que siègent les douleurs atroces qu'on éprouve quand la carie a mis cet organe à nu en détruisant l'émail et la surface de l'ivoire.

Louis XIV, le professeur Broca, et quelques autres hommes plus ou moins illustres dont l'histoire n'a pas toujours tenu à garder les noms, avaient en venant au monde une ou plusieurs dents. Ce sont des raretés, qui ne prouvent rien pour ou contre la beauté et la résistance de la denture dans l'avenir. L'habitude est que les premières dents commencent à sortir hors des gencives vers le 7ᵉ mois qui suit la naissance, et c'est grande fête dans la famille quand Bébé montre qu'un progrès nouveau s'est fait dans son petit individu, par l'apparition d'une mignonne perle au milieu de sa mâchoire inférieure : car ce sont ordinairement les incisives moyennes du bas qui sortent les premières ; toutefois cette règle souffre de nombreuses exceptions, qui n'ont pas plus d'importance que l'éruption précoce ou tardive des premières ; quenottes. Du 7ᵉ au 30ᵉ mois environ se montrent successivement les autres incisives, les canines, et les petites molaires, jusqu'à concurrence de 20 dents, 10 à chaque mâchoire, dites *dents de lait* ou temporaires parce qu'elles tombent spontanément et normalement de 7 à 12 ans. Elles sont remplacées par les dents définitives, qui, nous l'avons vu, sont au nombre de 32 : aux 20 dents de l'enfant se joignent 8 grosses molaires, 4 de chaque côté, et, vers 20 à 25 ans, les quatre *dents de sagesse*, deux à droite, deux à gauche, qui manquent souvent, sans que ceux chez qui elles font défaut soient plus fous que d'autres. N'a-t-on pas dit d'ailleurs que « l'homme n'est jamais moins sage que lorsqu'il a ses dents de sagesse » ?

On se figure généralement que les dents de lait, étant destinées à tomber, n'ont pas besoin de soins, et que ceux qui en souffrent doivent être abandonnés à leur malheureux sort. C'est une grande erreur. Dès que l'enfant commence à se nourrir autrement que du lait de sa mère ou de sa nourrice, il faut prendre et bientôt lui donner l'habitude de nettoyer ses dents tous les jours, de la même façon qu'à un âge plus avancé, et cela pour deux raisons : d'abord parce que, si nacrées qu'elles soient, elles peuvent par manque d'hygiène être atteintes de carie, tout comme les dents définitives, et donner lieu à de vives douleurs qu'on regrette de voir aux enfants ; ensuite parce que les dents gâtées peuvent nuire à la beauté de celles qui leur succéderont, et que, quand ce mal sera produit, il sera trop tard pour intervenir. C'est donc surtout en prévision de l'avenir qu'on doit surveiller, nettoyer, maintenir en bon état la denture du jeune enfant, qui a une grande influence sur celle de l'adulte.

Un autre point qui doit attirer l'attention des parents, c'est la direction des dents de l'enfant. Habituellement elles sont verticales et disposées de telle sorte que les deux arcades qu'elles forment sont concentriques, l'inférieure étant circonscrite par la supérieure. Mais parfois une ou plusieurs dents sont inclinées en avant, en arrière, ou de côté ; ou bien les dents du bas empiètent sur celles du haut : dans les deux cas la bouche est disgracieuse, et le visage entier se ressent de cette irrégularité. Heureusement il est en général facile de remédier à ces anomalies, soit en faisant porter de petits appareils en platine, légers, ne gênant nullement la parole ni la mastication, et redressant lentement la déviation ; soit, si le premier moyen ne réussit pas, en arrachant dès le jeune âge les dents mal plantées, de façon à ce qu'elles ne nuisent pas à l'éruption des dents définitives.

De toutes les causes qui nuisent à la beauté des dents et peuvent en amener la chute prématurée, les plus fréquentes sont le *tartre* et la *carie*.

On nomme *tartre dentaire* un enduit limoneux, blanc jaunâtre, qui se forme en plus ou moins grande quantité dans la bouche, et tend à s'amasser au niveau du collet des dents, des inférieures surtout, dans le point où ces petits os émergent des gencives. Il est constitué, pour la plus grande part, par un sel calcaire, le phosphate de chaux, qui existe normalement dans la salive de l'homme et du chien.

Lorsque sous l'influence d'une disposition congénitale, d'une lésion de la muqueuse de la bouche ou de troubles gastriques, ce sel est trop abondant dans la salive, celle-ci ne peut plus le tenir dissous : il s'en précipite, devient libre, et s'accumule à la base de la couronne. Il est d'abord mou, et facile à enlever par des lavages quotidiens des dents ; mais si ces soins sont négligés, le dépôt durcit et forme une véritable incrustation, d'aspect et d'odeur désagréables, à l'union de la couronne et de la gencive. Puis celle-ci est irritée par le contact permanent de ce corps étranger : elle s'enflamme, devient rouge, se tuméfie, se ramollit. Alors le tartre s'insinue entre la gencive et la dent, dont la racine n'est plus complètement couverte, reste en partie à nu : elle est *déchaussée*. Il n'est que temps de recourir à l'homme de l'art, qui, en enlevant mécaniquement le dépôt calcaire, peut encore obtenir le réaccolement des gencives aux dents : si cette intervention n'a pas lieu, le tartre s'étend jusqu'au fond des alvéoles, au pourtour des racines ; au déchaussement des dents succède leur *ébranlement*, leur mobilité anormale, qui, en dernière analyse, peut aboutir à leur chute à échéance rapide. Sans doute, le déchaussement peut aussi être provoqué par une disposition générale goutteuse ou rhumatismale, par le scorbut et le diabète ; l'ébranlement peut être l'effet d'une violence extérieure : mais ces influences sont relativement rares auprès de la fréquence d'action du tartre.

La *carie dentaire* est encore plus commune. C'est un ramollissement progressif des deux substances constituantes de la dent, l'émail et l'ivoire, qu'on peut observer chez les enfants comme chez les adultes, et qui reconnaît plusieurs causes. Parfois la carie est sous la dépendance d'un affaiblissement général, d'un défaut de vitalité de l'organisme entier, qui retentit sur les dents comme sur d'autres parties du corps : aussi est-elle fréquente chez les individus que leur condition sociale et leurs professions exposent à la misère, à l'humidité, à l'encombrement, à l'insalubrité des logements, à l'insuffisance de l'alimentation ; elle l'est encore chez les malades atteints de fièvres éruptives ou de fièvre typhoïde, et chez les dames enceintes ou qui allaitent. C'est pour cela que beaucoup de médecins conseillent de prendre, dès le milieu de la grossesse, du phosphate de chaux (2 à 3 grammes par jour), qui, consolidant les dents, peut en prévenir la carie. Mais celle-ci est bien plus souvent engendrée, d'une part, par les changements brusques de température auxquels les dents peuvent être soumises, et qui altèrent profondément leur couche extérieure, l'émail ; d'autre part, par les liquides acides que la bouche peut contenir, et qui dissolvent à la longue émail et ivoire. Ce changement de composition des liquides buccaux, normalement neutres ou alcalins, est produit par l'excès de substances acides (vinaigre, etc.) que nous ingérons, ou par l'abus de sucre et d'aliments sucrés qui en fermentant deviennent acides, ou par la décomposition des parcelles alimentaires que l'insuffisance des lavages laisse séjourner entre les dents, ou enfin par l'acidité accidentelle de la salive qui accompagne les troubles chroniques du tube digestif, la dyspepsie, la gastrite, la gastralgie, etc.

C'est dans l'interstice de deux dents ou dans les anfractuosités de la couronne, là où les particules d'aliments se déposent, séjournent et sont le plus exposées à subir des altérations chimiques, que la carie débute. Elle est d'abord superficielle, et se manifeste par un point jaunâtre, puis brun et noir, qui annonce que l'émail est attaqué. Ensuite elle devient profonde ; l'ivoire est mis à nu et envahi à son tour par le ramollissement : de là l'apparition d'une petite cavité irrégulière, résultant de la destruction de la totalité de l'émail et de la partie superficielle de l'ivoire, et les douleurs vives que provoque le contact de liquides très chauds ou très froids, d'aliments sucrés ou acides. Dans une troisième période, la carie est pénétrante, c'est-à-dire qu'elle a détruit toute l'épaisseur de la substance dure de la dent, et qu'elle a pénétré jusqu'à la pulpe qui en occupe le centre : c'est l'action de l'air et des aliments sur la pulpe dénudée qui détermine les intolérables douleurs qu'on nomme très justement des rages de dents. Non seulement la carie dentaire provoque de grandes souffrances et compromet la santé générale en empêchant le sommeil, la mastication et la digestion des aliments, mais encore elle nuit à la beauté de plusieurs façons : se propageant de la dent gâtée aux voisines avec une déplorable facilité, elle finit par exposer aux regards une série de taches noires à la place des perles qui garnissaient la mâchoire ; enflammant les gencives et les joues, elle provoque des fluxions qui se renouvellent à chaque instant et déforment le visage ; détruisant peu à peu les dents, elle les fait tomber en bloc ou morceau par morceau ; enfin, entretenant dans la bouche un foyer permanent de putréfaction, elle altère la pureté de l'haleine, tout comme le tartre dentaire.

On sait que l'haleine est l'air qui sort des poumons pendant l'expiration, et qui naturellement passe par la bouche. Elle est pure, inodore, chez les personnes jeunes, bien portantes, soigneuses de leurs dents. Elle prend une odeur fade, aigre ou fétide chez les personnes âgées, chez celles qui usent et abusent du tabac, des liqueurs, de l'ail, de l'oignon, chez celles qui souffrent de troubles digestifs, de maux de gorge, d'inflammation des gencives, enfin et surtout chez celles qui ne donnent pas à leurs dents tous les soins nécessaires, qui laissent s'amasser dans leurs interstices des parcelles d'aliments susceptibles de se putréfier : c'est là l'origine de l'odeur désagréable que répand l'haleine de certaines personnes, principalement le matin, et sur les inconvénients de laquelle je n'ai pas besoin d'insister ; « tuer les mouches à quinze pas » n'a jamais passé pour un irrésistible attrait.

Pour conserver à l'haleine sa pureté, pour prévenir le ramollissement des gencives et l'inflammation de la bouche, pour empêcher l'accumulation du

tartre et la formation de la carie, pour garder les
dents à l'abri du déchaussement, de l'ébranlement
et de la chute prématurée, il faut prendre des précautions quotidiennes, dont l'ensemble constitue
l'hygiène dentaire, et qu'un nommé Jean Liébaut,
qui écrivait à la fin du seizième siècle, a formulées
de la façon suivante. « Si vous voulez bien contre-
garder les dents de tous accidents, tant des causes
externes qu'internes, et les tenir belles, nettes et
saines, afin de donner occasion de longue vie, gar-
dez-vous de mettre en la bouche choses trop froides
ou chaudes, d'autant que l'un et l'autre offense les
dents ; ne mangez viandes trop faciles à se corrompre,
ny dures et de difficile digestion. Ne beuvez aussi liqueur aucune qui ne soit de telle qualité ; ne faites
aucun excès qui puisse empescher la digestion. Evi-
tez toute occasion de vomir, principalement si la
matière du vomissement est aigre. Ne mangez
choses visqueuses ny beaucoup douces ; ne rom-
pez avec les dents chose quelconque qui soit dure ;
ne beuvez vin ny eau trop froide ny congelée,
ainsi que plusieurs font devant les chaleurs d'esté ;
ny, au contraire, bouillons ou viandes trop chaudes.
Après la viande ou breuvage froid, n'ingerez ny avalez si tost de la chaude ; ny au contraire, après la
chaude, une qui soit trop froide. Si quelque viande
ou paste est entrée dedans et entre vos dents, ostez
là soudainement et tout doucement, sans violence
aucune, avec une paille ou plume, ou boys comme
de lentisque, non avec un cousteau, ou acier ou fer,
ou telle autre chose qui se puisse enrouiller. Après
qu'aurez mangé, lavez subitement votre bouche
avec vin quelque peu rude ou austére, pour empescher que ce qui reste ne se pourrisse, mesme pour

conforter la partie. Quand mangerez, mangez des deux costez, afin que l'un soulage l'autre. Les figues, le sucre, et toutes autres choses qui ont vertu d'amollir et relascher, comme les huyles, axunges et graisses, sont contraires aux dents. N'usez que le moins que vous pourrez des choses qui sont ennemies des dents, quelles sont les porreaux, dattes, raves, toutes choses aceteuses. »

Le conseil d'éviter les occasions de vomir, « principalement si la matière du vomissement est aigre », paraîtra sans doute un peu naïf, mais tout le reste est à garder dans ces prescriptions, aussi utiles aujourd'hui qu'en 1582. Si nous ne nous servons plus d'un vin « quelque peu rude ou austère » pour nous rincer la bouche après les repas, il est toujours indispensable de se nettoyer les dents très souvent, pour empêcher le tartre de se déposer et pour débarrasser les intervalles dentaires des particules d'aliments dont la putréfaction engendre la carie. Le lavage de la bouche doit être fait au minimum deux fois par jour, le matin et le soir ; il est bon de le répéter à deux autres reprises, après le déjeuner et après le dîner. Cette répétition semblera peut-être excessive à ceux qui se bornent à une seule lotion, au réveil, ou qui n'en font pas du tout : elle n'a pourtant rien d'exagéré.

Avec quoi faut-il se laver la bouche ? Les élégantes d'Athènes, pour préserver leurs dents de la carie, mâchaient le mastic de Chio, résine extraite du lentisque ; pour conserver leurs dents blanches, elles employaient de l'urine d'enfant, mélangée de pierre ponce réduite en poudre fine. Nous avons heureusement mieux que cela. A la rigueur, l'eau pure, étendue avec un coin de la serviette de toilette, pourrait suffire : il est pourtant préférable d'user de la brosse à dents et d'un dentifrice.

Pour qu'une brosse à dents remplisse bien son rôle, il faut que son volume soit suffisamment réduit, que sa forme soit assez commode pour qu'on puisse la faire pénétrer dans tous les coins de la bouche, en arrière des arcades dentaires comme en avant. Il est bon que les soies aient une certaine résistance et présentent une disposition qui la rende convexe dans les deux sens, afin d'entraîner sûrement le tartre et les aliments restés adhérents. Les brosses de blaireau ne conviennent qu'aux personnes dont les gencives sont sensibles et facilement saignantes : elles sont trop douces dans les autres cas. Il ne faut cependant pas exagérer la dureté des soies, ni la force des frictions : on altérerait ainsi l'émail, on l'userait à la longue et on préparerait la carie qu'on veut empêcher. Il y a à prendre un terme moyen que chacun peut facilement apprécier suivant la sensibilité de ses dents et de ses gencives.

Les dentifrices sont extrêmement nombreux, chaque dentiste ayant une préparation de son invention, qui naturellement est bien supérieure à celle de son voisin. Pline raconte à ce sujet des choses abracadabrantes. « On fait, dit-il, des dentifrices de deux façons. La cendre de la tête de loup est un grand remède, et il est certain qu'il se trouve presque toujours dans sa dépouille des os qui, en amulette, ont la même efficacité. On instille dans l'oreille de la fressure de lièvre contre la douleur de dents. La cendre de la tête du lièvre est un dentifrice ; avec addition de marc, elle dissipe la mauvaise odeur de la bouche ; quelques-uns aiment mieux y mêler de la cendre de tête de souris. On trouve également dans le lièvre un os pointu comme une aiguille ; on conseille dans le mal de dents de faire des scarifications avec cet os. » Les os et la cendre du bœuf, de l'ânesse, du cheval, avaient les mêmes propriétés que ceux du lièvre et du loup. De nos jours, beaucoup de personnes emploient la cendre de cigare, qui a un goût désagréable, que ne compense aucune propriété spéciale ; d'autres usent du cresson, du raifort, du girofle, du pyrèthre, qui sont utiles en cas d'altération scorbutique des gencives ou pour augmenter la sécrétion de la salive et empêcher la sécheresse exagérée de la bouche, mais qui n'ont aucune action préventive sur la carie et le tartre des dents.

Tout cela n'est pas sérieux. Ce qu'il faut demander à un dentifrice, c'est qu'il contribue, avec l'eau à laquelle on l'ajoute, à prévenir l'action funeste des aliments, des boissons et des liquides de la bouche, sur les dents, à raffermir les gencives, à purifier l'haleine ; c'est qu'il fasse tout cela sans être par lui-même nuisible et encore moins toxique. Nous écarterons donc d'abord les dentifrices mous, pâteux ou opiats, lesquels sont à base de miel, qui, comme toutes les substances sucrées, a un effet dissolvant sur le tissu dentaire. Les dentifrices acides, à base de crème de tartre, ne conviennent pas davantage ; ils donnent de la blancheur aux dents, mais c'est aux dépens de l'émail qu'ils attaquent, comme le font toutes les matières acides. Les dentifrices alcalins, composés de magnésie, de craie, de bicarbonate de soude, ne conviennent que quand la salive est acide et entretient une carie à marche rapide, chose dont le médecin ou le dentiste peut seul juger : dans les autres cas ils sont mauvais parce que, comme les acides, ils mettent l'ivoire à nu.

En somme les meilleurs dentifrices pour l'usage courant, sauf indications spéciales, sont ceux qui sont neutres et inertes, qui ne laissent dans la bouche ni saveur sucrée ou acide, ni goût de savon. On les emploie sous forme de poudres ou de liquides; la première forme est la meilleure quand la bouche est en bon état, que les gencives et les dents sont intactes; dans le cas contraire, quand les gencives sont assez sensibles pour redouter le frottement un peu rude des poudres, que les dents sont agacées, déchaussées ou déjà gâtées, les liquides, c'est-à-dire les élixirs, eaux et teintures dentifrices, sont préférables. Parmi les innombrables formules qui ont été proposées, je me bornerai à citer les deux suivantes, qui peuvent servir de types et qui répondent à tous les besoins.

Avec 200 grammes de charbon de bois et 100 grammes de quinquina gris, on fait une excellente poudre qu'on aromatise avec 1 gramme d'essence de menthe ou de girofle, et à laquelle on peut ajouter 10 grammes de tanin pour resserrer les gencives et en prévenir le ramollissement. Le charbon, étant désinfectant, purifie l'haleine, il ne noircit pas les dents si on a soin de ne mettre qu'une petite quantité de la poudre sur la brosse à dents et de se rincer ensuite largement la bouche avec de l'eau tiède.

Le principal est que les substances employées soient très finement pulvérisées, afin que leurs angles n'attaquent pas l'émail, comme le font les substances très dures, telles que la pierre ponce ou le corail.

Parmi les eaux dentifrices, celle de Botot a une

réputation universelle bien méritée. En voici la composition :

Anis vert............	80 grammes
Girofle.............	20 —
Cannelle concassée,...	20 —
Essence de menthe...	10 —

Faites macérer dans 2,240 grammes d'eau-de-vie pendant huit jours, filtrez, ajoutez 1 gramme de teinture d'ambre et colorez avec la cochenille.'

Je ne prétends pas, bien entendu, que cette eau soit la seule qu'on doive employer; mais je crois que, pour être utile et agréable, pour conserver le bon état de la bouche et la fraîcheur de l'haleine, une eau dentifrice doit se rapprocher de la formule précédente. Quel que soit l'élixir choisi, il suffit d'en verser quelques gouttes dans l'eau tiède dont on imbibe la brosse à dents et dont on se rince la bouche.

Je viens de parler d'eau tiède à employer avec les poudres et élixirs dentifrices. C'est qu'en effet c'est à cette température moyenne que doivent être toutes les substances, liquides ou solides, qui viennent au contact des dents, celles-ci redoutant les températures extrêmes et surtout les transitions brusques. Rappelez-vous les conseils de Liébault : « Ne beuvez vin ny eau trop froide ny congelée, ny, au contraire, bouillons ou viandes trop chaudes. » L'air froid agit aussi d'une façon nuisible : d'où le précepte de tenir la bouche fermée quand on sort en hiver et de porter même un cache-nez ou un boa assez montant quand on est sensible des dents : c'est le meilleur moyen de prévenir les fluxions d'origine dentaire. On évitera également l'abus des sucreries qui, nous l'avons vu, dispose à la carie, et des substances acides, vinaigre, oseille, groseilles, citrons, etc., qui, outre qu'elles font aussi gâter les dents, causent cette sensation désagréable qu'on nomme agacement; les personnes sujettes aux agacements de dents se trouveront bien de faire usage de pastilles de Vichy et de fromages qu'un commencement de fermation rend alcalins, tels que le fromage de Brie un peu fait.

Les honorables membres de la Société contre l'abus du tabac n'ont pas manqué d'invoquer à l'appui de leur croisade les dangers que, suivant eux, l'habitude de fumer aurait pour la bouche et les dents. Ils accusent le tabac d'altérer la pureté de l'haleine, ce qui est incontestable; mais cette petite incommodité est facile à corriger à l'aide du cachou, de Bologne ou d'ailleurs, des pastilles de menthe ou de Vichy, et mieux encore des lavages fréquents de la bouche avec une eau dentifrice aromatisée, lavages auxquels elle a même l'avantage d'inciter ceux qui sans cela n'y penseraient pas. Ils prétendent aussi que le tabac abîme les dents, les dispose à la carie : cette accusation est absolument fausse ; le tabac noircit peut-être les dents, et encore seulement chez les fumeurs qui n'ont pas soin de les nettoyer assez souvent, il ne les gâte pas; je serais presque tenté de dire qu'il les conserve en s'opposant aux fermentations buccales qui préparent la carie. Donc, fumeurs de pipe, de cigarettes et de cigares, fumez en paix : vous n'avez rien à craindre de cette douce manie pour la conservation de votre mâchoire.

Je n'en dirai pas autant de l'habitude qu'ont beaucoup de jeunes gens des deux sexes de se servir de leurs dents comme de ciseaux pour couper le fil à coudre, en guise de casse-noix pour casser amandes, noisettes, noyaux et autres corps durs. C'est là une détestable coutume qu'il faut absolument interdire aux enfants : elle fait casser les dents aussi souvent que la carie, plus fréquemment que les violences extérieures. Quelle que soit sa cause, la fracture varie en profondeur depuis la simple fêlure jusqu'à la division complète. En tout cas, elle produit ces pointes aiguës, ces arêtes tranchantes, qui écorchent la langue, les joues, les lèvres, et qu'il faut faire égaliser à l'aide de la lime.

L'emploi de la lime est encore indiqué au premier indice de carie : si on y recourait dès qu'on s'aperçoit de la présence d'un petit point jaune ou brun sur une dent, on aurait bien des chances d'enrayer le mal sur celle-ci et d'en prévenir l'extension aux voisines. Mais cette petite opération ne peut être faite que par une main exercée; aussi est-il bon, si soigneux qu'on soit de ses dents, et alors. même qu'on n'en souffre pas, de se rendre deux ou trois fois par an chez le dentiste qui visitera la bouche, nettoiera les dents et les débarrassera de leur tartre à l'aide d'instruments spéciaux, cherchera enfin s'il n'existe pas déjà un petit point gâté dont la présence ne s'est révélée par aucune douleur et qu'il est encore temps de supprimer par un limage et des soins appropriés. Car si, en divers points du globe, au Tonkin, aux îles Mariannes, dans quelques contrées de la Chine, il est de mode d'avoir les dents noires et de les brunir au moyen de couleurs végétales, chez nous la beauté de la bouche consiste dans des dents blanches, au complet et bien rangées : c'est à ce résultat que tendent les prescriptions d'hygiène que je viens d'exposer, mais il n'est pas mauvais d'y joindre de temps à autre les conseils d'un spécialiste.

Supposons maintenant que la carie n'ait pu être prévenue ou enrayée en temps utile, qu'elle soit devenue profonde, qu'elle ait déterminé la production de cette petite cavité qui rend la dent creuse; quelle conduite convient-il de tenir? Guérissez, n'arrachez pas, tel est le dernier « cri » des dentistes contemporains; et en effet, si dans cette cavité, préalablement nettoyée de toutes les parties gâtées, en une ou plusieurs séances, on coule une substance qui l'obture, on a l'avantage de garder sa dent, et avec elle un des principaux attributs de la beauté. Deux conditions sont nécessaires pour obtenir un résultat satisfaisant. Il faut d'abord que la pulpe soit détruite, ce qui se fait au moyen de caustiques agissant à la longue ou immédiatement; si on ne détruisait pas cet organe riche en nerfs et en vaisseaux, on s'exposerait à ce qu'il s'enflamme et s'étrangle plus tard, ce qui provoquerait des douleurs, des fluxions, des abcès des gencives incessamment renouvelés. Il faut ensuite que la substance employée soit malléable, susceptible de se mouler sur les parois de la cavité qu'elle doit remplir, capable de résister à l'action des liquides buccaux qui viendront à son contact. C'est bien à tort que l'obturation des dents continue à être désignée vulgairement sous le nom de *plombage*, car le plomb n'est plus usité. On emploie actuellement l'or en feuilles, l'amalgame d'argent, d'étain et de mercure, la gutta-percha ou divers ciments préparés *ad hoc*.

C'est au dentiste qu'il appartient de faire entre ces matières un choix basé sur la forme et les dimensions de la cavité à remplir; le malade n'a qu'à seconder ses efforts en se pliant patiemment à ses exigences et en suivant scrupuleusement ses conseils.

Si l'obturation n'a pu être faite, si elle échoue, si la substance obturatrice disparaît et laisse la cavité aussi creuse qu'auparavant, si la carie persiste ou se reproduit, il n'y a plus qu'à procéder à l'extraction de la dent gâtée, pour préserver celles du voisinage et abolir radicalement les douleurs. On a dit plaisamment que l'arrachement se faisait sans douleur... pour l'opérateur. Aujourd'hui, grâce à la cocaïne dont on badigeonne les gencives et qui les insensibilise au chloroforme et au protoxyde d'azote qui produisent l'anesthésie générale, la douleur n'existe pas plus pour le patient que pour le bourreau. Toutefois l'insensibilisation doit être réservée aux personnes nerveuses, pusillanimes, et nécessite toujours le concours d'un médecin. Je n'insisterai donc pas davantage sur cette petite opération : je dirai seulement qu'elle doit être suivie de la pose de dents artificielles.

Cette application est indiquée dans un grand nombre de cas, ou plutôt toutes les fois que les dents naturelles font défaut. Or celles-ci n'ont pas chez l'homme l'accroissement indéfini qu'elles présentent chez certains animaux, elles n'ont pas non plus une durée indéterminée : il vient un temps où, l'émail usé ne se reproduisant pas, la pulpe dentaire flétrie devenant incapable de nourrir l'ivoire, les dents tombent spontanément, ce qui arrive à un âge plus ou moins avancé, très variable d'ailleurs. Des auteurs dignes de foi citent, il est vrai, des cas où des dents ont poussé à 60 ans et au-delà, et ont remplacé celles qui avaient disparu : mais ces privilégiés sont rares, il ne faut pas compter être du nombre. Les dents tombent encore, nous l'avons dit, d'une façon prématurée, par le fait de maladies générales graves, aiguës ou chroniques, ou de maladies locales, telles que la carie, les affections des gencives ou des alvéoles, etc. Dans toutes ces circonstances, comme en cas d'arrachement, les dents artificielles sont nécessaires. Car les dents ont des usages aussi nombreux qu'importants.

Elles servent à la mastication des aliments : bien des troubles digestifs, des dyspepsies, sont causés et entretenus par le travail supplémentaire que donne à l'estomac l'insuffisance de mastication résultant de l'absence ou du mauvais état des dents, et ces troubles, outre qu'ils sont douloureux et compromettent la santé générale, rendent l'haleine mauvaise ; de plus, elles empêchent l'écoulement de la salive au dehors, qui serait aussi laid que fâcheux pour la digestion : c'est pour ces diverses raisons qu'on a pu dire que les hommes ayant de bonnes dents vivent plus longtemps que ceux qui en ont de mauvaises. Elles interviennent dans la production de la parole : plusieurs consonnes sont engendrées par le claquement de la langue contre les dents.

Enfin, et c'est ce qui nous intéresse le plus dans cet ouvrage, elles embellissent le visage et le rire : quand une femme a de jolies dents, elle rit souvent.

Les dents artificielles ne sont pas, du reste, d'invention récente. Elles étaient connues des premiers Romains ; car la loi des *Douze Tables*, après avoir défendu de laisser de l'or sur les morts, exceptait de cette interdiction celui qui attachait les fausses dents, et auquel personne ne devait toucher sous peine de profanation. Montaigne y fait également allusion : « tout ainsi que les femmes employent des dents d'yvoire, où les leurs naturelles leur manquent ». Actuellement les dents artificielles sont faites en pâte à porcelaine ou kaolin, substance inaltérable et qu'on peut teinter de diverses nuances. Les crochets et les ressorts sont abandonnés, à cause de l'ébranlement qu'ils produisent sur les dents restées en place, de la facilité avec laquelle leur mécanisme se dérange, de la déformation qu'ils donnent à la mâchoire.

Quand les dents à remplacer sont peu nombreuses et éloignées les unes des autres, on emploie les dents à pivot, dont le pivot d'or ou de platine est introduit dans la racine de celles qui manquent ; dans le cas contraire, on se sert de dentiers simples ou doubles, représentant une seule des arcades dentaires ou les deux : alors les dents sont montées sur une cuvette faite d'or, d'argent, de platine, ou mieux de vulcanite, mélange de gutta-percha et de caoutchouc vulcanisé, qui donne une substance malléable, inaltérable par les acides, qui se moule sur les gencives et est susceptible d'être colorée au point de simuler l'apparence des parties qu'elle remplace. Cette cuvette reste adhérente au palais à l'aide d'une petite chambre à air formant ventouse qui occupe ses bords ou son centre, et qui permet de supprimer tous les ressorts et crochets employés autrefois. La légèreté, la commodité, l'aspect séduisant de ces petits appareils, dits à succion, les rendent d'un emploi très facile, et enlèvent toute excuse à ceux qui, manquant de dents naturelles, négligent de les remplacer par ces nouveaux dentiers. Il est bon toutefois de ne pas garder ceux-ci pendant la nuit, afin de laisser reposer les gencives sur lesquelles ils appuient forcément un peu : en les enlevant et avant de les remettre, on les brosse et on les nettoie avec de l'eau additionnée d'un élixir dentifrice.

En terminant ce chapitre déjà bien étendu, mais dont la longueur trouve son excuse dans l'importance du sujet qu'il traite, je donnerai deux derniers conseils relatifs aux dents et à la bouche en général. L'un, renouvelé de notre ami Liébaut, se rapporte au cure-dent, instrument très utile pour enlever les fibres de viande ou de légumes herbacées qui se fixent entre les dents, et que l'eau et même la brosse ne sont pas toujours capables d'entraîner : on fait de très mignons cure-dents d'argent et d'or, qui ne « s'enrouillent » pas, comme le fer ou l'acier, mais qui n'en sont pas moins à abandonner à cause des frottements toujours un peu rudes qu'ils exercent sur l'émail, et de l'usure rapide de cette substance qu'ils déterminent ; les cure-dents de plume, souples, flexibles, sont bien préférables, mais il faut tenir à ce qu'ils n'aient pas une pointe trop effilée. Mon autre conseil a trait au rince-bouche, dont je regrette, pour ma part, l'abandon à peu près général : on abjectera que l'usage n'en est pas flatteur pour les voisins de celui qui s'en sert ; mais il me semble qu'une jolie femme ou un homme bien élevé tournera facilement cette petite difficulté, et je vois dans le rince-bouche, avec son eau tiède, aromatisée de quelques gouttes de menthe, un moyen précieux de remplacer le lavage véritable de la bouche après les repas dans les nombreuses circonstances où ce soin ne peut être pris ; c'est un pis-aller sans doute, mais il a bien sa valeur.

IX

LES COSMÉTIQUES ET LES PARFUMS

Les cosmétiques dans l'antiquité. — Le masque au mari. — Les
fards. — Leur composition. — Leurs avantages et leurs dangers. — Dose qu'il en faut employer. — Choix à faire entre
eux. — La poudre de riz. — Les falsifications. — Les pâtes
et les onguents. — Les mouches et les grains de beauté. — Les
parfums.

Vous croyez peut-être que ce titre de *cosmétiques*
m'oblige à vous parler exclusivement, dans les lignes
qui vont suivre, de ce bâton fait de cire et de moelle
de bœuf aromatisées qui sert à lisser les cheveux, et
auquel on compare irrévérencieusement certains
personnages aussi raides que bien peignés. Eh bien,
vous n'y êtes pas. Prenant le terme dans l'acception
beaucoup plus large qui lui convient, j'appellerai
cosmétiques toutes les préparations destinées à conserver la fraîcheur et la beauté des parties du corps
visibles à l'extérieur. C'est la signification qu'il doit
avoir, d'après le mot grec dont il est tiré : *cosmein*,
orner, embellir. Remarquons en passant que le parfumeur à la mode au temps de Martial s'appelait

justement Cosmus, comme l'indique ce mot du sati-
rique à Gallia, son interlocutrice favorite : « Partout
où tu vas, on dirait que la boutique de Cosmus
t'accompagne ». M. Cosmus ne s'était-il pas affublé
d'un nom de circonstance, rappelant sa profession,
comme nos artistes capillaires d'aujourd'hui s'oc-
troient des prénoms plus ou moins suaves ?

Donc les fards, les poudres, les pâtes, tout ce qu'on
étend sur le visage, sur les épaules, sur les bras, sur
la poitrine, sur ce qu'on montre aux indifférents
comme aux intimes : voilà ce que nous allons passer
en revue, sous le triple rapport de la composition,
de l'effet sur la beauté, et aussi des inconvénients
possibles pour la santé. Ce serait, en somme, ce
qu'on appelle vulgairement le *maquillage*, si celui-ci
ne s'entendait pas exclusivement du visage, alors
que les fards et autres cosmétiques s'appliquent à
bien d'autres parties du corps.

« Les femmes, dit le bibliophile Jacob, à quelque
époque, à quelque nation qu'elles appartiennent,
ayant dans leur vie un but essentiel, celui de plaire,
ont évidemment adopté les mille moyens, les mille
secrets qu'on leur a proposés pour étendre et conserver leur empire. Bien loin de s'estimer heureuses
des dons variés que leur a prodigués le ciel avec
une profusion si remarquable, elles se sont imposé
comme étude essentielle, comme affaire principale,
non seulement de cultiver, mais encore d'accroître,
et, autant que possible, de perpétuer leurs charmes. »

C'est un goût naturel, qui va jusqu'à la lune, que
cette recherche des moyens d'augmenter et de conserver la beauté à l'aide de compositions plus ou
moins bizarres ; c'est un goût qui a existé de tout
temps, chez tous les peuples : les moyens de le sa-

tisfaire ont seuls varié, avec les progrès accomplis par l'art du parfumeur, et surtout avec les exigences de la mode, dont les fantaisies changent avec les latitudes. Ainsi M. Maxime Du Camp rappelle que « les femmes du Japon se teignent les sourcils en noir, le visage en blanc, la lèvre supérieure en rouge et la lèvre inférieure en vert, et même les dents en noir lorsqu'elles sont mariées. » Vous figurez-vous une jeune Parisienne faisant son entrée à l'Élysée, serait-ce à l'Élysée-Montmartre, ainsi peinturlurée, en dehors du temps du Carnaval? Elle aurait un certain succès sans doute; mais la curiosité y aurait une plus grande part que l'admiration, et si Gavroche l'apercevait, il ne manquerait pas de lui décocher quelques-uns des lazzis dont il a le secret. A d'autres elle rappellerait ce portrait de jeune fille qu'un rapin s'était amusé à peindre telle qu'un romancier l'avait décrite : cheveux d'ébène, front d'albâtre, yeux de jais, lèvres de corail, cou de cygne, etc. Ce soi-disant spécimen de la perfection physique était d'une laideur achevée, et pourtant c'est à quelque chose d'approchant qu'arrivent certaines femmes qui abusent du maquillage. Ne nous moquons pas trop haut des Japonaises : si elles exagèrent les pratiques des Françaises, en les appropriant à un idéal esthétique qui nous paraît bizarre, elles veulent atteindre le même but, elles cherchent à plaire.

C'est en Orient qu'il faut chercher l'origine de l'art des cosmétiques ; Pline l'affirme, et il y a de fortes raisons pour croire qu'il dit vrai. Le culte et la recherche de la beauté n'ont-ils pas dû trouver leurs premiers adeptes dans ces pays bénis, où le ciel est toujours serein, où le soleil chauffe et réjouit éternellement les cœurs, où les fleurs et les fruits ont un coloris et un parfum enivrants, où les formes humaines atteignent naturellement une pureté qui s'est transmise intacte depuis Adam et Ève, les premiers habitants de ce berceau du monde ? Les deux auteurs, le philosophe et le dominicain, qui, à des points de vue très différents, ont écrit la « Vie de Jésus », ne s'accordent-ils pas au moins sur ce fait que l'enchantement un peu mélancolique de la Palestine a dû puissamment contribuer à attirer au fils de Dieu ses premiers disciples, séduits par tout ce qui est beau et bon ? Puis nous voyons Marie de Béthanie, sœur de Marthe et de Lazare, versant un parfum précieux sur les pieds du Sauveur lorsqu'il soupait chez Simon le Lépreux ; et quelques jours plus tard, ce sont aussi des parfums que les saintes femmes portent au divin sépulcre lorsqu'elles apprennent la résurrection du Christ.

Jézabel, au dire de Racine, avait encore après sa mort

> ...Cet éclat emprunté
> Dont elle eut soin de peindre et d'orner son visage,
> Pour réparer des ans l'irréparable outrage.

Ce maquillage posthume laisse deviner à quels excès de fards se livrait la mère d'Athalie pendant son existence. Enfin les prophètes Jérémie et Ezéchiel, de lamentable mémoire, « reprochent aux filles de Judée de se farder pour plaire aux étrangers » ; et pourtant les pauvres filles se contentaient de se teindre les cils et les sourcils avec la poudre d'oxyde d'antimoine, qui devait d'ailleurs les rendre plus gris que noirs : combien ces pratiques paraissent innocentes et primitives auprès de celles dont nous sommes témoins !

Les Perses de l'antiquité ont laissé une réputation de féminisme, de coquetterie raffinée, que leurs descendants tiennent à honneur de ne pas laisser perdre ; car, au dire des voyageurs, les sujettes du souverain à aigrette que nous avons eu le bonheur de contempler à deux reprises, dans la bonne ville de Paris, passent une moitié de leur temps à se couvrir les joues de fards diversement colorés, et l'autre moitié à se teindre les cheveux.

Est-ce à leurs fréquentes relations avec les habitants de l'Asie-Mineure que les Grecs ont dû leur goût pour les moyens propres à embellir le corps? Toujours est-il que ce goût fut très répandu chez les vainqueurs de Xerxès et de Darius. Les Spartiates, il est vrai, ne le partagèrent pas : les lois de Lycurgue proscrivaient tout ce qui n'avait pas pour but le développement de la force musculaire, seule utile à un peuple de guerriers. Mais les cosmétiques étaient en grande faveur dans l'Attique, où toutes les formes du beau étaient appréciées par le dernier des esclaves comme par le plus puissant des archontes, où des sculpteurs tels que Phidias trouvaient des protecteurs comme Périclès. Homère, du reste, se plaît à décrire les soins minutieux que les héros mortels, aussi bien que les dieux de l'Olympe, prenaient de leur toilette ; et Aspasie n'a pas dédaigné de faire connaître, dans deux livres qui ne nous sont malheureusement pas parvenus, les recettes qu'elle avait composées pour l'entretien de sa propre beauté.

Les fières Romaines aussi se fardaient et se teignaient à outrance. « Toute femme qui aime doit être pâle, dit Ovide; c'est la seule couleur qui lui convienne. » Pourtant la pâleur du visage n'était pas exclusivement recherchée : car des trois espèces de fards décrits par Horace, deux coloraient en rouge, c'étaient le minium et le carmin ; quant au troisième, « extrait de certain résidu de crocodile », je vous laisse le soin d'en deviner la nature et de conjecturer la couleur qu'il pouvait donner ; pour moi, je l'ignore. L'impératrice Poppée, qui comptait avec raison sur ses charmes pour satisfaire son immense ambition, se servait d'un fard composé de seigle bouilli avec de l'huile, et formant une pâte épaisse qui, appliquée sur le visage, conservait la fraîcheur du teint. Comme elle ne le portait que dans l'intimité, et l'enlevait à l'aide d'une lotion de lait au moment de paraître en public, on l'appelait « le masque au mari » ; je doute pourtant que Néron, son irascible époux, le lui ait laissé souvent garder dans l'alcôve impériale. C'était aussi un « masque du mari » que la pâte dont les femmes scythes se couvraient le visage pendant la nuit, et dans laquelle entraient l'encens, le bois de cèdre et le cyprès, pulvérisés et délayés dans l'huile.

Les Gaulois, nos ancêtres, qu'on a l'habitude bien erronée de considérer comme de farouches ennemis de la parure, alors qu'ils aimaient tout ce qui brille, depuis les cheveux rutilants jusqu'aux colliers et bracelets de métal, les Gaulois, dis-je, eurent l'honneur, si c'en est un, de fournir à Rome ses parfumeurs les plus renommés. Par un juste retour des choses d'ici-bas, c'est l'Italie qui, quelques siècles plus tard, inonda la France de cosmétiques. « Pendant la Renaissance, dit M. Réveil, le sceptre de la parfumerie est tenu par les artistes italiens, amenés par François Ier et par Catherine de Médicis ; cette époque peut être comparée à celle de Martial pour l'abus qu'on y fit des pâtes et des pommades, des gants parfumés et des raffinements de l'art. » Henri IV et ses compagnons d'armes étaient de trop rudes batailleurs, Louis XIII était trop dominé par ses tristes pensées et par le joug pesant de Richelieu, pour prêter grande attention aux progrès de la parfumerie. Le roi-soleil et ses courtisans faisaient plus de cas d'une vaste perruque, d'un flot de rubans assortis au goût du jour, d'un habit sortant de chez le bon faiseur, que des fards. Ninon de Lenclos pourtant fit probablement usage d'une composition spéciale pour garder jusqu'à près de 80 ans les charmes de sa prime jeunesse. Mais, quoi qu'en dise un pharmacien contemporain, qui prétend en avoir retrouvé la recette, celle-ci semble bien avoir disparu avec la gracieuse et spirituelle femme qu'on a si justement surnommée l'Aspasie du siècle de Louis XIV. Je ne crois pas qu'il faille davantage ajouter foi aux affirmations d'un grand parfumeur de Paris, qui dit posséder la recette d'une pâte qu'employait la marquise de Pompadour, et dont une femme de chambre de la belle marquise, Manon Foissy, aurait légué le secret à ses héritiers, qui, à leur tour, l'auraient transmis aux ancêtres dudit parfumeur.

Quoi qu'il en soit, les cosmétiques ont eu depuis plus d'un siècle des fortunes diverses. Très en vogue pendant les époques dissolues de la Régence et du règne de Louis XV, ils tombèrent naturellement dans un abandon complet pendant la Révolution, où Samson seul était, avec ses aides, coiffeur et raseur national. Par suite de la réaction qui se manifesta en toutes choses, ils firent fureur après le 9 Thermidor, et le Directoire est certainement le moment où on en abusa le plus : c'est alors que les Merveilleuses, adoptant les modes grecques, poussèrent à ses dernières limites les raffinements de la coquetterie, sous la haute direction de madame Tallien, qui inventa les fameux bains de fraises dont nous retrouverons l'occasion de parler. Nouvelle éclipse pendant le premier Empire, où l'éclat de la gloire militaire était plus en honneur que celui du teint. Enfin depuis cette époque jusqu'à nos jours, le goût et l'art de la parfumerie ont été sans cesse en s'étendant, et les artifices propres à maintenir la beauté sont devenus d'un emploi si général que les dames qui y recourent sont en grande majorité. C'est maintenant une question d'esthétique et d'hygiène publiques tout autant que privées.

Car il s'en faut de beaucoup que toutes ces préparations soient innocentes. Sous les apparences d'une poudre parfumée, d'une pâte onctueuse, d'un liquide superbement coloré, beaucoup d'entre elles cachent une action véritablement toxique : *latet anguis in herbâ!* Pour en juger, il nous faut dire un mot de leur nature.

Les *fards* sont des compositions destinées à embellir le teint, à lui donner un éclat factice. On les emploie sous forme de *poudres*, de *liquides* ou de *crépons :* ces derniers ne sont pas autre chose que des morceaux d'étamine très fine, de gaze ou de crêpe (d'où leur nom), assez chargés de couleur pour en laisser sur la peau qu'on frotte avec l'étoffe légèrement imbibée d'eau ou de vinaigre, et pour servir pendant un certain temps. Relativement à leur couleur et à l'usage qu'on en veut faire, les fards sont de quatre espèces: *blancs*, pour donner un aspect neigeux ou laiteux au front, au nez, aux joues, aux épaules, à la poitrine, et pour masquer les rougeurs et taches de la peau ; *rouges*, pour rehausser l'incarnat des pommettes et des lèvres ; *bleus*, pour souligner ou imiter le réseau veineux superficiel ; *noirs* ou *gris* pour agrandir les yeux, teindre les cils et les sourcils.

Les *fards blancs* sont le plus souvent composés de céruse, qu'on nomme vulgairement *blanc de plomb*, et qui est du carbonate de plomb. Ce sont les plus beaux, mais aussi les plus dangereux : car tous les sels de plomb, lorsqu'ils sont absorbés, qu'ils pénètrent dans l'organisme, donnent lieu à des accidents graves, de nature nerveuse pour la plupart, consistant en coliques atroces, maux de tête, névralgies, convulsions, paralysies, tremblements, et aboutissant à un état d'anémie profonde qui peut amener la mort. Ces phénomènes sont très fréquents chez les ouvriers qui manient ou fabriquent les composés plombiques (mineurs, fondeurs en caractères, peintres en bâtiments, etc.). Ils succèdent aussi à l'ingestion de l'eau et autres liquides ayant séjourné dans des conduites ou des récipients en plomb. Ils sont plus rarement produits par l'usage des cosmétiques à base de céruse : mais il suffit qu'ils puissent exister, qu'on les ait observés en pareil cas, pour nous mettre au garde contre l'emploi de pareils poisons.

On fabrique d'autres fards blancs, inoffensifs ceux-là : ainsi le *blanc de Circassie* n'est, d'après Piesse, que du talc de Venise qu'on délaye dans de l'eau colorée par du bleu d'azur, avec un peu de gomme adragante, ce qui donne une pâte qu'on sépare en pains et qu'on fait sécher ; — le *blanc de Thénard* est un mélange de fleurs ou oxyde de zinc

et de craie de Briançon, délayé dans du vinaigre ;
— la *poudre de sultane* ou *blanc de fard* est du sous-
nitrate de bismuth, substance qui sert à la fois à
arrêter la diarrhée et à blanchir la peau. Ces substances ne sont pas vénéneuses : malheureusement
elles adhèrent moins bien à la peau et sont plus
coûteuses que la céruse, ce qui fait que celle-ci se
trouve bien plus fréquemment dans le commerce.

Les *fards rouges* se distinguent aussi en toxiques
et non toxiques. Parmi les premiers, le plus répandu
est celui qu'on nomme *vermillon*, et qui est du cinabre réduit en poudre impalpable, et mélangé de
craie de Briançon qui le fait adhérer à la peau : or
le cinabre est du sulfure de mercure, et les composés mercuriels donnent lieu à une inflammation vive
de la bouche, à des tremblements, à des convulsions
douloureuses, à un état cachectique, de sorte que
les coquettes qui emploient le vermillon s'exposent
à tous ces accidents. Les fards rouges non toxiques
sont : le *rouge végétal* ou *rouge de toilette*, obtenu en
traitant successivement les fleurs de carthame par
l'ammoniaque et par le jus de citron, et mélangé à
la craie de Briançon ; — le *vinaigre de rouge*, qui se
prépare en suspendant dans le vinaigre, à l'aide d'un
peu de mucilage, le carmin tiré de la cochenille ; —
le *vinaigre de Vénus*, qui se rapproche beaucoup du
précédent et qui s'obtient en faisant macérer pendant 10 jours, durant lesquels on agite souvent le
mélange, qu'on filtre ensuite :

Cochenille en poudre..........	8 grammes	
Laque en poudre.............	12	—
Alcool.................	24	—
Vinaigre de lavande..........	500	—

Les *fards bleus* se composent d'indigo ou d'arséniate de cobalt, vulgairement connu sous le nom de *bleu d'azur*, — les *fards noirs* et *gris*, de noir de fumée et de sulfure d'antimoine. Les préparations à base de cobalt et d'antimoine, pour être moins dangereuses que celles à base de plomb ou de mercure, ne méritent pas moins d'être tenues en légitime suspicion.

Telle est la composition des fards usuels, de ceux qu'on trouve couramment chez les parfumeurs. Ils sont vendus sous des noms plus ou moins ronflants, dans des flacons plus ou moins agréables à l'œil, à des prix plus ou moins élevés : au fond leur constitution ne varie guère, ils renferment toujours un ou plusieurs des éléments qui viennent d'être indiqués. Quel appoint apportent-ils à la beauté? Dans quelles mesures leur emploi est-il compatible avec la santé ? Voilà ce qu'il nous reste à chercher.

Entre 15 et 25 ans, lorsque la jeune fille possède encore cette fraîcheur de teint, ce velouté de la peau, qui donnent des attraits à la plus laide, lorsque la jeune femme brille encore d'un éclat que n'ont terni ni les plaisirs mondains ni les douleurs de la maternité, l'une et l'autre ne peuvent que gagner à s'abstenir de tout cosmétique : leurs charmes naturels sont assez puissants pour n'appeler aucun fard à la rescousse, et leur beauté, ne posséderaient-elles que celle du diable, peut se passer d'artifice. Mais il vient un temps, plus ou moins précoce, où les fatigues et les veilles diminuent la souplesse de la peau, cernent les yeux, pâlissent les lèvres et les joues, rougissent le nez, les bras et les épaules, empâtent les traits, et, ô misère ! font apparaître les rides. Cependant il s'agit pour les coquettes de continuer à plaire à la cohorte des admirateurs; pour les femmes de foyer, d'éviter que leurs maris ne fassent entre elles et les premières une comparaison qui ne serait peut-être pas toujours à leur propre avantage. Le réveil surtout est terrible lorsque, les rideaux du lit écartés, la lumière crue du matin vient inexorablement montrer les ravages commencés ou perpétrés. Alors on ne se frotte plus le visage avec l'écume de bière, comme faisaient les Gauloises qui voulaient entretenir la fraîcheur de leur teint ; mais on consulte une amie qui, bien qu'ayant un âge égal ou plus avancé, a su se faire respecter du temps, ou au moins en dissimuler les atteintes. On apprend d'elle que tel parfumeur vend une préparation vraiment merveilleuse pour la conservation et l'embellissement du teint ; on se cache un peu d'abord pour l'achat et l'emploi de la précieuse recette, puis de celle-ci on passe à une autre, et c'est ainsi qu'après avoir mis un doigt dans le crime, on y engage la main, le bras, le visage, tout le corps.

Est-ce bien un crime ? Mais non. Rotrou a beau nous dire :

> Un visage commun s'embellit par le fard ;
> Le beau n'a pas besoin des ornements de l'art...

l'art peut puissamment aider à la beauté, en la maintenant dans son état primitif, en l'accroissant, en la restaurant même dans une certaine mesure. Les philosophes eux-mêmes en conviennent : car si Montaigne dit quelque part qu'entre les premières laideurs il compte les beautés artificielles et forcées, ailleurs il déclare que « ce n'est pas tant pudeur, qu'art et prudence, qui rend nos dames si circonspectes à nous refuser l'entrée de leurs cabinets, avant qu'elles soient peintes et parées pour la montre publicque. » Puisqu'il y a *prudence* à se peindre et à se parer, on n'en saurait vouloir aux femmes qui se montrent aussi raisonnables : il leur arrive si rarement d'être sages ! Ce passage des *Essais* est à rapprocher du suivant, emprunté à Pope, le premier traducteur anglais de l'*Iliade :* « On lit dans Homère que les principales déesses, toute céleste qu'était leur beauté, ne s'habillaient jamais devant témoins. Nul Dieu n'était admis à la toilette des déesses. Je ne doute pas que plus d'une déité terrestre n'ait beaucoup perdu dans les hommages du genre humain en tenant une conduite tout opposée. Lucrèce, qui est un bon juge en fait de galanterie, recommande à un amant qui voudrait rompre sa chaîne, comme remède des plus efficaces, l'habitude de voir sa belle avant qu'elle soit habillée. » Pope fait allusion à ces vers de Lucrèce :

Nec Veneres nostras hoc fallit ; quo magis ipsæ
Omnia summopere hos vitæ postscenia celant,
Quos retinere volunt, ad strictoque esse in amore.

Je me permettrai de les traduire ainsi, à l'usage de mes lectrices qui ne sont pas doctoresses, ni même bachelières : nos beautés ne s'y trompent pas, elles cachent très soigneusement tous les dessous de la vie à ceux dont elles tiennent à conserver l'amour.

Ainsi à partir d'un certain âge qu'il est impossible de préciser, puisqu'il varie avec la constitution qu'on a reçue de la nature et le genre de vie qu'on mène, la plupart des femmes ont intérêt, pour conserver intacte leur beauté, ce bienfait des dieux, à recourir à l'art du parfumeur. Mais il est deux points qu'elles doivent prendre en très sérieuse considération : la quantité des fards, c'est-à-dire les limites dans lesquelles il est bon d'en user ; leur qualité, c'est-à-dire le choix qu'il faut faire entre eux pour rejeter ceux qui peuvent nuire.

Le premier problème est facile à résoudre : moins on emploiera de cosmétiques, mieux cela vaudra. On raconte que saint François de Paule, interrogé par une dame sur la moralité de l'usage du fard, répondit : « Mon Dieu, des hommes pieux l'ont blâmé, des saints l'ont toléré. Prenons un moyen terme. Mettez-en sur une seule joue. » Le saint homme parla ce jour-là un peu à la légère ; peut-être le visage de son interlocutrice occupait-il son esprit plus qu'il n'aurait fallu. Mais sans aller jusqu'à vous faire une figure mi-parti, bornez-vous à en estomper tous les points, sans en couvrir aucun outre mesure. Car une substance quelconque, étendue à demeure et en grande quantité sur la peau, nuit à l'accomplissement de ses fonctions, en particulier à la respiration cutanée et à la dépuration incessante qui se fait par la transpiration.

On croit généralement que les poumons seuls respirent, que c'est exclusivement à leur niveau que se font les échanges entre le milieu intérieur et le sang, d'où résulte la revivification de ce liquide, altéré par les combustions qui se produisent dans la profon_ deur de l'organisme. C'est une erreur : la peau est le siège d'échanges semblables, et c'est si vrai que, lorsqu'on enduit la surface extérieure du corps d'une grenouille d'un enduit imperméable, de façon à supprimer la possibilité de ces échanges, l'animal meurt avec tous les signes de l'asphyxie. D'autre part, il se fait sans cesse par les pores de la peau ce que les physiologistes nomment une perspiration insensible, c'est-à-dire que, sans que nous soyons en sueur, sans que nous en ayons conscience, des substances inutiles ou nuisibles sortent continuellement par la peau, aussi bien que par les organes urinaires ou l'intestin.

Si donc vous voulez conserver à votre peau son rôle respiratoire et dépurateur, si vous tenez à ne pas enfermer dans la bergerie les loups représentés par les poisons que vous fabriquez sans vous en douter (la vie est une perpétuelle fermentation), soyez sobre de cosmétiques en général, de fards en particulier : *est modus in rebus!* Ces détails sembleront arides et peu attrayants à quelques-uns : ils sont cependant indispensables à connaître pour apprécier en connaissance de cause les avantages et les inconvénients des produits de la parfumerie. L'hygiène, du reste, est ici d'accord avec l'esthétique : car l'abus de ces produits, loin de servir à la beauté, lui nuit plutôt. Le visage gagne souvent à ce que certains de ses charmes soient discrètement soulignés, à ce que ses défauts soient habilement dissimulés ; mais une figure peinte à outrance inspire toujours plus de répulsion que d'admiration.

Quant au choix à faire entre les fards, il découle naturellement de la distinction que nous en avons faite plus haut, en toxiques et non toxiques. Nous exclurons d'abord, si vous le voulez bien, tous ceux qui sont à base de plomb, de mercure, d'arsenic, de cobalt : ils ont sur la peau une action irritante qui peut être l'origine de rougeurs et d'éruptions désagréables, peu propices à la satisfaction de la coquetterie, et surtout ils peuvent, après absorption, provoquer des accidents généraux beaucoup plus graves, que j'ai énumérés. Restent donc, parmi les fards rouges, le vinaigre de Vénus et le vinaigre de rouge, qui, sans être vénéneux, ont le petit inconvénient d'irriter les peaux délicates à cause des substances acides qu'ils renferment, et le rouge végétal qui, suffisamment étendu de talc, n'offre aucun danger ; — parmi les fards blancs, le blanc de Circassie, le blanc de Thénard et le blanc de fard. Celui-ci n'a qu'un léger défaut, c'est de noircir au contact des émanations sulfureuses qui se produisent souvent au milieu d'une grande agglomération de personnes dans un endroit surchauffé, de sorte qu'au bal ou au théâtre, le visage d'une jolie femme blanchi par un fard à base de bismuth peut subitement passer au noir.

Si maintenant vous me demandez mon sentiment sur les fards, et même si vous ne me le demandez pas, je vous dirai qu'à mon humble avis ils peuvent tous être remplacés par la traditionnelle *poudre de riz*. Légère, souple, non irritante, elle adoucit la peau, la protège contre l'action de l'air et de la poussière, l'entretient dans un état de fraîcheur agréable, lui donne un aspect neigeux, absorbe l'humidité qui se produit à sa surface sans en boucher les pores, grâce à l'état impalpable des grains dont elle est formée. Employée en nature, elle tient lieu des fards blancs ; additionnée de rouge végétal, elle remplace les fards rouges. Souvent elle est parfumée à l'iris, ce qui est un tort, cette substance étant irritante pour la peau : aussi la poudre que vendent les pharmaciens est-elle pure, non parfumée. Si pourtant vous tenez à ce qu'elle soit odorante, choisissez au moins celle qui l'est le moins. Il est bien entendu que ce que nous avons dit de la mesure à observer dans l'emploi des cosmétiques s'applique à celui-ci comme à tout autre : en petite quantité, la poudre de riz a embelli beaucoup de dames et n'a jamais nui à aucune.

Le malheur est que l'art de la falsification s'exerce ici comme ailleurs, et que ce qu'on vend dans le commerce n'a souvent du riz que le nom. Quand la tromperie consiste dans le remplacement de la poudre de cette graminée par le talc ou l'amidon, il n'y a pas grand mal : l'amidon a même cet avantage qu'il adhère mieux à la peau. Mais la céruse, l'abominable céruse reparaît encore et bien des produits débités sous les noms de veloutines ou autres ne sont que du carbonate de plomb, pouvant produire tout le cortège habituel de l'empoisonnement. Comment s'apercevoir de cette fraude, que ne décèle ni la vue, ni le goût, ni l'odorat, aux personnes inexpérimentées? La chose est bien simple. Si vous habitez Paris et que vous ayez quelque doute, portez votre poudre au laboratoire municipal et faites-la analyser ; si vous habitez la province, donnez-en un échantillon à un pharmacien quelconque qui, à l'aide de réactifs chimiques, aura vite fait de reconnaître la présence du plomb : l'analyse vous coûtera peut-être quelque argent, mais que sont ces quelques francs dépensés dans un but utile auprès de la somme certainement plus considérable que vous aura coûté un produit peut-être toxique? Une fois en possession de votre certificat d'analyse, n'hésitez pas à faire poursuivre le commerçant qui a failli vous empoisonner : c'est une question d'intérêt général.

Nous sommes loin de l'année 1770, où le Parlement d'Angleterre rendait gravement l'arrêt suivant : « Toute femme de tout âge, de tout rang, de toute profession ou condition, vierge, fille ou veuve, qui, à dater de cet acte, trompera, séduira ou entraînera en mariage quelqu'un des sujets de Sa Majesté à l'aide de parfums, faux cheveux, crépons d'Espagne et autres cosmétiques, busc d'acier, paniers, souliers à talons et fausses hanches, encourra les peines établies par la loi actuellement en vigueur contre la sorcellerie et autres manœuvres ; et le mariage sera déclaré nul et de nul effet. » Nous sommes plus tolérants en France, trop tolérants même : car il y a quelques années, l'Académie de médecine ayant demandé que des visites fussent faites chez les parfumeurs à l'effet de rechercher les substances toxiques qui pourraient se trouver dans leurs magasins, la docte compagnie se vit faire par le ministre compétent (?) cette mirifique réponse : « Que ces moyens préventifs ne tendraient qu'à multiplier les occasions d'intervention dans les affaires privées, et que c'était là une tendance que l'administration ne saurait tolérer. » Malgré cela, si l'égalité n'est pas un vain mot, s'il y a encore des juges à Paris, ceux devant qui un particulier intenterait une action au parfumeur ayant vendu de la céruse ou tout autre produit toxique, ne pourraient manquer d'appliquer à cet industriel la loi qui interdit aux pharmaciens de délivrer sans ordonnance médicale une substance vénéneuse quelconque.

Nous venons de passer en revue les cosmétiques pulvérulents et liquides, et nous avons vu que, si plusieurs sont dangereux, quelques-uns sont inoffensifs et capables de rendre service à la beauté. Ceux dont il nous reste à parler méritent moins d'indulgence. Ce sont les pâtes, cérats, cold-cream, pommades et corps gras de toute sorte, qu'on applique purs ou mélangés à des poudres quelconques, sur le visage, les bras, la poitrine. Abstraction faite des substances qui leur sont incorporées et en supposant même que celles-ci soient innocentes par elles-mêmes, ces compositions ont un double inconvénient : d'abord elles sont, comme tout corps gras, susceptibles de rancir à l'air et deviennent alors irritantes pour la partie du corps sur laquelle on les applique, de sorte qu'on risque toujours, quand on en fait usage d'aller précisément à l'encontre du but qu'on veut atteindre ; de plus, il est facile de comprendre que ces corps bouchent hermétiquement les pores de la peau et réalisent au suprême degré les conditions défavorables que nous avons signalées à propos des fards employés avec trop de prodigalité. Il est vrai qu'ils assouplissent l'enveloppe cutanée, la défendent contre l'action de l'air et ont quelques chances de retarder l'apparition des rides ; mais ces avantages risquent d'être compensés par de sérieux dommages pour la santé. Sans doute les acteurs et actrices sont tenus, pour « se faire une figure », à se servir de ces pâtes, qui tiennent bien mieux que tout autre cosmétique ; mais les personnes qui n'ont pas la même obligation feront bien de les employer avec une extrême modération, seulement quand l'air froid et sec risque de gercer le visage et de s'assurer toujours de l'irréprochable fraîcheur du produit dont elles disposent. En tout cas il est mauvais de s'en couvrir le visage pendant toute une nuit ou plutôt pendant toute une série de nuits, et les masques tout préparés que vendent certains parfumeurs, renouvelant à notre époque les raffinements de coquetterie de Poppée et des femmes scythes, ne me disent rien qui vaille.

Parlerons-nous des *mouches*, ces petits morceaux de taffetas noir que les marquises du siècle dernier s'entendaient si bien à coller au coin de la bouche ou de l'œil, sur le menton ou la joue, et toujours en bonne place? Il est clair que ce petit artifice est à tous les points de vue d'une innocence parfaite et que l'hygiène n'a rien à y voir. On ne peut que regretter qu'il soit tombé en désuétude, quand on voit l'effet qu'il produit sur les toiles de Fragonard et les pastels de Latour. Bien des dames aujourd'hui le remplacent par des grains de beauté artificiels qu'elles font à l'aide du noir de fumée (allumette éteinte, épingle à cheveux passée au feu, etc.), ou du nitrate d'argent (*vulgo*, pierre infernale): les premiers sont trop fugaces; les seconds, parfois trop tenaces, ne peuvent être enlevés que par l'ammoniaque. Quant aux signes naturels, qu'on nomme encore *envies* bien qu'ils n'aient aucun rapport avec des désirs immodérés que la mère aurait eus pendant la grossesse, ils sont quelquefois gênants par leur volume ou par la place inaccoutumée qu'ils occupent : il n'est pas toujours prudent de les faire disparaître ; cependant on peut essayer d'applications répétées de teinture d'iode à leur surface ; mais si ce moyen ne réussit pas, il faut consulter un homme de l'art avant de commencer un traitement plus actif.

Des cosmétiques aux parfums la transition est insensible : ils sortent de la même boutique. Les Romains sont nos maîtres sous ce rapport; ils avaient fait des parfums une étude approfondie qui les avait conduits aux résultats suivants, indiqués par MM. Piesse et Reveil. « Chaque partie du corps avait son parfum particulier. La menthe était recommandée pour les bras ; l'huile de palmier, pour les joues et la poitrine ; dans les sourcils, dans les cheveux, on mettait une pommade faite avec de la marjolaine ; pour les genoux et le cou, on employait l'essence de lierre terrestre ; cette dernière était réputée utile dans les orgies, ainsi que l'essence de roses ; le coing fournissait une essence utile dans la léthargie et la dyspepsie ; le parfum extrait de feuilles de vignes entretenait la lucidité de l'esprit, et celui des violettes blanches était favorable à la digestion. » Ces indications ne sont peut-être pas parfaitement exactes ; en tout cas, elles sont assez curieuses.

L'abus des parfums est fâcheux. D'abord il expose au triste sort de Plaucus Photius qui, proscrit par les triumvirs en l'an 43 avant Jésus-Christ, fut découvert dans la retraite où il se cachait, grâce à l'odeur qu'il répandait à distance. Puis des maux de tête intenses, des migraines, des vertiges, des nausées, des défaillances même, peuvent être provoqués par des parfums violents. Il y a sous ce rapport des susceptibilités extraordinaires : l'odeur du lis ou de la rose fait évanouir certains individus ; d'autres sont fortement incommodés par le safran, etc. Il faut avoir égard à ces sensibilités individuelles et les ménager : ne faites pas aux autres ce que vous ne voudriez pas qu'on vous fît ! Donc, qu'il s'agisse d'opoponax. de patchouly, de musc ou d'ylang-ylang, usez des parfums à doses minimes, dans votre propre intérêt et dans celui de vos voisins ; les petites quantités sont d'ailleurs plus agréables, moins brutales, que les doses massives dont quelques personnes inondent leurs mouchoirs et leurs vêtements.

11.

X

LES MAINS

Le shake-hand. — La chiromancie. — Déformations profession-
nelles des mains. — Le langage des mains. — Les gants. —
Les crevasses. — Les engelures. — Les ongles.

Voulez-vous savoir ce que nous faisons avec les
mains? Consultez Montaigne à ce sujet. « Quoy des
mains? nous requerons, nous promettons, appelons,
congedions, menaceons, prions, supplions, nions,
refusons, interrogeons, admirons, nombrons, con-
fessons, repentons, craignons, vergoignons, doub-
tons, instruisons, commandons, incitons, encoura-
geons, iurons, tesmoignons, accusons, condamnons,
absolvons, iniurions. mesprisons, desfions, despi-
tons, flattons, applaudissons, benissons humilions,
mocquons, reconcilions, recommendons, exaltons,
festoyons, resiouïsssons, complaignons, attristons,
desconfortons, desesperons, estonnons, escrions,
taisons, et quoy non? d'une variation et multiplica-
tion, à l'envy de la langue. »
Voilà de bien nombreuses fonctions, et pourtant

l'énumération n'est pas encore complète : car elle passe sous silence le rôle principal que la physiologie assigne à la main, celui de saisir les objets et de servir au toucher. Grâce à sa situation à l'extrémité de ce long levier mobile que représente le bras, au grand nombre et au petit volume des os qui la composent et qui rendent les doigts si flexibles, à l'extrême sensibilité des renflements nerveux ou papilles dont est pourvue la peau qui la recouvre, la main va à la rencontre des corps environnants, nous renseigne sur leur forme, leur température, leur état lisse ou rugueux, les déplace, les attire ou les éloigne, etc. Mais pour bien remplir ce rôle, la main doit être souple, nette, vierge de toute souillure ou induration, qui, recouvrant les papilles nerveuses, diminuerait leur sensibilité, nuirait à l'exercice du tact, et nous induirait en erreur sur les qualités des corps que nous touchons : il est donc indispensable qu'elle soit toujours tenue en état d'irréprochable pureté.

Cette précaution n'est pas moins indispensable au point de vue esthétique. La main est, après le visage, la partie du corps qui attire d'abord l'attention, celle que nous montrons le plus souvent, en raison justement de ses multiples usages. Il n'est pas besoin d'être grand observateur pour deviner, d'après la seule inspection d'une main, de quelle souche est sorti son propriétaire et quelle est la façon de vivre de celui-ci ; il est même possible jusqu'à un certain point d'avoir quelque idée de son caractère. Une main petite, potelée, blanche, terminée par des doigts étroits, allongés, fuselés, allant en s'amincissant vers l'extrémité des phalanges, est l'apanage des individus dont la race s'est conservée pure ou s'est affinée de génération en génération, et qui à coup sûr ne se livrent qu'aux travaux de l'esprit, s'ils ont des occupations. Au contraire, une main épaisse, rouge, large, avec des doigts noueux, gros, courts, aussi volumineux au bout qu'à la racine, est le propre de ceux que les travaux manuels absorbent comme ils ont occupé leurs pères. Entre ces deux extrêmes se placent tous les intermédiaires qui font dire d'une main que la personne à laquelle elle appartient doit être grossière, brutale, ou fine, cultivée, policée.

La façon dont on donne la main a aussi son importance. La poignée de main est complètement entrée dans nos mœurs ; suivant la mode anglaise, les dames ne craignent nullement le shake-hand, non seulement entre elles, mais aussi d'un sexe à l'autre. Je ne blâme pas le moins du monde cette coutume familière : mais du moment qu'on l'adopte, il faut la pratiquer convenablement. Presser légèrement et rapidement le bout des doigts montre une retenue instinctive qui va souvent avec une pointe d'égoïsme, qui indique en tout cas un intérêt très limité pour autrui. Par contre, faire une pression si forte qu'elle en est douloureuse indique des habitudes taquines, pour ne pas dire fourbes. Donnez donc la main entière, franchement, sans arrière-pensée ; mais donnez-la en temps voulu, et non à tout propos ou hors de propos, comme le font certaines personnes plus désireuses de montrer des doigts qu'elles savent bien faits que de témoigner leur sympathie.

Il ne faudrait pourtant pas aller trop loin dans la voie des conjectures et verser dans la chiromancie. On nomme ainsi un art prétendu de deviner le caractère, le tempérament, l'avenir de l'homme, par la seule inspection des lignes et des plis qui sillonnent la paume de la main. Pratiquée d'abord par les Bohémiens du moyen âge, dont les descendants y trouvent encore une source importante de bénéfices, passée de la caravane de ces hommes errants dans l'antre des somnambules extra-lucides, cette divination, il est à peine besoin de le dire, ne repose sur aucune base sérieuse. Des hommes très instruits pour l'époque à laquelle ils vivaient, tels que le théologien Albert le Grand, le mathématicien Cardan, l'alchimiste Agrippa, y ont cru ou ont feint d'y croire. Ce n'est pas une raison pour que nous ayons là même crédulité : comme les rides du visage, les lignes de la main n'ont pas d'autre cause que le froncement produit par les muscles qui s'insèrent à la peau, et ce simple fait anatomique n'a aucune relation avec les destinées de celui sur lequel on l'observe. Il n'y a, du reste, pour s'en convaincre, qu'à interroger les personnes qui ont eu recours aux lumières de ces soi-disant devins; 99 fois sur 100, ils se sont trompés dans leurs prédictions : comment ne pas admettre que, s'ils ont dit vrai, la centième, c'est par pur hasard?

Dieu me garde de dire le moindre mal des professions manuelles! Elles n'ont rien que de très honorable, et ceux qui les exercent ont autant que quiconque droit à notre respect. Mais au point de vue qui nous occupe elles ont un côté bien fâcheux : c'est de produire souvent sur les mains des traces indélébiles. Ainsi les ouvriers qui manient le marteau, menuisiers, ébénistes, tailleurs de pierres, les brunisseuses, polisseuses, etc., présentent un durillon sur un ou plusieurs doigts. Les vitriers ont le pouce en palette; les ravaudeuses ont un sillon sur l'index. Les teinturiers et les charbonniers offrent une coloration spéciale de la main, qui, chez les lavandières et autres artisans de rivières, est gercée, crevassée. Ces signes professionnels causent une douce satisfaction aux médecins légistes, qui y trouvent un moyen très sérieux de prouver l'identité des criminels intéressés à la cacher ; par contre, ils font le désespoir de ceux et de celles qui, parvenus à la richesse après être partis de bas, rougissent de leur ancien métier et voudraient en effacer les stigmates. Car ceux-ci restent ordinairement ineffaçables, quoi qu'on fasse, et tous les moyens employés pour les faire disparaître sont aussi impuissants que l'eau de la mer sur la tache de Macbeth : les cacher au moyen de gants portés en tout temps, c'est l'unique ressource dont on dispose.

Les couturières se reconnaissent aussi à la multitude de petites piqûres que présentent leurs doigts, et qu'on voit également chez les dames qui travaillent beaucoup à l'aiguille : mais contrairement aux précédentes, ces marques cessent assez vite d'exister avec leur cause, quand on s'abstient de se livrer aux travaux de cette nature et qu'on emploie pendant quelque temps la pâte d'amandes pour nettoyer les doigts piqués.

Certaines maladies sont aussi une cause de déformation des mains. Celle-ci s'observe surtout dans la phtisie pulmonaire avancée : alors la dernière phalange s'aplatit et s'élargit de manière à paraître plus courte, l'ongle s'incline vers la pulpe du doigt au lieu de rester horizontal, l'extrémité du doigt prend dans son ensemble la forme de la grosse extrémité d'une massue ou mieux d'une tête de serpent; c'est ce qu'on nomme le doigt hippocratique. D'autres affections graves, comme la fièvre typhoïde, la syphilis, etc., agissent sur les ongles comme sur les cheveux et les dents, nuisent à leur vitalité, en arrêtent l'accroissement, les font même tomber.

Ainsi quelques maladies sérieuses et certaines professions pénibles déterminent des déformations des mains auxquelles il n'est pas en notre pouvoir de remédier. Mais ce que tout le monde peut et doit faire, même dans ces deux cas, comme dans celui où la nature et nos parents nous ont dotés de mains mal faites, c'est de les soigner, de les entretenir nettes, sinon parfaitement blanches, de les rendre en un mot aussi agréables à l'œil que possible; la beauté comme l'hygiène y a intérêt. Or les mains ont deux grands ennemis: les impuretés qui souillent les objets que nous touchons ou qui voltigent dans l'atmosphère; l'air qui nous environne, et qui leur nuit par sa température trop froide plus souvent que par un excès de chaleur. C'est contre ces deux causes d'altération qu'il faut les protéger.

Pour avoir les mains blanches et belles, il est évident que la première chose à faire est de les laver fréquemment : encore faut-il savoir s'y prendre, et, si simple que paraisse cette partie de la toilette, elle est l'occasion d'étranges solécismes de conduite. Beaucoup de personnes croient avoir suffisamment sacrifié au dieu de la propreté en se lavant les mains en même temps que la figure, le matin, au réveil. Mais, braves gens, vous ne songez donc pas qu'il est au moins aussi utile de les nettoyer le soir, lorsque dans la journée elles ont recueilli toutes les poussières de l'air et des corps voisins. D'autres poussent le sacrifice jusqu'à se passer les doigts dans l'eau avant les repas : c'est on ne peut mieux ;

mais une nouvelle ablution en sortant de table ne serait vraiment pas superflue ; car, bien que nous ayons sur les hommes préhistoriques ou sauvages cette supériorité d'avoir inventé fourchettes et cuillères, il nous est bien difficile de faire un repas sans que quelques parcelles d'aliments, pain, sauces, etc., soient restés adhérents à l'extrémité des doigts ou sous les ongles.

D'autres encore, par respect humain ou par satisfaction personnelle, tiennent à avoir les mains nettes quand elles sortent de chez elles, et les nettoient à ce moment : on ne saurait les en blâmer ; mais la même précaution serait au moins aussi bonne en rentrant au logis, puisque les causes de souillures ont été plus nombreuses encore au dehors. Faisons maintenant une petite addition : nous trouvons qu'il est obligatoire de se laver les mains matin et soir, avant et après chaque repas, soit six fois par jour ; ajoutons les ablutions nécessitées par les sorties et les les occupations plus ou moins malpropres auxquelles nous sommes tous astreints, puisque

> .... la garde qui veille aux barrières du Louvre
> N'en défend pas nos rois.

Nous arrivons à un total de sept ou huit. C'est beaucoup, dira-t-on, j'en conviens ; mais il est entendu que nous cherchons la perfection physique, ou du moins ce qui s'en rapproche le plus : qui veut la fin, veut les moyens, et je ne puis vraiment pas retrancher grand'chose de mon total.

L'assujettissement n'est pas, du reste, aussi grand qu'on pourrait le croire. Car pour ces ablutions fréquentes, pour celles qu'on fait plusieurs fois par jour, l'eau pure suffit parfaitement, et non seulement l'eau pure, mais l'eau froide. En effet, il est plus qu'inutile, il est mauvais d'employer un liquide chaud pour le lavage des mains. Certes l'eau glacée ne vaut rien : elle est particulièrement dangereuse pour les dames dans les moments pénibles qui reviennent chaque mois entre 15 et 45 ans, et pour tout le monde en été, quand les mains sont en sueur comme le reste du corps; le saisissement qui se ferait alors aux extrémités aurait un retentissement fâcheux sur les organes profonds, qui se congestionneraient et deviendraient douloureux. Mais l'eau chaude est mauvaise en toute saison, même et surtout au plus fort de l'hiver, parce qu'elle ramollit la peau des mains, lui enlève sa vitalité, l'expose aux crevasses et aux engelures. Il faut donc se servir d'eau à une température moyenne, aussi peu différente que possible de celle du milieu ambiant, tirée un peu à l'avance et conservée pendant quelque temps dans la chambre.

Cependant l'eau simple ne suffit pas toujours. Une fois au moins par jour, plusieurs fois quand une course ou une occupation salissante a souillé les mains, il est nécessaire de lui adjoindre une substance qui fasse un lavage plus complet. La plus usitée est le savon, dont le choix ne doit pas être guidé exclusivement par les convenances personnelles, mais subordonné à certaines règles que nous apprendrons à connaître dans un prochain chapitre, à propos des bains généraux. Toutefois le savon ne convient pas à tout le monde : il est trop irritant pour certaines peaux fines, délicates, et surtout pour les mains qui sont sujettes à l'eczéma ou qui en sont atteintes : dans ce cas il faut employer la poudre et mieux la pâte d'amandes, qui, délayées dans l'eau, entraînent mécaniquement les souillures des mains.

Les mains, avons-nous dit, ont beaucoup à craindre de l'action de l'air, qui les rougit en hiver, les hâle en été. C'est pour les protéger contre ce contact indiscret, et prévenir les conséquences qu'il peut avoir, que les gants ont été inventés. Sans doute la mode et les usages sont la principale préoccupation de ceux qui portent habituellement cet objet de toilette : peu nous importe, du moment qu'une fois par hasard la mode a une réelle utilité. Portez donc des gants dans la rue pour conserver vos mains propres, au bal et au théâtre pour les protéger contre les poussières qu'y fixe la sueur surabondante dans ces milieux, pendant la saison froide pour les tenir au chaud, pendant les chaleurs pour éviter que le soleil ne les brunisse. Mais appropriez-en le tissu à la destination que vous leur donnez. Si les gants de fil ou de soie suffisent en été, et les gants de peau dans les réunions mondaines, les gants fourrés et bien fourrés sont souvent utiles en hiver : bien faits, ils ne déparent nullement la partie qu'ils ont mission de chauffer. Les gants sont encore indispensables aux dames qui, par nécessité ou par goût, participent aux soins du ménage.

Je ne vois même aucun inconvénient à ce qu'on en porte pendant la nuit : pour cet usage, d'ingénieux parfumeurs ont eu l'idée de fabriquer des gants dont l'intérieur est tapissé d'une pâte onctueuse, qui, restant au contact de la main pendant plusieurs heures de suite, l'assouplit, la blanchit, l'embellit de tout point. Toutefois, enquérez-vous sérieusement de la nature de cette composition.

Vous n'avez pas à redouter le sort de Jeanne d'Albret, empoisonnée, dit-on, par des gants parfumés qu'elle tenait d'un Italien, qui du reste lui évita ainsi d'assister au massacre de la Saint-Barthélemy et d'y être sans doute assassinée. Mais vous avez à chercher si la préparation incluse dans les gants ne renferme pas un parfum qui, respiré pendant toute une nuit, pourrait occasionner des maux de tête, et si elle ne contient pas quelqu'une de ces substances vénéneuses dont nous avons parlé à propos des fards et autres cosmétiques.

Si vous avez pour vos mains les soins qu'elles réclament, si surtout vous ne les exposez ni à une eau trop chaude ni à un air trop froid, vous aurez beaucoup de chances d'échapper aux crevasses et aux engelures. Mais comme ce n'est pas une certitude, et que ces petites infirmités sont aussi disgracieuses que désagréables, nous allons en dire un mot pour vous permettre de les soigner à temps si elles surviennent malgré tout.

Lorsque, sous l'influence longtemps continuée d'un air froid et sec, la peau des régions superficielle a perdu sa souplesse, qu'elle est devenue tendue et pour ainsi dire cassante, elle finit par se rompre, par se crever. Ainsi prennent naissance les *crevasses* du dos du poignet, de la main et des doigts, sous forme de petites fentes longitudinales, peu profondes, mais douloureuses, parfois saignantes et lentes à se cicatriser. Il est donc indiqué, pour s'en préserver et aussi pour les guérir, de protéger les mains contre l'action de l'air et d'entretenir la souplesse de la peau. On obtient ce double résultat à l'aide de corps gras, tels que cold-cream, cérat, pommade rosat, étendus pendant la nuit sur les parties gercées ou prêtes à le devenir. Mais ces corps nous le savons, rancissent facilement et deviennent alors irritants : aussi leur préfère-t-on avec raison la vaseline, qui n'a pas le même inconvénient, et surtout la glycérine. Celle-ci est excellente, à condition qu'elle soit parfaitement pure, non acide : sans quoi elle produirait une cuisson passagère, mais assez pénible ; il n'est pas besoin, du reste, qu'elle soit d'origine anglaise, les fabricants français en fabriquent d'une pureté irréprochable, il suffit d'y mettre le prix. La pommade suivante, que vous pouvez faire préparer par votre pharmacien, réussit aussi très bien contre les crevasses des mains.

Menthol...................	1 gr. 50.
Salol	2 gr. .
Huile d'olives...........	2 gr. »
Lanoline.................	50 gr. »

Si malgré les onctions faites matin et soir avec cette pommade ou la glycérine les crevasses tardaient trop à se fermer, il faudrait les lotionner plusieurs fois par jour avec l'eau blanche, et les panser avec un corps cicatrisant, comme le baume du Pérou ou le baume du Commandeur, étendus purs ou additionnés de vaseline.

Quant aux *engelures*, elles débutent par un gonflement circonscrit des doigts, avec rougeur légère et démangeaisons incommodes, mais sans douleur proprement dite, à moins que la partie atteinte ne soit exposée à une chaleur vive ou prolongée, comme celle qui résulte du séjour au lit ou de l'exposition à un foyer ardent. Puis le gonflement augmente, prend une teinte violacée, devient le siège de douleurs cuisantes et continues. Plus tard encore la souffrance devient insupportable, des ampoules pleines d'un liquide roussâtre apparaissent sur la région tuméfiée et peuvent, en se rompant, laisser à nu des ulcérations plus ou moins profondes et lentes à se cicatriser. C'est moins l'intensité du froid qui engendre les engelures que le passage du froid à la chaleur; aussi sont-elles plus fréquentes au moment du dégel, quand le thermomètre monte subitement, et chez les personnes qui pendant l'hiver se plongent les mains dans l'eau chaude. Elles sont aussi plus communes chez les femmes et chez les enfants qui ont la peau plus délicate et parmi lesquels se recrutent surtout les sujets faibles et scrofuleux; car les engelures sont surtout l'apanage de ces sujets, ou sont au moins plus étendues et plus persistantes chez eux.

Il est donc souvent utile de faire suivre un traitement général tonique, antiscrofuleux, de faire prendre du quinquina et de l'huile de foie de morue aux personnes sujettes aux engelures. Mais cela ne dispense nullement du traitement local, pour lequel on a donné d'innombrables recettes, dont je choisirai celles qui me paraissent vraiment utiles.

Quand on est sujet aux engelures, il faut, pour les prévenir, endurcir les mains par l'usage habituel de l'eau froide, se garder de les laver avec de l'eau tiède ou avec des substances émollientes, éviter de les approcher du feu surtout quand elles sont engourdies par le froid, les frictionner chaque jour avec l'alcool camphré ou l'eau-de-vie pure.

Quand les engelures existent mais que la peau est intacte, on peut continuer les lotions avec l'alcool camphré et poudrer dans l'intervalle les parties malades avec un mélange d'amidon, 90 grammes, et de salicylate de bismuth, 10 grammes; ou les badigeonner trois fois par jour avec une solution de 5 grammes d'alun et d'autant de borax dans 300 grammes d'eau de rose; — ou étendre une à trois fois par jour une des deux pommades suivantes :

I. Alun...................... 2 gr. 50
Axonge................. 15 gr. »
Pommade rosat......... 2 gr. »
Laudanum............. 1 gr. 50

II. Acide phénique,......... 1 gr. »
Iode pur.............. 2 gr. »
Tanin................ 2 gr. »
Cérat................ 50 gr. •

Pour les engelures ulcérées, on fait un pansement avec ce liquide gras, si usité contre les brûlures, qu'on nomme liniment oléo-calcaire; ou, si les douleurs sont très vives, on applique la pommade suivante :

Acide borique............... 1 gr. »
Oxyde de zinc .... 1 gr. »
Vaseline................... 15 gr. »
Chlorhydrate de morphine. 0 gr. 10

Ce court formulaire suffit à tous les besoins. On y trouvera le moyen de varier les topiques et de passer de l'un à l'autre si, comme il arrive souvent, on ne tombe pas du premier coup sur celui qui doit convenir dans le cas particulier.

La dernière phalange de chaque doigt est recouverte par un ongle, lame cornée, demi-transparente, rosée, arrondie dans le sens transversal, présentant dans le sens longitudinal une série de petites crêtes et de petits sillons parallèles. Les ongles ont pour principal usage de protéger l'extrémité des doigts qui, sans eux, serait facilement atteinte et blessée par des chocs inévitables et de fournir à la phalange un point d'appui indispensable à l'exercice du toucher. De plus, ils ont pour rôle de donner au bout du doigt une forme plus gracieuse qu'on perfectionne encore par des soins appropriés.

Trop mous, les ongles se cassent facilement; trop durs, ils ont l'aspect de griffes, laides et gênantes : ils doivent donc avoir une consistance moyenne, ce qui s'obtient en évitant de les tremper dans l'eau à des températures extrêmes et de les molester trop fort ou trop souvent. Ils doivent être nettoyés chaque jour à leur partie profonde, dans le sillon qu'ils limitent avec la chair : pour cela, si la brosse ne suffit pas, il vaut mieux se servir d'instruments mousses, en os ou en bois, que d'instruments pointus et en métal, comme ciseaux, canifs, etc., dont le passage enlève chaque fois une petite parcelle de lame unguéale. De même, pour polir la partie superficielle, une brosse un peu dure est préférable à la pierre ponce dont le frottement est trop rude.

A la naissance, les ongles dépassent à peine le bout des doigts, mais ensuite ils croissent assez vite, de sorte que, de la racine à l'extrémité de la phalange, chaque ongle est renouvelé en trois mois environ. La rapidité de cet accroissement varie un peu avec l'état de santé ou de maladie (nous avons dit que certaines affections les empêchent de pousser), avec les dispositions individuelles et avec l'habitude que chacun a de couper plus ou moins souvent leur extrémité libre; plus on les coupe fréquemment, plus ils ont de tendance à prendre de longueur et d'épaisseur. Chez les Annamites et les Tonkinois, la suprême élégance consiste à laisser les ongles croître d'une façon démesurée : il n'est pas rare de voir des mandarins dont les ongles ont une longueur double de celle des doigts qu'ils terminent. En Europe ce serait le comble du ridicule : il est d'usage de les laisser fort peu dépasser l'extrémité de la phalange, et de les couper à intervalles assez rapprochés, en leur donnant une forme arrondie ou en amande plutôt que carrée. Mais ce sont là des habitudes qui peuvent sans inconvénient être modifiées au goût de chacun et avec lesquelles l'hygiène n'a rien à voir. Je n'y insiste donc pas, non plus que sur la fâcheuse manie qu'ont beaucoup d'enfants et quelques grandes personnes de se ronger les ongles : chacun connaît, et ces personnes-là les premières, l'aspect répugnant qui en résulte pour les doigts.

XI

LES PIEDS

Pieds plats et pieds-bots. — Utilité des bains de pieds. — Composition de ces bains. — Transpiration excessive des pieds. — Les pieds des Chinoises. — Chaussures anciennes et chaussures modernes. — Dimensions et formes qu'elles doivent avoir. — Bouts pointus et talons Louis XV. — Les cors et les durillons. — L'ongle incarné.

L'histoire esthétique et hygiénique du pied se rapproche de celle de la main par certains côtés, elle en diffère par d'autres. Les deux organes se ressemblent par le petit volume, le grand nombre, la mobilité des os qui les composent, et qui dans les deux cas sont disposés de telle sorte qu'ils forment d'un côté une voûte concave, nommée paume à la main, plante au pied, de l'autre côté une convexité appelée dos ici et là. Malgré cette analogie dans leur constitution anatomique, ils sont très dissemblables par leurs usages. La main, nous l'avons vu, sert surtout à l'exercice du toucher et à la préhension des objets. Au pied, le tact est rudimentaire, en raison de l'épaisseur de la peau qui le recouvre : il est

sensible aux changements de température, au cha-
touillement, aux piqûres, brûlures, etc.; mais ce
sont là des sensations grossières, qui nous donnent
la notion plus ou moins imparfaite du contact des
corps extérieurs, sans nous renseigner sur les propriétés de ces corps. Quant à saisir les objets, le
pied en est incapable habituellement, en raison de
la disposition du gros orteil qui, étant plus long
que ceux qui le suivent et ne pouvant s'écarter
d'eux, contrairement à ce qui existe pour le pouce
de la main, ne peut leur être directement opposé ni
par suite constituer la sorte de pince que forme le
pouce. Je sais bien que quelques individus, venus
au monde sans mains, ou ayant perdu celles-ci à la
suite d'accidents, se sont servis de leurs pieds avec
quelque habileté, pour tenir et manier la plume, le
pinceau, voire un archet de violon ; mais ce sont des
exceptions qui n'infirment nullement la règle, et
celle-ci veut qu'à l'état normal la main seule serve à
la préhension.

En revanche, le pied a deux fonctions très impor-
tantes : il supporte le corps dans la station debout,
en appuyant sur le sol par ses deux extrémités, talon et orteils; il prend une très grande part à la
marche, à la course, et autres modes de progression
grâce à la facilité des mouvements qu'il exécute sur
la jambe et que ses diverses pièces osseuses accom-
plissent les unes sur les autres.

Vous me direz peut-être que tout cela vous est
bien égal et n'importe guère à la beauté du corps.
C'est une erreur profonde, car de la conformation du
pied dépendent en grande partie le maintien et la
démarche qui, nous le verrons, doivent être comp-
tés au nombre des attributs de la beauté complète,

que nous cherchons de conserve : si donc on ignore le rôle joué par le pied, si on néglige de le maintenir sans cesse dans une bonne position, si on ne s'occupe pas de remédier à ses défauts de rectitude, on risque de prendre une allure disgracieuse qu'il sera ensuite bien difficile de corriger. Et d'ailleurs, bien que le pied attire moins l'attention que la main et soit moins exposé aux regards, ne le montre-t-on pas chaque jour sous le bas de la jupe légèrement relevée lorsqu'on monte en voiture, qu'on enjambe un ruisseau et même sans cause apparente quand on sait qu'il peut sans crainte affronter les regards? Or un pied bien fait, coquettement cambré, donne à conjecturer beaucoup de choses et non des moins agréables.

> Madame alléguera qu'elle monte en berline,
> Qu'elle a passé les ponts quand il faisait du vent,
> Que, quand on voit le pied, la jambe se devine,
> Et tout le monde sait qu'elle a le pied charmant.

Contrairement au poète, je ne veux pas imaginer que si on est trop renseigné sur la forme de la jambe de ma lectrice, c'est

> Qu'elle aura trop aimé quelqu'indiscret amant.

Mais ce que je désire lui faire comprendre, c'est que la beauté est doublement intéressée à ce que le pied soit l'objet de soins assidus : directement, puisque sa forme est impossible à cacher et laisse deviner celle des parties qui le surmontent; indirectement, puisqu'il contribue puissamment à la grâce de la démarche.

Le comble du malheur sous ce rapport, c'est d'être atteint de ces difformités qu'on nomme *pied plat* et *pied bot*. Par pied plat, je n'entends pas le fourbe qui excitait tant la colère de l'Alceste, et qui, de nos jours comme de son temps,

Par de sales emplois se pousse dans le monde.

Médicalement le pied plat est caractérisé par l'absence de la voûte concave que la plante forme habituellement au-dessus du sol : il en résulte que le pied est aplati dans toute son étendue, que les deux chevilles sont trop voisines de terre, et qu'en définitive la marche est aussi disgracieuse que fatigante. Quant au pied bot, il consiste dans une déviation telle que le pied ne pose sur le sol que par son bord interne, celui qui répond au gros orteil, ou par son bord externe ; dans d'autres cas, il n'appuie que sur le talon ou au contraire sur l'extrémité des orteils.

Souvent ces déviations atteignent les deux cotés, de sorte que, pendant la marche, les pieds. passent l'un par-dessus l'autre. Ordinairement elles sont congénitales, existent dès la naissance : mais parfois elles sont provoquées, ou au moins augmentées, par l'imprudence des parents, qui, tout fiers d'avoir des enfants « avancés », favorisent trop tôt les tentatives de la marche que ces petits êtres font inconsciemment. Il est donc sage d'attendre, avant de poser monsieur bébé à terre, et surtout de lui laisser faire ses premiers pas, que ses petits os soient assez forts pour supporter son corps et assez résistants pour ne pas se tordre sous ce poids, ce qui existe en moyenne vers l'âge de 8 à 12 mois. Dès qu'on s'aperçoit que la déformation existe, qu'elle soit congénitale ou qu'elle ait été provoquée par les imprudences que je viens de dire, il faut sans retard s'occuper d'y remédier ; car elle peut être corrigée, à condition que le traitement soit commencé de très bonne heure. Ce traitement se compose d'abord de massages répétés chaque jour, opérés avec méthode et patience, et agissant en sens contraire de la déviation. Il faut y joindre l'usage de chaussures orthopédiques, dans lesquelles des tuteurs appropriés, des leviers, des ressorts, aussi souples et élastiques que possible, redressent les parties déviées. Mais si le sujet a dépassé la première enfance, si la difformité est très prononcée et a résisté aux efforts de l'orthopédie, il peut faire appel à la chirurgie qui, par une opération inoffensive, remettra les choses en bon état.

Une autre infirmité fort désagréable, c'est la transpiration excessive dont les pieds sont parfois le siège. Ils sont, chez tout le monde, plus abondamment pourvus que toute autre partie du corps de glandes cutanées, nombreuses surtout au niveau des orteils; ces glandes sécrètent de la sueur et diverses substances liquides ou solides. Comme les pieds sont presque constamment enfermés dans les bas, chaussettes et chaussures, que les orteils sont très rapprochés les uns des autres, que l'air n'y circule pas, ces produits de sécrétion séjournent au point où ils se forment, ne s'évaporent pas, imbibent et macèrent l'épiderme, et peuvent finir par causer des écorchures, des excoriations de la plante, extrêmement douloureuses. C'est pour prévenir ces accidents qu'il est indiqué de prendre des bains de pieds fréquents, qui empêchent l'accumulation des substances incessamment produites. Ces bains sont d'un usage trop répandu pour qu'il soit nécessaire d'insister sur leur utilité; mais comme il est dit que sainte routine pénétrera partout, ceux qui ont l'excellente habitude de se laver les pieds tous les jours le font généralement le matin, alors qu'il serait beaucoup plus logique de se livrer à ses ablutions le soir, pour faire disparaître les résidus de sueur et autres que la marche de la journée a pu produire.

Comme pour les mains, l'eau ordinaire suffit parfaitement à ces lotions quand elles sont souvent répétées. Elle doit être froide ou à peine tiède, afin d'éviter l'apparition des engelures, qui sont presqu'aussi fréquentes ici qu'aux mains, et qui se traitent de la même façon, par les moyens que nous avons énumérés dans le précédent chapitre. Quand les bains de pieds sont espacés, que l'eau pure est impuissante à entraîner les produits amassés, on peut recourir à l'aide du savon : toutefois celui-ci doit être employé avec modération, parce qu'il a une action dissolvante sur l'épiderme et le détache de la plante du pied. Les personnes qui ont cette plante délicate, fine, sujette aux excoriations et crevasses, feront même bien de s'abstenir complètement de savon, et de le remplacer dans l'eau du bain par une substance tonique ou astringente : elles se serviront, par exemple, d'une eau dans laquelle elles auront préalablement fait bouillir de la feuille de noyer ou de l'écorce de chêne, ou elles se contenteront de passer entre les orteils un linge imbibé d'eau froide additionnée de quelques gouttes d'alcool ou de vinaigre ; elles éviteront surtout les liquides chauds et émollients, comme l'eau de guimauve, de son, etc., qui attendriraient encore la peau. Si malgré ces soins elles voient apparaître des crevasses au talon ou aux orteils, elles les laveront avec le gros vin rouge et les panseront avec une pommade contenant, pour 20 grammes de vaseline, 2 grammes de baume du Pérou ou de baume de Commandeur, substances qui se trouvent chez tous les pharmaciens.

Ces crevasses ne sont en somme fâcheuses que pour ceux qui les portent, par les douleurs qu'elles causent et la gêne qu'elles impriment à la marche. Un autre résultat des sécrétions abondantes qui se font au niveau des pieds est aussi désagréable pour les voisins que pour le sujet lui-même : je veux parler de l'odeur forte que ces produits répandent. Il est, en effet, certains individus chez lesquels la sueur qui se forme normalement dans l'interstice des orteils acquiert non-seulement une abondance inusitée, mais encore une odeur âcre, fétide même, due à la rapidité avec laquelle ce liquide fermente. Ce n'est pas une maladie; c'est un état local particulier, analogue à ce qui se passe chez d'autres personnes, qui mouchent ou salivent d'une façon exagérée. Il est très difficile, pour ne pas dire impossible, de faire complétement disparaître cette prédisposition : mais on peut du moins remédier à sa plus triste conséquence, à l'odeur qui en résulte. Pour cela, les simples bains de pieds sont presque impuissants; il faudrait d'ailleurs les renouveler à chaque instant du jour, puisque la sueur, dès qu'elle est produite, se corrompt. Le moyen qui m'a paru le meilleur pour rendre ce désagrément supportable est le suivant : passer deux ou trois fois par jour sur les pieds une solution faible d'acide phénique, contenant 1 gramme de cette substance pour 100 grammes d'eau; essuyer soigneusement l'excès de liquide avec un linge fin, puis saupoudrer l'interstice des orteils avec un mélange d'acide salicylique et de talc de Venise, dans la proportion de

5 grammes du premier corps pour 100 grammes du second, et laisser cette poudre en place dans l'interstice des lotions. Les deux acides, phénique et salicylique appartiennent à la catégorie des antiseptiques : ils agissent donc en retardant ou empêchant la fermentation des produits avec lesquels on les met en contact, et, si la quantité de ceux-ci n'est pas diminuée, au moins leur odeur est atténuée.

Jusqu'ici nous avons vu la beauté du pied altérée par des causes dont la plupart étaient indépendantes de notre volonté. Mais l'homme et surtout la femme ont trouvé que cela ne suffisait pas, qu'il fallait enlaidir ce que la nature n'avait pas déformé : après s'être mis l'esprit à la torture, ils y ont mis leurs pieds, en cherchant à les rendre aussi petits que possible par des moyens qui allaient à l'encontre du but de coquetterie qu'ils voulaient atteindre. En effet, la petitesse du pied a toujours été regardée comme un des signes de beauté par excellence. Elien, écrivain grec du troisième siècle, nous apprend « qu'un aigle, ayant pris un des souliers de la courtisane Rhodope pendant qu'elle était au bain, et l'ayant porté à Psammétique, roi d'Egypte, le monarque, jugeant à l'élégance et à la délicatesse de cette chaussure de la beauté de celle qui la portait, la fit chercher par toute l'Egypte, et, l'ayant trouvée, l'épousa ». Cette fable ne vous rappelle-t-elle pas trait pour trait celle de Cendrillon et de sa pantoufle de vair ?

Tout le monde a entendu parler de la déformation que les Chinoises infligent à leurs pieds. Parmi les histoires et contes par lesquels on a tenté d'expliquer cette absurde coutume, voici celui qui m'a paru le moins baroque. Un souverain du Céleste

Empire avait pour épouse une femme charmante, mais affligée d'un pied-bot ; pour complaire à son auguste épouse et empêcher que l'infirmité dont elle était atteinte ne fût trop remarquée, le monarque ordonna à ses sujets, par un édit solennel, de comprimer les pieds de leurs enfants du sexe féminin jusqu'à ce qu'ils eussent pris la même forme que ceux de l'impératrice. Il est vrai que ceux qui rapportent ce fait avouent qu'il a dû se passer à l'époque du siège de Troie, ce qui rend bien difficile d'en contrôler l'exactitude. Quoiqu'il en soit, l'usage existe encore, non pas dans toutes les régions de la Chine ni dans toutes les classes de la société, mais seulement dans certaines villes aux traditions antiques et parmi les personnes de condition. Dès l'âge de cinq à six ans, on emprisonne le pied des petites filles dans un bandage très fortement serré, et appliqué de telle sorte que le gros orteil seul reste libre, les quatre autres étant complètement repliés sous la plante. L'appareil est laissé en place jusqu'à ce que cette forme soit restée définitive et que la patiente soit réduite à marcher sur le talon. Comme compensation aux tourments qu'elle a endurés, la jeune Chinoise entend comparer ses pieds à des lis d'or et se voit recherchée en mariage par le tout Pékin célibataire.

Nos élégantes ont-elles bien le droit de se moquer de ces mœurs, elles qui, pour ne pas ressembler à la femme de Pepin le Bref, la reine Berthe aux grands pieds, laquelle eut pourtant l'honneur de donner le jour à Charlemagne, s'emprisonnent dans des bottines et des souliers dont l'exiguité serait capable de faire douter de la vérité de l'axiome connu, que le contenant doit toujours être plus grand que le contenu? Vraiment non. Car si l'histoire de la chaussure reflète assez fidèlement celle des progrès faits par les humains en sagesse et en civilisation, nous ne paraissons pas sous ce rapport être en voie d'amélioration.

Les hommes primitifs allaient nu-pieds, ce qui devait être bien gênant dans un temps où l'asphalte et le pavé de bois étaient dans les limbes. Puis ils se protégèrent contre les rugosités du sol au moyen de morceaux de bois ou de cuir à peine dégrossis, précurseurs vagues de nos semelles modernes. Par contre, si nous passons en Grèce, nous ne trouvons pas moins de 22 sortes de chaussures à l'usage des femmes de ce pays : c'était assez coquet, sans approcher pourtant du luxe déployé par notre grande tragédienne qui, au cours d'une des lointaines tournées dont elle a le secret, traînait parmi ses innombrables colis une malle contenant plus de 200 paires de bottines ou souliers.

Les élégants d'Athènes ne portaient pas de clous à leurs souliers ; quelques-uns cependant en avaient, mais en or, mode à recommander aux membres du club des panés.

L'histoire nous a conservé la description de quelques chaussures célèbres : telles les sandales d'airain d'Empédocle, qui furent retrouvées près du cratère de l'Etna, dans lequel s'était précipité ce philosophe mégalomane, désireux de se faire passer pour un dieu en cachant son genre de mort ; telles les sandales garnies de plomb du poète grec Philétas de Cos, le précepteur de Ptolémée Philadelphe, qui était obligé de recourir à ce subterfuge pour ne pas être emporté par le vent, danger auquel l'exposait son extrême maigreur ; tel encore le cothurne, auquel sa semelle élevée valut l'honneur d'être recommandé par Sophocle aux tragédiens, et qui pouvait indifféremment servir aux deux sexes et aux deux pieds. Cette ubiquité était commode peut-être, mais ne devait pas enjoliver le pied de celui qui y recourait. Combien était mieux chaussé Bernard, roi d'Italie, celui qui eut les yeux crevés par ordre de son excellent oncle, Louis le Débonnaire, et dont un historien aussi enthousiaste qu'antique parle en ces termes : « Ses souliers étaient encore entiers ; ils étaient de cuir rouge, et la semelle était de bois ; ils étaient si justes, si bien faits à chaque pied et aux doigts de chaque pied, que le soulier gauche ne pouvait servir au pied droit ni le droit au pied gauche, finissant en pointe du côté du gros doigt. »

Cette pointe est-elle l'origine des souliers à la poulaine? Ce n'est pas probable, puisque ces absurdes chaussures ne firent fureur qu'au treizième siècle. Leur nom, d'après les uns, vient de celui d'un sieur Poulain, qui les avait inventés; il n'est, d'après les autres, qu'une corruption du mot polonaise, cette mode ayant d'abord pris naissance parmi les seigneurs de Pologne ; une troisième opinion rapproche le terme du nom de poulaine donné à l'avant d'un navire, et soutient que ces chaussures furent portées d'abord par le comte d'Anjou, Geoffroy V, dit Plantagenet, qui avait intérêt à dissimuler une excroissance de chair dont son pied était déparé. Toujours est-il que la pointe des chaussures en question, qu'on rattachait au genou par une chaîne de métal, avait une longueur fantastique, proportionnée d'ailleurs au rang social de celui qui les portait par un règlement qu'il était sévèrement interdit d'enfreindre : 2 pieds pour les princes et les grands seigneurs,

1 pied pour les nobles et les riches, un demi-pied pour les bourgeois.

Mais les souliers à la poulaine n'eurent qu'un temps, et, autant ils avaient été pointus, autant leurs successeurs eurent des bouts larges, carrés. Puis leur extrémité devint ronde sous Louis XIV, en même temps que leurs talons devenaient rouges, et qu'on les chargeait de rubans, de dentelles, de velours et même de pierres précieuses. Les rubans à leur tour cédèrent la place aux boucles, qui étaient d'argent ou d'or pour les gens de cour, d'acier pour les robins. Ainsi, par des métamorphoses successives, les chaussures sont arrivées à ce qu'elles sont de nos jours : par plusieurs points, elles ne valent pas mieux que celles de nos ancêtres.

Aujourd'hui, nous nous servons de souliers, de bottines et de bottes pour sortir, de pantoufles dans la chambre. Peu nous importe le choix qu'on peut faire entre ces diverses chaussures, et qui dépend de la nature des occupations autant que du goût de chacun. Les dimensions et la forme à donner à cette partie du vêtement nous intéressent, au contraire, énormément, au point de vue de la beauté du pied, de ce qui peut l'embellir ou l'enlaidir. Voulez-vous être bien chaussé? N'achetez jamais de chaussures toutes faites. Les pieds présentent de si grandes différences d'un individu à l'autre, que leurs caractères comptent parmi ceux que le service anthropométrique de la préfecture de police enregistre avec le plus de soin, en vue d'établir l'identité des « chevaux de retour ». Comment des bottines uniformément fabriquées sur un modèle moyen, qui ne se trouve pas dans la nature, pourraient-elles convenir au premier venu? Donc, vous ferez faire vos chaussures sur mesure. De plus, vous exigerez que cette mesure soit bien prise. En effet, beaucoup de cordonniers se contentent d'estimations approximatives, faites à vue de nez, sur des pieds chaussés et tenus en l'air, ou même sur un seul pied. Or, c'est sur les pieds bien appuyés sur le sol, tels qu'ils sont du matin au soir, et couverts seulement d'un bas ou d'une chaussette, que la mesure doit être prise ; et elle doit l'être successivement sur chaque pied : car l'habitude que les dames ont en général de mettre alternativement chaque bottine d'un côté, puis de l'autre, peut être commode, mais elle est mauvaise et irrationnelle, les deux pieds ne pouvant être superposés en raison de l'inclinaison naturelle qu'ils présentent, de sorte qu'ils sont exposés à être blessés pendant le séjour dans un moule qui n'est pas fait pour eux.

Quelles qu'elles soient, les chaussures doivent avoir des dimensions raisonnables dans tous les sens. On pèche rarement par excès de longueur et de largeur : cet excès, d'ailleurs, outre qu'il est laid, expose le pied à des ballottements dans la chaussure, et par suite à des frottements répétés qui peuvent amener des écorchures douloureuses. Bien plus souvent, c'est le reproche inverse qui est à faire : bottines et souliers sont ordinairement trop courts et surtout trop étroits. Certes un pied large, étalé, non cambré, dont on ne voit pas la fin, n'a rien de joli : aussi cherchons-nous à le rendre ou à le faire paraître petit et bien fait. Il n'y a rien à dire à cette coquetterie légitime quand elle ne dépasse pas les limites de la raison. Mais enfermer les extrémités inférieures dans des prisons si étroites qu'elles ne savent plus comment s'y loger, que les orteils arrivent à chevaucher les uns sur les autres faute de place, que le gros orteil se replie sous ses petits frères en désespoir de cause, c'est de l'insanité. On parvient ainsi à s'illusionner et à illusionner les autres sur la finesse de ses attaches, je le veux bien, mais au prix de quels inconvénients pour la santé et même pour la beauté! Pour la santé : car dans un pied et un bas de jambe aussi fortement serrés, le sang ne circule plus, d'où résultent un froid perpétuel de ces parties qui prédispose aux engelures, aux rhumes de cerveau et aux maux de tête, des fourmillements dans les mêmes points, des varices causées aussi souvent par cette constriction que par celle qu'exercent les jarretières, enfin des ulcères de jambe consécutifs aux varices. Pour la beauté : car l'exiguïté exagérée des chaussures est la principale cause des cors, durillons et ongles incarnés ; elle rend la démarche incertaine, disgracieuse, par elle-même, et par suite de ces altérations et déformations du pied.

Le mal est encore aggravé quand la forme des chaussures devient aussi ridicule que leurs dimensions. Dans ces dernières années, les bouts pointus, légèrement relevés même, rappelant de loin les fameux souliers à la poulaine, ont fait fureur : il n'y a pourtant qu'à contempler un pied nu pour s'apercevoir que son extrémité antérieure ne représente pas un triangle à pointe médiane, mais bien une surface oblique dont le gros orteil constitue la partie la plus saillante, et pour comprendre que celle-ci ne peut trouver sa place dans une chaussure dont le milieu est effilé comme une aiguille. Du reste, la majorité des Français se sont empressés de rendre aux Anglais ce qui est aux Anglais, et seuls quelques fanatiques des deux sexes tiennent encore pour les bouts pointus. Puisse le spectre des cors et autres inconvénients signalés plus haut faire revenir ces enragés à de meilleurs sentiments, et leur suggérer la sagesse de se commander des chaussures dont l'extrémité soit non pas carrée, ce qui est horrible, mais arrondie, forme certainement plus gracieuse que la première et en tout cas moins dangereuse.

Mêmes remarques pour les talons. Après avoir porté des talons dits Louis XV, c'est-à-dire presque aussi hauts que des échasses, beaucoup plus étroits du bas que du haut, et placés vers le milieu du pied, ce qui exposait aux entorses et aux fractures, nos élégantes se sont mises, toujours par esprit d'imitation anglomane, à avoir des talons larges, mais à peine élevés au-dessus du sol : elles marchaient en se dandinant, elles marchent maintenant en glissant, ce qui n'est pas beaucoup plus gracieux. Il est excellent que les talons soient de dimensions confortables et de situation convenable, au-dessous des talons naturels; mais il est bon qu'ils dépassent sensiblement le niveau de la terre, si nous ne voulons pas tourner aux pieds plats, nous et nos enfants.

Voilà un cours de cordonnerie comparée dont l'utilité dans cet ouvrage serait contestable, s'il n'avait pour but de prévenir certaines déformations du pied qui l'enlaidissent considérablement, et sur lesquelles je dois encore donner quelques explications, bien que j'en aie dit un mot chemin faisant. Ce sont les cors, les durillons et l'ongle incarné. Le durillon est un simple épaississement d'une région circonscrite de la plante du pied, dû à l'accumulation de plusieurs couches d'épiderme superposées, et produit par les frottements incessants auxquels sont exposés ceux qui ont des chaussures trop étroites... ou qui n'en ont pas. C'est l'analogue des callosités qu'on voit aux mains des ouvriers qui manient le rabot, etc. Les cors sont également causés par des souliers trop justes, et constitués dans leur partie superficielle par la superposition de couches épidermiques, sèches, qui ont fait dire à Ambroise Paré : « Leur col est dur et espais, comme la corne de lanterne; c'est pourquoy sont appelés cors ». Puis il existe de plus, et c'est ce qui distingue le cor du durillon, une partie plus mince, demi-transparente, qui prolonge la première dans la profondeur de la peau, où elle s'enfonce sous forme de clou. Les souffrances que causent les cors dans les temps humides viennent de ce que cette partie profonde, très hygrométrique, se gonfle et exerce sur les parties voisines une pression douloureuse. Rarement, il est vrai, les douleurs sont aussi prononcées que celles qu'endurait Silius Italicus, poète épique latin, qui se laissa mourir de faim pour échapper aux tourments que lui causait un cor, disent les uns, un ulcère incurable, prétendent les autres : il n'en est pas moins indiqué de se mettre à l'abri de ces productions incommodes ou de chercher à les guérir quand elles existent.

Pour en prévenir l'apparition, il suffit en général de ne pas se plier aux caprices de messieurs les cordonniers, ainsi nommés, comme on sait, parce qu'ils donnent des cors, et de n'accepter que des chaussures de dimensions et de forme appropriées à celles du pied, ni trop courtes, ni trop étroites.

Je veux que sur mon pied soit faite ma chaussure,

dit Molière. Cette exigence n'a rien que de très légitime, et empêcherait à elle seule beaucoup de cors et de durillons. Leur guérison est infiniment moins commode à obtenir. « Si quelqu'un consacrait toute sa vie à découvrir un spécifique pour la guérison des cors, dit Syndenham, il mériterait bien de la postérité et aurait suffisamment servi le genre humain. » Depuis deux siècles que cette phrase a été écrite par l'Hippocrate anglais, le spécifique est encore à trouver : avis à ceux qui ambitionnent cette place dans la mémoire reconnaissante des hommes, elle est vacante !

Ce n'est pas que les coricides, corifuges, onguents et pommades contre les cors fassent défaut; il y en a de brésiliens, de marocains, de russes et d'autres lieux. Mais aucun de ces moyens ne réunit le *cito*, *tuto* et *jucunde* requis; beaucoup sont inefficaces, quelques-uns sont dangereux. Parmi les topiques, je n'en vois qu'un qui réussisse souvent. C'est l'emplâtre salicylé dont certains pharmaciens se sont fait une spécialité, quoiqu'il puisse être préparé partout; encore a-t-il un inconvénient, c'est de n'agir qu'au bout d'un temps assez long, pendant lequel on est tenu d'appliquer chaque jour un petit carré d'emplâtre sur la tumeur épidermique.

Couvrir cette tumeur de deux emplâtres de diachylon, dont l'un, en contact avec le cor, est percé d'une ouverture laissant passer celui-ci, ou d'une sorte de bague en feutre comprimé qui entoure également le cor en son milieu, c'est un moyen palliatif qui soulage les douleurs en évitant la compression de la chaussure, mais qui ne guérit rien. L'application de feuilles de joubarbe ou de chélidoine, très usitée dans les campagnes, est inutile. La cautérisation avec la pierre infernale, la potasse, l'acide acétique ou nitrique, expose à des accidents graves si le caustique attaque les parties sous-jacentes, tendons, os et jointures. L'extirpation du cor avec une aiguille ou la pointe d'un scalpel est le procédé le plus radical, le seul qui amène une guérison certaine, parce que seul il enlève la partie enfoncée dans les chairs en même temps que l'induration superficielle; mais c'est un moyen dangereux qui, pratiqué par des mains inexpérimentées, a parfois déterminé le tétanos et la mort. Restent les deux procédés très analogues connus sous les noms de rugination et d'excision, et qui consistent à gratter avec un instrument mousse ou à enlever, à l'aide du tranchant d'un canif, la partie du cor saillante à l'extérieur : cette petite opération, répétée à intervalles de temps assez rapprochés, empêche les pressions produites par la chaussure, et peut à la longue faire disparaître un cor non invétéré; elle suffit toujours contre le simple durillon. C'est à elle, en somme, ou à l'application de l'emplâtre salicylé que je conseille de donner la préférence, quand on n'aura pas eu la sagesse de mettre en pratique ce principe, qu'il vaut mieux prévenir que guérir.

Quant à l'ongle incarné, c'est une lésion très douloureuse, siégeant presque toujours au gros orteil, et consistant en ce que les parties molles qui entourent l'ongle s'enflamment, se boursouflent et forment un bourrelet exubérant autour de cette lame cornée, qui semble entrer dans les chairs. Deux causes l'engendrent : l'une, c'est l'éternelle chaussure trop étroite, dont la compression violente et continuelle détermine une inflammation chronique des parties qu'elle presse; l'autre, c'est la façon vicieuse dont on coupe les ongles du pied. Plus ceux-ci sont arrondis, plus ils ont de chances d'être débordés par les parties voisines; si, au contraire, ils sont carrés, leurs pointes restent au-dessus et en dehors de ces parties, et ne tendent pas à y entrer. Il faut donc non seulement les tenir assez courts pour qu'ils ne soient pas heurtés par la chaussure pendant la marche, mais encore les couper toujours carrément. Lorsque l'ongle commence à s'incarner, on peut s'opposer aux progrès du mal en prenant des bains de pieds fréquents, introduisant entre l'ongle et les chairs voisines des brins de charpie dont on augmente progressivement le nombre, abandonnant les chaussures trop étroites, et prenant l'habitude de couper l'ongle en carré. Mais quand la lésion est très prononcée, une opération chirurgicale est seule capable d'y remédier.

XII

LE COU, LES ÉPAULES ET LA POITRINE

Différences du cou et de la poitrine dans les deux sexes. — Le torticolis. — Les humeurs froides. — Les colliers. — Moyens de conserver la blancheur et le poli des épaules et de la poitrine. — Causes qui font varier le volume des seins. — Procédés pour conserver ce volume intact. — Influence de la grossesse et de l'allaitement. — Le corset.

Contrairement à certaines baraques de la foire où s'exhibent des femmes géantes et à mollets ultra-dodus, l'entrée du présent chapitre est ouverte aux dames beaucoup plus largement qu'aux hommes, qui n'y trouveront que peu de renseignements à glaner pour l'entretien de leur beauté. En effet leur cou, généralement enfermé dans un carcan de toile qu'on nomme col droit, se cache modestement aux regards, et il a raison : car les veines qui se dessinent à sa surface en réseaux bleuâtres ou verdâtres, les cordes musculaires ou tendineuses qui soulèvent sa peau, l'angle saillant que le larynx fait sur sa ligne médiane et qu'on nomme vulgairement pomme d'Adam parce que les filles d'Eve en sont dépourvues, ne sont pas faits pour lui concilier l'admiration de ceux qui aiment les formes gracieuses. J'ai pourtant une remarque à faire à son sujet : elle s'adresse, du reste, aux deux sexes. C'est que le cou, tout en ne tolérant pas d'être trop largement exposé à l'air, dont le froid et l'humidité provoqueraient ou réveilleraient les laryngites et les bronchites, ne doit pas non plus être fortement serré par les faux-cols, cravates, foulards, etc. : car il est le lieu de passage des gros vaisseaux sanguins qui du cœur se rendent à la tête, de sorte qu'une constriction trop énergique exercée à son niveau amènerait l'accumulation du sang veineux au niveau du visage, qui prendrait une coloration écarlate des plus laides.

Toutefois il ne faut pas attribuer une importance exagérée à l'idée généralement reçue qu'un cou gros et court est un indice certain de future apoplexie cérébrale, sous prétexte que chez ceux qui présentent cette conformation le sang arrive plus vite, plus violemment et en plus grande abondance, du cœur au cerveau. La distance entre les deux organes ne varie guère, et le plus souvent la brièveté du cou est moins réelle qu'apparente, due à ce qu'il est rentré entre les épaules, au lieu d'en être franchement dégagé, disposition qui n'a rien de gracieux.

Quant aux épaules et à la poitrine masculines, elles se dissimulent plus soigneusement encore, et avec autant de prudence. Tout ce qu'on peut leur demander, c'est d'être suffisamment larges, pourvues de saillies musculaires bien développées, proportionnées au reste du corps, toutes choses qui s'acquièrent et se conservent à l'aide de la gymnastique et d'autres exercices du corps dont nous aurons plus tard à parler.

Il en va tout autrement pour les dames. Chez elles, les épaules, les bras, la poitrine, ont dans la vie mondaine mille occasions de rechercher les suffrages des connaisseurs, et tiennent une grande place dans l'appréciation qu'on fait de la beauté. Le cou n'a même pas besoin des bals et des soirées pour s'exhiber aux regards : il est visible à toute heure du jour, et c'est certainement un des plus séduisants attraits d'une jolie femme qu'une nuque blanche et ronde, avec sa fossette médiane qui semble appeler les baisers. Les abstracteurs de quintessence, qui ont le don de nous gâter tous nos plaisirs, ont voulu trouver certains rapports entre l'aspect du cou ou des bras et les qualités morales de celui ou de celle à qui ils appartiennent. Suivant eux, un esprit élevé ou médiocre, vigoureux ou sans consistance, irait avec des bras forts ou grêles, fermes ou mous ; un léger duvet annoncerait même un certain penchant à la volupté. La même tendance sensuelle serait annoncée par une inclinaison du cou vers l'épaule gauche, tandis qu'il pencherait à droite chez les individus portés à l'étude et à la méditation, en avant chez ceux dont l'indiscrétion et l'attachement excessif aux richesses sont les défauts dominants ; sa souplesse serait proportionnée à celle de l'esprit, son volume à l'élévation des sentiments, etc. Cherchez si vous voulez à vérifier dans votre entourage la justesse de ces observations ; pour moi, je n'y crois guère, et je trouve beaucoup plus simple d'admirer tout bonnement un cou flexible et gracieux, que de me creuser la tête pour savoir l'état d'esprit dont il est le signe.

Cette souplesse que nous admirons tant est fortement compromise et même abolie par l'affection du

cou qu'on nomme torticolis. Tantôt celui-ci est aigu,
survient brusquement, à la suite d'un refroidissement : c'est une sorte de rhumatisme musculaire.
Tantôt il est chronique, s'établit lentement, progressivement, sans grande douleur, mais a une durée
presque indéfinie. Dans les deux cas, la tête s'incline
vers l'une ou l'autre épaule, la figure est tournée
dans le sens opposé, le cou a une raideur qui le tient
dans une position vicieuse et disgracieuse. La beauté
est donc fortement intéressée à ce que cette difformité ne persiste pas. Aigu, le torticolis disparaît
assez vite sous l'influence du séjour à la chambre,
très facile à obtenir des dames, qui n'aiment pas à
se montrer en pareil état, de la chaleur entretenue
par l'application permanente d'une feuille d'ouate,
de frictions avec le baume tranquille, l'alcool
camphré, le chloroforme, etc. Chronique, il a souvent pour cause l'habitude prise par les enfants de
pencher toujours la tête du même côté en lisant,
écrivant, etc., de sorte qu'on pourrait prévenir son
apparition en corrigeant les enfants de cette mauvaise habitude. Une fois établi, il résiste ordinairement aux moyens qui réussissent contre l'état aigu,
et ne peut être efficacement combattu que par des
machines orthopédiques assez compliquées ou par
une opération chirurgicale : il ne faut cependant
pas hésiter à recourir à ces procédés ; car, je le répète, le torticolis est une difformité des plus désagréables.

Une autre maladie qui altère fortement la forme
du cou, ce sont ces grosseurs qui se développent sur
ses parties latérales, qu'on nomme glandes bien
qu'elles soient dues à l'engorgement des ganglions
existant naturellement en cette région, et qui sont

l'apanage des tempéraments lymphatiques et scrofuleux. Le terme de scrofule, tiré du mot latin, *scrofa*, truie, n'a même pas d'autre origine que l'analogie qu'on a voulu trouver entre l'encolure massive des porcs et le cou volumineux de ceux qui sont atteints de cette triste affection. Les grosseurs dont il s'agit entourent la mâchoire inférieure d'un cercle plus ou moins complet. D'abord dures, indolentes, mobiles, elles s'accroissent peu à peu, deviennent douloureuses, se ramollissent, suppurent, finissent par s'ouvrir à l'extérieur : les plaies qui résultent de cette ouverture, et qui fournissent incessamment de l'humeur, ont une durée très longue, et, quand elles se ferment, elles laissent des cicatrices irrégulières, indélébiles, adhérentes aux parties sous-jacentes, ce qui leur donne un aspect inégal et déprimé. Rien n'est plus répugnant que ces lésions, encore appelées écrouelles ou humeurs froides : elles suffisent à déparer le plus joli visage, et à éloigner les plus enthousiastes aspirants au mariage ou à autre chose. Aussi faut-il s'occuper, dès leur apparition, de ces grosseurs qui peuvent avoir pour la beauté des conséquences extrêmement fâcheuses ; et, comme elles se développent ordinairement dans le jeune âge, c'est aux parents qu'il appartient d'appliquer le traitement nécessaire.

Celui-ci consiste avant tout dans l'usage interne de l'huile de foie de morue à haute dose, dont on aidera l'action par celle d'un air pur et sec, d'un régime tonique, de bains de mer ou sulfureux, d'exercices en plein air, etc. Si malgré cela les glandes tendent à suppurer, il vaut beaucoup mieux les faire inciser par le bistouri chirurgical que de les laisser s'ouvrir spontanément, les plaies produites par l'instrument tranchant donnant des cicatrices infiniment moins laides que celles qui succèdent à l'ouverture naturelle. Le temps n'est plus où les rois et les saints jouissaient du privilège de guérir les écrouelles par la simple imposition des mains; le zouave Jacob lui-même et ses imitateurs n'ont qu'un pouvoir incertain, de sorte qu'une fois de plus c'est dans l'hygiène, la médecine, et la chirurgie, que nous devons chercher les moyens de garder la beauté.

C'est encore à ces trois sciences qu'il faut demander des ressources contre le goitre, cette tumeur de la partie antérieure du cou, qu'on observe surtout chez les habitants des vallées froides et humides du Valais, des Alpes, des Pyrénées, et contre les clous et anthrax, qui siègent principalement à la nuque et se développent en tous pays. Comme les glandes, ces affections nuisent à la beauté du cou ; comme elles, elles sont ordinairement d'origine lymphatique et scrofuleuse, et exigent des soins d'hygiène en même temps qu'un traitement vraiment médical.

Est-ce par coquetterie pure que les femmes portent des colliers ou l'invention en est-elle due au désir qu'aurait eu l'une d'elles de cacher les glandes, le goître, etc., dont elle était atteinte, comme la mode des gants très montants date, à ce qu'on dit, d'un eczéma qui déparait le bras de la femme d'un homme d'État de nos jours? Ce point n'est pas établi. Toujours est-il que l'usage n'en est pas récent. Les femmes grecques avaient des colliers nommés murènes, formés d'anneaux qui imitaient les écailles de ce poisson, d'autres à trois pendants, et bien d'autres encore; elles avaient des bracelets de formes très variées qu'elles portaient en haut du bras et même à la cheville aussi bien qu'au poignet. Les modernes ne le leur cèdent en rien sous le rapport de la diversité et de la richesse de ces parures. Ont-elles raison ? C'est discutable, car un cou gracieux et un poignet bien fait ne peuvent que perdre à être couverts d'ornements quelconques, si artistement travaillés qu'ils soient. Mais les bijoutiers peuvent être tranquilles : ils ne fermeront pas boutique de sitôt, par manque de clientes, l'amour du bijou étant plus naturel et plus profond encore chez la femme que celui de son corps.

Les épaules et les bras, dans le sexe féminin, se recommandent surtout à l'attention des amateurs par leur forme et leur blancheur. La rondeur est le principal attribut de la beauté : rien n'est laid comme des bras aplatis, carrés, taillés à coups de hache, comme des épaules anguleuses, osseuses, surélevées, prenant l'aspect qu'on compare vulgairement à celui d'un porte-manteau. Malheureusement nos moyens d'action sont assez limités pour corriger cette forme insolite, qui dépend tantôt d'une conformation congénitale et souvent héréditaire de mère en fille, tantôt d'un amaigrissement consécutif à une maladie grave, aiguë ou chronique. Dans ce dernier cas, il y a bien des chances pour qu'un régime fortifiant, ramenant l'embonpoint accidentellement perdu, rende aux épaules leur courbe gracieuse ; dans le cas de mauvaise conformation congénitale, nous sommes désarmés. Mais nous pouvons du moins ne pas altérer la forme, quelle qu'elle soit, qui leur a été octroyée par la nature, éviter par exemple que l'une des épaules ne soit plus haute que l'autre, ou que toutes les deux ne soient exhaussées de chaque côté du cou au point de cacher celui-ci presque complètement. Nous indiquerons dans deux des chapitres qui suivent les moyens qui, remédiant à la maigreur, ou prévenant et corrigeant les défectuosités de la taille, influent indirectement mais avec une réelle efficacité sur les épaules.

Quant à la blancheur, à l'aspect uni, marmoréen, qu'on aime à voir aux épaules et aux bras, comme à la poitrine, et qui les font classiquement comparer à l'albâtre, ce sont des qualités essentielles, qui appartiennent presque toujours à la jeunesse, mais que l'âge fait trop souvent et trop vite disparaître. Pour les conserver intactes le plus longtemps possible, des artifices invraisemblables ont été mis en pratique. C'est ainsi que certaines mères expérimentées appliquent, dit-on, sur la partie supérieure du corps de leurs filles, pendant la nuit, des morceaux de rouelle de veau cru, dont la froide température doit, dans la pensée de ces estimables personnes, entretenir l'état de fraîcheur des régions sur lesquelles on les place. Il est à peine besoin de dire que l'impression désagréable, répugnante, causée par cette application prolongée, n'est nullement compensée par les résultats obtenus : ceux-ci sont certainement trop peu appréciables pour faire supporter de gaieté de cœur cette torture d'un nouveau genre.

Pour garder aux épaules leur blancheur et leur poli, le meilleur moyen consiste à les vivifier chaque jour par des ablutions faites largement, avec l'eau froide en toute saison, à les soumettre en un mot, comme le reste du corps, aux pratiques de l'hydrothérapie: car celle-ci a de merveilleux effets pour conserver ou rendre aux chairs leur fermeté, et, tout en entretenant la santé générale en bonne condition, elle contribue puissamment à la conservation de la beauté. Cela vaut beaucoup mieux, en tout cas, que les diverses pâtes et autres produits à base de cold-cream, glycérine, etc., dont on revêt souvent les épaules et les bras. Ces préparations sont bonnes pour les actrices, qui ont besoin de donner à ces régions, comme au visage, un éclat capable de défier les feux de la rampe et qui, à la distance où elles sont vues, peuvent faire illusion sur le naturel de leurs appâts; mais à la ville, au bal, ces grossiers artifices ne trompent personne.

Cependant on cite des dames d'âge mûr ou avancé qui, désireuses d'avoir les apparences à défaut de la réalité, ont dépassé en ce sens les limites de la raison.

Ainsi une impératrice d'Allemagne, morte il y a quelques années, s'était fait faire, assure-t-on, une sorte de carapace de porcelaine qui rappelait celles qu'on met aux poupées, et dont elle se couvrait les épaules quand elle devait paraître aux bals de la cour; malheureusement, un cou ridé, parcheminé, émergeait de cette enveloppe et renseignait trop exactement les courtisans sur l'âge de leur souveraine. On raconte aussi qu'une Française très connue, habituée des réceptions officielles, ne doit l'admirable poli de ses blanches épaules qu'à une espèce d'émail, spécialement préparé pour elle. Mais tout cela, encore une fois, ne doit être employé que par les dames qui depuis de longues années ont dépassé la prime jeunesse et qui ont perdu tout espoir de voir renaître des charmes définitivement perdus. Il est infiniment préférable de conjurer cette perte par des soins d'hygiène répétés chaque jour, commencés dès le jeune âge; et le plus efficace de ces soins est l'emploi de l'eau froide, qui conserve à la fois beauté et santé.

Même quand le marbre a fait place au vieil ivoire, mieux vaut cacher l'outrage des ans à l'aide de la poudre de riz ou des fards blancs pulvérulents, ne contenant pas de céruse, qu'au moyen de pâtes grasses qui ont toujours l'inconvénient de nuire au fonctionnement de la peau et d'activer la décrépitude qu'elles ont la prétention de dissimuler.

Un dernier mot à propos des épaules. Assez souvent elles présentent des boutons arrondis, disséminés, durs, rouges ou violacés, qui leur donnent un aspect fort désagréable. Ces boutons sont une variété de l'éruption que nous avons déjà rencontrée au nez sous le nom d'acné et, comme ils se développent surtout à l'âge de la puberté, entre quinze et dix-huit ans, on nomme cette variété acné juvénile. Les jeunes filles qu'elle atteint en éprouvent une vive et légitime contrariété; heureusement elle disparaît assez fréquemment d'elle-même après le mariage. Le traitement que nous avons vu à propos de l'acné en général convient à cette forme.

Nous arrivons maintenant à la poitrine qui, chez la femme, a une importance de premier ordre: physiologiquement, c'est un organe essentiel de la maternité; au point de vue esthétique, c'est une des choses qui font le mieux juger de la beauté. Il est bien entendu que je n'entends pas par poitrine toute la cage thoracique avec son contenu, ainsi que le font les anatomistes, mais seulement, comme c'est l'usage dans le langage courant, la saillie faite par les seins à sa partie antérieure. Or les seins, outre qu'ils laissent facilement deviner leur forme et leur volume à travers le corsage qui les couvre, se montrent à découvert dans une foule de circonstances et font bien ou mal augurer du reste du corps. Montaigne protestait déjà contre l'abus du décolletage : « Nos dames, dit-il, ainsi molles et délicates qu'elles sont, s'en vont tantost entr'ouvertes iusques au nombril. » Jusqu'au nombril, c'est peut-être exagéré, ou bien il faut que « nos dames » aient acquis une certaine retenue. Mais elles laissent encore voir une bonne partie de leur blanche poitrine, et il faut avouer que personne ne s'en plaint, ni celles qui exposent à nos regards des trésors si enchanteurs, ni nous qui les admirons : encore faut-il pourtant qu'ils méritent cette admiration par des proportions convenables.

Un célèbre accoucheur contemporain, grand amateur du sexe qu'il a si souvent secouru dans des moments difficiles, prétend qu'un sein doit tout justement remplir la main d'un honnête homme. Combien y en a-t-il qui répondent exactement à cette appréciation, un peu élastique à la vérité? Bien peu sans doute à partir d'un certain âge, quelques-uns péchant par défaut, le plus grand nombre par excès contraire. Contre l'absence ou le trop petit volume des seins, on vend plusieurs préparations plus ou moins mamillaires dont le plus grand tort est de ne pas servir à autre chose qu'à emplir l'escarcelle de leurs inventeurs. Le sein, en effet, se compose de deux parties : au centre, la glande mammaire, qui sécrète le lait, et qui, rudimentaire dans l'intervalle des grossesses, ne prend un développement appréciable qu'après l'accouchement ; autour de cet organe, une couche de graisse qui s'y trouve toujours, indépendamment de la lactation, mais dont l'abondance est très variable d'une personne à l'autre. Il est bien évident que c'est aux différences que présente cette couche que les seins doivent leurs différences de volume, et que par suite celles-ci dépendent de la tendance plus ou moins prononcée qu'on a à engraisser. Ce n'est donc pas en couvrant la poitrine de pommades, d'onguents ou de liquides qu'on la rendra plus saillante, mais en remédiant à la maigreur générale de l'organisme : car si l'on peut, par un exercice répété, accroître le développement musculaire d'une région déterminée du corps, il est impossible d'y accumuler à volonté de la graisse à l'exclusion du reste de l'économie. Par conséquent, si vous trouvez que la nature s'est montrée trop parcimonieuse à votre égard sous le rapport des seins, n'en frottez pas la place avec des cosmétiques parfaitement inutiles; corrigez votre maigreur générale, engraissez, votre poitrine suivra le mouvement.

Bien plus souvent, c'est d'un excès de volume que les seins ont à se plaindre, ou plutôt leurs propriétaires, moins peut-être à cause de ce volume lui-même que de l'aspect mou et pendant qui en est la conséquence. Quelles sont les causes qui l'amènent? Nous trouvons en premier lieu l'influence de l'âge qui se fait sentir ici comme ailleurs, et qui agit en ramollissant tous les tissus, particulièrement les organes graisseux, dépourvus de charpente osseuse ou de soutien musculaire : pour prévenir dans la mesure du possible ce ramollissement sénile, le meilleur moyen est encore les ablutions froides, continuées en toute saison et aussi longtemps qu'on peut les endurer ; la stimulation générale qu'elles produisent a sur la conservation de la fermeté des seins un effet heureux qui a été maintes

fois constaté. L'obésité, ou simplement l'embonpoint
arrivé à un degré trop marqué, nuit aussi à cette fermeté, en augmentant outre mesure la couche de
graisse qui entoure la glande mammaire. Nous ren-
controns ici les conditions inverses de celles que
nous avons constatées plus haut |pour la raréfaction
de cette couche, et, de même que nous avons vu
qu'un engraissement général pouvait seul faire
augmenter les seins, de même un amaigrissement
sagement provoqué, par les moyens dont nous parlerons à propos de l'obésité, est seul capable de
faire diminuer des seins exubérants. Tous les topiques du monde n'y feraient rien, même ceux que
conseille Serenus Sammonicus, poète latin du troisième siècle : « Les femmes qui tiennent à avoir le
sein bien proportionné devront s'entourer les mamelles de guirlandes de lierre, qu'elles jetteront ensuite au feu, sitôt qu'elles les auront retirées ; puis
elles les frotteront le soir, soit avec de la graisse
d'oie mêlée à du lait tiède, soit avec un œuf de per-
drix, cet oiseau au bruyant caquetage. »

Les seins participent, en somme, à toutes les variations de ton, de vigueur, que subit l'économie, et
c'est pour cela que, sans même augmenter de volume, ils peuvent devenir tombants, flasques, à la
suite de maladies graves et des fatigues qui dépriment
la vitalité générale. Dans ces sortes de causes, la
grossesse et l'allaitement tiennent le premier rang.
Dans les derniers temps de la grossesse, les seins
prennent un grand développement, dû comme je l'ai
dit à l'accroissement que présente la glande chargée
de fournir le lait nécessaire au nouveau-né. Si la
jeune mère ne nourrit pas, la glande reprend assez
vite ses proportions ordinaires sous l'influence de

soins appropriés ; mais le sein dans sa totalité n'en a pas moins subi une distension exagérée, qui le plus souvent laisse des traces ineffaçables, les tissus qui entourent la glande ne revenant pas complètement sur eux-mêmes. Si la mère nourrit, le gonflement des seins continue pendant des mois, et après le sevrage de l'enfant, il persiste plus longtemps encore que dans le premier cas, avec les mêmes conséquences. Encore ne parlé-je pas des crevasses, abcès, etc., qui peuvent survenir aux seins avec ou sans allaitement.

Dans ces conditions, est-il de l'intérêt de la beauté que la mère ne nourrisse pas? Oui, sans doute : d'abord pour la poitrine, que des allaitements répétés ramollissent ; ensuite pour la beauté générale, que les fatigues inhérentes à ce genre d'exercice diminuent. Mais il est dans la nature que la femme allaite son enfant, et, quand elle est bien portante, c'est pour celui-ci une garantie de bonne santé. Je ne puis donc, comme médecin, donner aux mères le conseil de ne pas nourrir, bien que, cherchant pour mes lectrices les moyens d'être belles, je reconnaisse la fâcheuse influence des charges de la maternité sur les formes du corps. Mais je les engage du moins à limiter la distension que subissent les seins pendant la lactation, en soutenant toujours ces organes par une ceinture de tissu élastique portée directement sur la peau, et les maintenant sans les comprimer.

Cela m'amène à parler du corset, « cet instrument de torture dans lequel on cadenasse les jeunes filles dès l'âge le plus tendre », et qui, tel qu'on l'a longtemps porté, tel qu'on le porte parfois encore, a précisément pour effet d'exercer cette compression que

l'hygiène répouve. Dans quel but a-t-il été inventé ?
D'une part pour empêcher l'affaissement des seins ;
d'autre part, pour les faire proéminer, pour leur
faire faire une saillie modérée, qui, jointe à celle
des hanches et à la minceur de la taille, augmente la
beauté féminine. Le but en lui-même n'a rien de ré-
préhensible : c'est l'application qui est souvent mauvaise. On attribue généralement aux Romains le mérite ou le tort de cette invention : je crois que c'est
une erreur ; car si leurs femmes portaient volontiers
une ceinture moulée sur la poitrine, elles n'y adap-
taient ni les tiges ni les baleines qui constituent le
corset à proprement parler. En fait, la première ma-
chine de ce genre connue en France, avec buscs
de métal ou d'ivoire, date de Catherine de Médicis,
qui l'y importa d'Italie avec tant d'autres choses,
bonnes et mauvaises. Ainsi bâti, remontant jusqu'aux aisselles, pourvu d'épaulettes qui pressent
sur le haut de la poitrine, muni de tiges d'acier qui
le compriment et de buscs qui descendent jusqu'au
bas-ventre, serré outre mesure, le corset est aussi
nuisible que possible, à la beauté autant qu'à la
santé. Car il gêne la respiration, nuit au fonctionnement du cœur, entrave la digestion, appuie sur le
ventre : il en résulte que celles qui en font usage
ont des battements de cœur, éprouvent des étouffe-
ments, deviennent poussives, sont cramoisies après
les repas et dans les endroits chauds, sont exposées
à faire entendre des bruits intestinaux qu'on nomme
borborigmos ou gargouillements et qui indiquent
une digestion difficile, sont gênées dans tous leurs
mouvements, ont bien des chances de n'avoir pas
d'enfants. Napoléon exagérait peut-être lorsqu'il disait à Corvisart : « Ce vêtement, d'une coquetterie

de mauvais goût, qui meurtrit les femmes et maltraite leur progéniture, m'annonce des goûts frivoles et me fait prévoir une décadence frivole. » Mais le docteur Réveillé-Parise avait certainement raison d'avancer que sa suppression satisferait beaucoup de celles qui le portent. « Si, dit-il, par un caprice de la mode, le corset venait tout à coup à être proscrit, combien de femmes se trouveraient-elles heureuses ! et si, plus tard, on infligeait comme peine corporelle le port d'un corset, ainsi qu'on inflige la cangue aux Chinois, à coup sûr les femmes jetteraient les hauts cris et se révolteraient contre la barbarie du supplice. » Heureusement le corset est aujourd'hui tellement amélioré, qu'il n'y a plus guère lieu de partir en guerre contre lui : il ne réalise pourtant pas encore la perfection rêvée. D'abord chez les jeunes filles, et même pendant les années qui suivent immédiatement la puberté, un corset quelconque est inutile. On le leur donne sous prétexte de prévenir les déviations de la taille : mais ce résultat est bien plus sûrement obtenu, comme nous le verrons dans un prochain chapitre, par une surveillance attentive des attitudes et des exercices sagement pratiqués ; si le corset serre trop comme il devrait le faire pour maintenir la rectitude du torse, il est nuisible ; s'il ne serre pas, il ne sert à rien à ce point de vue (pardon du jeu de mots.)

Plus tard, lorsque l'âge, les grossesses, les allaitements, ont allongé les seins et relâché les parois abdominales, le corset est très utile : il contient les superbes, soutient les faibles, ramène les égarés ; de plus, il empêche le ventre de prendre ces proportions exagérées qu'on voit trop souvent aux dames d'un âge mûr. Mais pour atteindre ce but, point n'est besoin d'une armature bien compliquée. Jamais le corset ne doit monter jusqu'aux aisselles ni avoir de buscs descendant et pressant sur le ventre; jamais il ne doit être cerclé de lames d'aciers qui en font une cuirasse, une sorte de *carcere duro*; jamais il ne doit être serré par les efforts réunis de la femme de chambre et du mari. Une simple ceinture de tissu élastique faisant rentrer dans le devoir les insoumis qui tentent de s'en échapper, assez souple pour laisser à tous les organes un libre fonctionnement, facile à desserrer en cas de besoin : voilà ce que doit être le corset. Je reconnais que les femmes qui, comme madame Tallien, peuvent s'en passer toute leur vie, sont assez rares : au moins, que celles qui sont obligées d'y recourir le fassent avec prudence et se souviennent qu'un excès de coquetterie serait plus nuisible qu'utile à leur beauté, en amenant des troubles de toutes sortes très capables de les enlaidir.

XIII

LA PEAU ET LA FERMETÉ DES CHAIRS

Causes de l'affaissement des chairs. — L'hydrothérapie. — La
propreté corporelle. — Choix du savon de toilette. — Eaux et
vinaigres de toilette. — Les ablutions partielles et générales.
Les grands bains. — Bains simples et composés. — Les bains
de vapeur. — Les bains froids. — Les douches.

Imaginez le plus joli visage du monde, teint de
lis et de roses, cheveux superbes, yeux grands
comme ça, oreilles petites et bien dessinées, narines
mobiles et délicates, en somme une fort belle tête,
supportée par un cou gracieusement flexible. Joignez à cela des extrémités fines, aristocratiques, de
blanches épaules, des bras ronds, une poitrine suffisamment opulente. Est-ce le dernier mot de la
beauté physique, le type définitif de la perfection du
corps ? Pas encore, s'il manque à cet ensemble la
qualité que doivent présenter toutes ses parties sans
exceptions : la fermeté, le mélange de souplesse et
de résistance qui donne à la peau et aux tissus qu'elle
recouvre une stabilité très différente de celle des
blocs de gélatine. Si nous aimons voir au lapin une

chair parfaitement blanche, nous ne tenons pas à ce qu'elle soit flasque, au contraire : le goût que l'homme professe à cet égard pour la femme est semblable, toute révérence gardée; blancheur, rondeur, souplesse, partout; mollesse exagérée nulle part.

L'obésité a certainement une grande part dans la production de cette imperfection physique, qui cause une impression si désagréable. Nous en reparlerons dans le prochain chapitre. Mais le principal coupable dans ce ramollissement des chairs, c'est le temps, qui, sans même accumuler de graisse dans les tissus, diminue leur vigueur, leur élasticité naturelle, et les expose sans défense à l'action brutale de la pesanteur, laquelle tend à les entraîner dans une chute lamentable. Les fatigues, les veilles, les maladies, les grossesses répétées, l'allaitement prolongé, toutes les causes débilitantes, en un mot, contribuent bien à cette déchéance organique, à laquelle les tempéraments lymphatiques sont plus exposés que les nerveux et que les sanguins; mais, encore une fois, elle résulte avant tout de l'influence des années. Un peu plus tôt, un peu plus tard, tout le monde ou à peu près subit peu ou prou cette influence, et les personnes qui dépassent la cinquantaine sans la ressentir sont rares. Chose remarquable, c'est en Angleterre qu'on les rencontre surtout. C'est là qu'on voit le plus grand nombre de représentants des deux sexes garder jusqu'à un âge avancé ce ton, cet aspect ferme, sans lesquels la beauté n'existe pas plus que la santé.

Cet avantage est-il dû à la race, au climat, à la façon de vivre de nos voisins? Ont-ils moins de fatigues, moins de maladies que nous? Non, sans doute, et si vous interrogez ceux de nos compatriotes qui jouissent du même privilège, si vous cherchez en quoi leurs habitudes peuvent différer des vôtres, vous acquerrez bien vite la certitude que leur recette consiste en une pratique bien simple, dont les Anglais et les Anglaises usent très largement, dont ils abusent parfois : l'emploi de l'eau froide ou hydrothérapie. Aussi cette pratique mérite-t-elle de nous arrêter un instant, en raison des immenses services qu'elle peut rendre à la conservation de la beauté.

On sait que l'hydrothérapie a vu le jour vers 1834, et eut pour père un simple paysan de la Silésie autrichienne nommé Priessnitz. Voici ce que Schédel dit de ses débuts : « D'après les renseignements que j'ai pris à Græfenberg auprès de personnes de la famille même de Priessnitz, il paraît que celui-ci, partageant ses soins entre un mauvais petit cabaret, encore debout à Græfenberg, et quelques morceaux de terre, chétif héritage de ses pères, sut mettre à profit des indications vagues que lui donna un berger nomade sur les vertus curatives de l'eau. Le berger, il est vrai, ajouta des paroles mystiques ; mais Priessnitz fit comme Percy avait fait longtemps avant lui. Ce grand chirurgien raconte qu'un meunier ayant guéri à Strasbourg des blessés avec une eau miraculeuse, il essaya de l'eau simple et obtint le même succès. Le cabaretier de Græfenberg devina bientôt que l'eau, et non le charme, produisait la guérison, et employa le remède dans tous les accidents qui arrivaient à lui-même, à sa famille, à ses amis et aux bestiaux du voisinage... Prenant confiance dans les vertus de l'eau, il se livra exclusivement à ces soins médicaux, et, accompagné d'un

sien cousin ayant comme lui pour nom Priessnitz
(Gaspard), de qui je tiens ces détails, il traversait,
précédé de sa réputation de guérisseur par l'eau, et
ses éponges sur le dos, les montagnes qui séparaient
Græfenberg de la Silésie prussienne, où il allait donnant des consultations et employant ses remèdes
dans les villages. Les malades se rassemblaient en
foule sur les points où il se trouvait, et les ablutions
et frictions générales avec les éponges trempées dans
l'eau froide étaient pratiquées avec vigueur. La
police se mettait-elle en campagne, les Priessnitz,
avertis à temps, remettaient en sac leur léger bagage,
et, traversant la frontière, regagnaient Græfenberg
ou quelque village voisin, où le remède miraculeux
opérait de nouveau sur les foulures, les douleurs,
les maux de dents et les maux d'aventure des paysans, ainsi que sur les maladies de leurs bestiaux,
et plus particulièrement de leurs chevaux boiteux...
Chaque année vit augmenter le nombre de ceux qui
venaient chercher la santé à Græfenberg. Le vieux
cabaret fut exhaussé d'un étage ; les masures voisines, y compris les écuries où venaient se loger des
personnes des meilleures familles, furent remplacées par d'autres bâtiments beaucoup plus grands et
plus commodes. Dans presque tous les pays d'Europe, des établissements hydriatiques se formèrent
à l'instar de celui de Græfenberg ; les récits les plus
exagérés eurent cours, et, de persécutée, la nouvelle
méthode devint à son tour persécutrice. Tout médi-
cament fut considéré comme un poison, la saignée
comme un véritable assassinat, et les médecins, en
attendant mieux, furent jugés dignes du mépris de
tous les honnêtes gens. »

Ainsi, les origines de l'hydrothérapie furent des

plus humbles. Comme l'hypnotisme, dont j'ai présenté l'histoire dans un autre ouvrage, elle fut pendant longtemps laissée entre les mains des empiriques, avant d'être scientifiquement employée par les médecins. Aujourd'hui, ceux-ci la recommandent dans un très grand nombre de cas, dont il faut faire deux parts. Tantôt, ils font servir l'hydrothérapie au traitement d'une infinité de maladies, chroniques plus souvent qu'aiguës, anémie, chlorose, troubles nerveux, etc. : alors ils emploient successivement ou concurremment l'enveloppement dans le drap mouillé, le maillot humide, les affusions froides sur la tête, les bains froids, les douches froides ; pendant ce temps, suivant le procédé de Priessnitz, ils font boire une grande quantité d'eau froide au malade, qui transpire abondamment. Tantôt, ils font servir l'eau froide uniquement aux besoins de l'hygiène, et ne la conseillent que sous forme d'ablutions, de bains, de douches. La partie thérapeutique de cette méthode doit évidemment nous rester étrangère ; la partie hygiénique, au contraire, nous intéresse directement, au point de vue de la propreté du corps comme de la fermeté des chairs.

« Addison a dit que la propreté est une demi-vertu. Mais c'est aux mamans et aux bonnes de la faire pratiquer aux enfants ; il semble superflu et il est presque de mauvais goût à un moraliste de venir la conseiller. On dira encore à une femme : Soyez élégante ; mais comment lui dire : Soyez propre ? » Moi qui ne suis pas moraliste, mais simplement médecin, je me crois forcé à moins de réserve qu'Addison, et que Sainte-Beuve, qui cite l'écrivain anglais. Dût-on trouver mon conseil de mauvais goût, je me permets d'insister sur les mérites de la propreté corporelle, sans laquelle la beauté ne saurait exister.

Il est des régions, comme le visage, le cou, les mains, qui, étant constamment découvertes, sont particulièrement exposées aux souillures que l'air véhicule et qui se déposent à leur surface. Il en est d'autres, telles que le tronc, les bras, les membres inférieurs, qui, étant en général couvertes, sont tenues à l'abri de ces souillures. Mais des lavages fréquents n'en sont pas moins utiles à ces dernières parties : car, en quelque point du corps qu'on la considère, la peau est en état de rénovation continuelle; les lamelles épidermiques qui forment sa partie superficielle, repoussées par celles qui se forment dans la profondeur, s'éloignent du centre qui les nourrit, deviennent caduques, perdent leur vitalité, et finissent par tomber. D'autre part, la peau renferme une multitude de glandes, sécrétant de la sueur et des matières grasses, qui s'amassent à sa surface et se mélangent aux lamelles d'épiderme mortifiées. La plus grande partie de ces produits tombe dans les vêtements et les imprègne si bien que, si on les pèse au moment où ils sont neufs et après un certain temps d'usage, on trouve à cette dernière époque une augmentation de poids appréciable, qui ne peut évidemment provenir que de l'accumulation des produits de sécrétion cutanée.

Un changement de linge souvent répété, quotidien si c'est possible, est donc une condition essentielle de propreté et de salubrité. Mais il ne suffit pas d'envoyer son linge au bain, il faut y porter le corps lui-même, pour le débarrasser plus sûrement et plus complètement des matières grasses qui le couvrent, et qui y resteraient indéfiniment adhérentes si on ne les entraînait mécaniquement.

Moïse et Mahomet, ces grands législateurs doublés d'excellents hygiénistes, avaient si bien compris la nécessité des ablutions quotidiennes qu'ils en avaient fait une pratique religieuse dont l'importance ne le cédait guère à celle de la prière. Malheureusement, on triche avec Dieu comme avec la loi humaine, et les Juifs n'ont pas tardé à réduire au strict nécessaire le respect des prescriptions qui leur avaient été faites au nom de Jéhovah. Les Arabes, encore plus farceurs, se contentent d'un peu de salive, ou même, j'ai honte de le dire, d'urine ou de sable, pour asperger leur visage, quand la recherche de l'eau leur occasionnerait un trop grand dérangement. Les Grecs et les Romains, au contraire, abusèrent des bains, et les firent souvent servir à la satisfaction de passions beaucoup moins avouables que celle de la propreté. Aussi le Christianisme, confondant l'abus et l'usage, professant de plus pour la beauté physique un mépris fort exagéré, déconseilla les soins corporels à ses disciples, ce qui aboutit à l'effroyable malpropreté dont le moyen âge a vu l'apogée, et qui a été consacrée dans le courant de ce siècle en la personne du bienheureux Labre. Aujourd'hui, nous comprenons l'utilité de la propreté, nous consacrons à son entretien quelques minutes par jour. Mais les Français ne savent pas, en général, qu'en prolongeant un peu le temps fort utilement donné à l'emploi de l'eau, en variant ses moyens d'application, ils atteindraient un double but : ils maintiendraient le corps dans un état de vigueur satisfaisant en même temps qu'ils le débarrasseraient des impuretés qui en souillent l'extérieur.

A propos du visage, des oreilles, des mains, des pieds, j'ai déjà eu l'occasion de parler des ablutions auxquelles on a coutume de soumettre ces diverses régions. J'ai dit les conditions dans lesquelles ces lavages doivent être faits, j'ai indiqué la température de l'eau, qui doit être froide ou fraîche en toute saison. Je n'ai à y revenir qu'à propos d'une question qui se pose aussi bien pour les grands bains que pour le débarbouillage du visage et d'ailleurs : le savon et les eaux ou vinaigres de toilette.

Les savons sont toujours composés de corps gras unis à un oxyde alcalin, la soude ou la potasse : c'est à ce dernier corps qu'ils doivent leur propriété de dissoudre les matières organiques accumulées à la surface de la peau, propriété qui les rend indispensables pour nettoyer chaque jour le visage et les mains, et de temps à autre les autres parties du corps. Le choix du savon de toilette est donc basé sur la nature de ses deux composants; la soude, étant moins irritante pour la peau que la potasse, est préférable ; quant au corps gras, sa première qualité est d'être bien frais, les substances rances produisant aussi l'irritation de l'enveloppe cutanée. Le savon dit de Marseille est infiniment trop irritant: qu'il serve au lessivage du linge, jamais à celui du corps. Les savons à bas prix, piquetés, marbrés, présentant des parties inégalement colorées, transparents en certains points, opaques dans d'autres, sont aussi à rejeter: ils renferment presqu'à coup sûr des graisses de mauvaise qualité, rancies. Les savons translucides donnent, au contraire, une grande sécurité à l'acheteur: il est trop facile de s'apercevoir que la matière grasse qu'ils renferment est décomposée, pour qu'on ose alors le mettre en vente. Mais défiez-vous des savons à parfum très violent : bien souvent cette odeur forte n'est ajoutée que pour masquer celle, aussi caractéristique que désagréable, de la graisse rance.

Il est impossible au commun des mortels de faire l'analyse chimique du savon qu'ils achètent; mais tout le monde peut, par la vue et l'odorat, se faire une idée très approximative de la composition de ce produit. Un bon savon est homogène, uni, résistant sous le doigt; sa couleur et sa transparence sont égales partout; il donne avec l'eau une mousse légère, abondante, sans grumeaux; son odeur, quel que soit d'ailleurs le parfum qu'on a choisi et qui est sans importance, est pure, non mélangée à celle de vieille graisse. J'ajoute qu'il doit porter la marque d'une maison qui ne sacrifie pas la qualité de ses produits au bon marché qu'il est si facile d'obtenir avec des marchandises de nature inférieure. Quant aux savons dits médicinaux, antiseptiques, sulfureux, au goudron, etc., ils ont des propriétés souvent fort actives, qui doivent en restreindre l'emploi à des cas spéciaux dont le médecin doit être laissé juge.

Tous ces détails sont plus importants qu'on pourrait croire au premier abord : car ils influent grandement sur l'état de la peau, à laquelle les mauvais savons sont aussi nuisibles que les bons sont utiles. Ils intéressent surtout les personnes dont la peau est délicate, fine, facilement atteinte d'éruptions diverses. Que ces personnes-là ne se laissent pas tromper par des étiquettes fallacieuses, qu'elles ne croient pas que les savons à base de suc de laitue, de guimauve, de son, etc., valent mieux que d'autres pour elles : ces substances ne peuvent qu'être incorporées au mélange d'huile ou de graisse et de soude, qui, nous l'avons dit, forme tous les savons ; c'est ce mélange qui irrite la peau, sans que ce qu'on y ajoute puisse empêcher complètement cette irritation. Si donc celle-ci a lieu, c'est aux savons eux-mêmes qu'il faut renoncer, en les remplaçant par la pâte d'amandes, ou l'eau de son, de guimauve, etc., en nature.

Les savons étant toujours parfumés, il semble que cela devrait satisfaire le besoin d'odeurs qu'ont la plupart des femmes et beaucoup d'hommes. Mais non; il faut encore qu'ils y joignent des liquides aromatisés de mille et une façons. Ces liquides sont sans utilité. Sont-ils au moins inoffensifs? Pas toujours. Je reconnais que certains d'entre eux, vendus sous le nom d'*eaux* ou de *vinaigres de toilette*, sont bien préparés, composés avec des plantes fraîches macérées dans l'acool ou le vinaigre suffisamment étendu d'eau : à ceux-là je n'ai aucun reproche à faire. Mais ce sont les plus rares. Souvent l'alcool est beaucoup trop fort, le vinaigre trop concentré : il en résulte que, si dans les premiers jours on est très satisfait de la fraîcheur et du coloris que cela donne au teint, on ne tarde pas à se repentir de son achat en constatant que la rougeur s'accentue et devient permanente par suite de l'irritation produite sur la peau par ces liquides trop radicaux. D'autres fois ceux-ci renferment, au lieu de plantes, des sels toxiques, de plomb par exemple, qui donnent à l'eau dans laquelle on les verse un aspect opalin agréable à l'œil, mais qui sont aussi dangereux localement que pour la santé générale. Si donc vous m'en croyez, vous n'emploierez ni eaux ni vinaigres de toilette, ou, si vous voulez en faire usage, vous vous en tiendrez à l'eau de Cologne de qualité supérieure, et à deux ou trois autres liquides que je ne nommerai pas pour ne pas faire de réclame à leurs inventeurs, mais dont la réputation bien établie est le plus sûr garant de leur valeur.

Les ablutions partielles sont connues et employées par tout le monde, j'espère du moins pour mes compatriotes que l'usage en a pénétré dans toutes les classes sociales. Leur principal rôle est d'entretenir le corps propre, elles ne contribuent qu'indirectement à le conserver sain et vigoureux, en favorisant les fonctions de quelques points de la peau : il est bon, à ce dernier point de vue, de les étendre à la partie supérieure de la poitrine et au siège, pour activer la circulation du sang. Mais elles ne suffisent pas à donner et à garder aux chairs toute la fermeté désirable: pour atteindre le but, c'est aux ablutions générales, quotidiennes, froides, qu'il faut recourir. Que ce mot d'ablutions ne vous effraye pas, rien n'est plus simple que cette pratique hydrothérapique. Il n'est même pas besoin du fameux *tub* si employé par les Anglais en voyage, ni du petit appareil qu'on appelle, je ne sais pourquoi, *éponge américaine*, et qui n'est autre chose qu'une grosse éponge incluse dans un cylindre de métal percé de trous. Vêtu comme Adam avant le péché, c'est-à-dire parfaitement nu, vous vous placez au centre d'une grande cuve de métal ou d'un baquet; dans cette posture, vous saisissez une grosse éponge immergée dans un seau plein d'eau froide et placé à votre portée; levant cette éponge au-dessus de votre tête, vous l'exprimez fortement, de sorte que son contenu ruisselle sur votre corps et en mouille instantanément la totalité. Vous recommencez cette manœuvre à deux ou trois reprises; puis avec un linge bien sec et un peu rude, ou mieux avec un gant de crin, vous vous faites ou vous vous faites faire une friction rapide et générale qui enlève toute trace d'humidité. Alors vous vous rhabillez vivement, et vous faites un peu d'exercice, une petite course au dehors ou un travail manuel dans l'appartement.

C'est tout, et on conviendra que le dérangement n'est pas grand. Comment donc se fait-il qu'une chose aussi simple, et pourtant si utile, soit si rarement usitée? A cela il y a plusieurs raisons. La première, c'est que nous redoutons *à priori* l'eau froide, nous nous imaginons que ce liquide va nous glacer et causer dans notre organisme une perturbation désastreuse. Il est bien vrai que la première sensation est celle d'un saisissement qui est souvent assez désagréable, mais comme il ne s'agit pas du tout de séjour dans l'eau, que l'opération doit être très rapidement menée, qu'une réaction salutaire s'opère dès que les frictions commencent ou au moins pendant l'exercice qui les suit, le refroidissement n'est nullement à craindre. Les ablutions générales donnent, au contraire, à l'économie, un endurcissement contre le froid et l'humidité, bien propre à la mettre à l'abri des maux de gorge et des rhumes. D'autre part, nous nous abstenons de ces ablutions, nous autres Français, parce que nous nous figurons qu'elles exigent une perte de temps considérable, une installation très compliquée; or, un quart d'heure à peine, c'est tout ce qu'il est nécessaire de leur consacrer; une cuvette, une grosse éponge ordinaire, une serviette de toile, de l'eau froide, voilà tout le matériel exigé. Car il est bien entendu que le savon n'a rien à faire ici, puisqu'il ne s'agit plus de propreté comme dans les ablutions partielles ou dans les grands bains; et que l'eau chaude serait un contre-sens, puisque c'est l'action du froid qu'on cherche.

Y a-t-il à prendre des précautions particulières minutieuses, exigeant à chaque instant l'intervention du médecin? Non, les règles à suivre ne sont ni compliquées ni difficiles à retenir. Chez certains individus la réaction, le réchauffement qui doit vite succéder au refroidissement initial, s'opère avec une etxrême lenteur ou ne se fait pas: en pareil cas les ablutions sont dangereuses, il faut y renoncer. Ce retard dans la réaction s'observe surtout chez les jeunes enfants et chez les vieillards: aussi les lavages partiels, avec de l'eau tiède et non glacée, conviennent seuls aux âges extrêmes. Je sais bien que les Anglais commencent l'emploi de l'eau froide dès la première ou la seconde année de l'existence: je crois cette conduite imprudente, et je ne conseille pas de l'appliquer aux enfants n'ayant pas atteint cinq ou six ans. Mais il ne faut pas non plus exagérer l'attente: ce n'est pas quand le temps a commencé son œuvre, quand déjà les tissus s'affaissent, qu'il faut recourir aux ablutions générales pour la première fois; c'est un moyen préventif, et non curatif. Il vaut évidemment mieux débuter en été ou au printemps, la réaction se faisant alors plus facilement que dans les saisons froides: mais une fois commencées, elles doivent être continuées sans interruption, même en hiver, à moins que la température ne soit trop rigoureuse.

Les circonstances qui exigent une cessation momentanée sont assez rares. Je citerai, par exemple, certaines époques de l'existence féminine, qui se présentent périodiquement tous les 28 jours. Suivant certains médecins, il n'y aurait pas lieu de suspendre l'usage des ablutions générales et des douches pendant cette période mensuelle : je ne suis pas de leur avis ; je crois qu'il est prudent d'interrompre à ce moment, où la femme est particulièrement sensible à toutes ces influences physiques et morales, l'usage de l'eau froide, qui peut arrêter brusquement un flux naturel, et provoquer alors coliques, inflammations, etc. Une toux opiniâtre, fréquente, quinteuse, nécessite aussi une interruption, à laquelle on n'est pas tenu quand le rhume est léger.

Quant au moment de la journée à choisir pour se livrer aux ablutions, le meilleur est évidemment le matin, au sortir du lit : on n'est pas encore habillé, on peut ensuite aller à ses affaires ou vaquer aux soins du ménage. La fête serait complète si, après avoir usé de l'eau froide le matin, pour se préparer aux fatigues du jour, on employait les affusions tièdes ou chaudes avant de se coucher, pour détendre ses muscles et assurer le repos de la nuit ; mais ce serait peut-être trop demander.

Mais les ablutions ne dispensent pas d'un autre mode d'application externe de l'eau, du grand bain, revenant à échéances plus éloignées. Car si l'eau froide, pure, telle qu'on l'emploie dans les ablutions générales, a un effet tonique des plus énergiques, si elle conserve aux chairs leur fermeté et leur vigueur, si elle suffit à nettoyer en gros la totalité du corps, elle est impuissante à dissoudre les matières grasses de la peau, et à assurer le bon fonctionnement de celle-ci. C'est pourquoi le grand bain tiède est nécessaire à tout le monde, même aux personnes qui usent quotidiennement de l'eau froide avec libéralité.

Les grands bains dits simples, d'hygiène ou de propreté, par opposition aux bains médicinaux dont la composition répond à des indications thérapeutiques spéciales, sont soumis à certaines règles concernant la température de l'eau, la durée de l'immersion, les substances à ajouter au liquide, etc.

Pour être utile, le bain doit avoir une température de 30° à 35° suivant la saison et les susceptibilités individuelles : alors il développe un sentiment de bien-être, détend les muscles, assouplit la peau. Plus chaud, il est affaiblissant, amollit les chairs, détruit en une fois l'effet obtenu par les ablutions générales de plusieurs jours. Plus froid, il est dangereux par le saisissement qu'il occasionne et les rhumes dont il peut être le point de départ. Le thermomètre indique facilement la chaleur de l'eau ; on peut en juger, à défaut de cet instrument, par les sensations perçues : comme la température de 35° est très voisine de celle de la surface du corps, on ne doit éprouver dans le bain ni froid ni chaud, ni gêne respiratoire, ni sueurs, ni maux de tête.

Les bains ne doivent pas être trop souvent répétés, ni trop longtemps prolongés ; sans quoi, ils aboutiraient au même résultat que les bains trop chauds, à un affaiblissement marqué. Un bain tous les huit jours, d'une demi-heure de durée environ : c'est, comme on dit en mathématiques, ce qui est nécessaire et suffisant. Le meilleur moment de la journée pour cette petite opération serait certainement la soirée, l'instant qui précède le coucher, si ce choix n'était empêché par l'heure généralement tardive à laquelle on dîne et l'obligation de laisser s'écouler 2 ou 3 heures entre le repas et l'entrée dans l'eau : aussi l'habitude de prendre son bain avant le dîner est-elle fort répandue, et elle n'est pas mauvaise en somme, à condition qu'on rentre chez soi immédiatement après. Ce qui vaudrait encore mieux, ce serait de le prendre au réveil, et de se recoucher ensuite pendant quelques minutes. Malheureusement cela n'est possible qu'aux heureux de ce monde qui disposent d'une salle de bains chez eux, bonheur fort rare à Paris et dans les grandes villes de France, et qui est d'autant plus appréciable que les établissements payants, mais publics, sont d'un aménagement par trop primitif.

Qui n'a gémi d'être enfermé dans ces infimes cabines, où on passe par de pénibles alternatives de chaud et de froid, où on est à l'étroit dans des baignoires laides et banales, où la pensée est attristée par la demi-obscurité qui y règne et par le véritable emprisonnement qu'on vous y fait subir, où tout enfin contribue à diminuer l'effet utile et agréable qu'on est en droit d'attendre d'un bain? Dans ces dernières années on a fait de grands efforts pour inspirer l'amour de l'eau aux classes laborieuses, en créant à leur usage des piscines à eau courante où on peut se plonger et barboter moyennant un prix modique. C'est très bien, mais tout le monde n'aspire pas au bonheur de se baigner en commun, et, pour ceux qui préfèrent la solitude à l'économie, les propriétaires d'établissements devraient bien augmenter un peu le confortable embryonnaire qu'ils offrent à leurs clients. Pourtant tels qu'ils sont, ces établissements rendent des services : mieux vaut se baigner là que nulle part.

Que faut-il mettre dans l'eau du bain? Cela dépend

du but qu'on se propose d'atteindre. Lorsqu'on veut simplement satisfaire aux lois de la propreté, le savon suffit : il faut seulement le choisir avec soin, comme nous l'avons dit plus haut. Pour mieux assurer la dissolution des matières grasses qui recouvrent la peau, il est bon de verser dans la baignoire 250 grammes de carbonate de soude (*vulgó*, cristaux de soude), ce qui donne le bain alcalin : mais il ne faut pas dépasser cette dose en général. Veut-on avoir une action stimulante, une excitation cutanée et générale qui donne un coup de fouet à l'économie, on ajoute à l'eau du bain une infusion de plantes aromatiques, thym, lavande, menthe, sauge, romarin; le bain stimulant de Pennès, qui contient des essences tirées de ces plantes, est précieux à ce point de vue; on peut encore employer l'eau de Cologne qui a les mêmes effets. Désire-t-on, au contraire, produire sur la peau une action calmante, adoucissante? On peut choisir entre le bain d'amidon (500 grammes d'amidon ou de fécule de pomme de terre), le bain de gélatine (500 grammes de gélatine), le bain de son (2 kilogrammes de son qu'on place dans un sachet au fond de la baignoire), le bain de tilleul, etc.

Les Grecs et les Romains employaient beaucoup les bains d'huile. Madame Tallien prenait des bains dans lesquels 20 livres de fraises étaient écrasées avec 2 livres de framboises rouges, et au sortir desquels la belle Merveilleuse se faisait frictionner avec une éponge imbibée de lait et de parfums. A une époque plus rapprochée de la nôtre, d'excentriques actrices ont pris des bains de champagne, de lait pur, etc. : c'est du moins ce que rapporte la chronique scandaleuse, je vous prie de croire que je n'y

ai pas été voir. Ce sont là des fantaisies aussi inutiles que coûteuses : les fraises et les framboises ne
laissent rien de leur belle couleur sur la peau;
l'huile et le lait ne l'adoucissent pas mieux que le
son ou l'amidon ; le champagne ne la stimule pas
plus que les espèces aromatiques. Par suite l'eau
pure, savonneuse, ou additionnée de quelques
substances très simples, suffit parfaitement pour les
grands bains, qui, pris tièdes, pendant un temps et
à intervalles raisonnables, ont la plus heureuse
action sur la peau.

Je suis beaucoup moins enthousiaste des bains
de vapeur, qui consistent, on le sait, dans le séjour
plus ou moins prolongé au milieu d'un air très
chaud, porté à 45° ou 50°, et tantôt entièrement sec
(bain d'air chaud ou étuve sèche), tantôt chargé d'humidité (bain de vapeur proprement dit ou étuve humide). Dans les deux cas, celui qui est exposé à une
pareille température ne tarde pas à être pris d'une
transpiration extrêmement abondante, qui peut être
très utile aux obèses et aux rhumatisants, mais qui
chez les personnes en bonne santé ne produit pas
autre chose qu'un grand affaiblissement, sans compensation avantageuse. Cet affaiblissement est moins
prononcé, il est vrai, avec le bain russe et le bain
turc. Dans le premier, une douche froide, en pluie,
sur tout le corps, succède au bain à vapeur; dans le
second, le séjour successif dans trois pièces dont la
chaleur va en augmentant est suivi d'un massage
énergique, de flagellations sur les parties charnues
du corps avec des baguettes de bouleau, de frictions
sèches à l'aide du gant de crin ; enfin d'une douche
d'eau tiède. Ces pratiques sont agréables au moment
où on s'y livre, elles diminuent la perte de forces

occasionnée par une sudation prolongée, mais elles ne la font pas complètement disparaître, de sorte que les bains de vapeur, de quelque nom qu'on les affuble, ont en somme plus d'inconvénients que d'avantages : ils amollissent au lieu d'accroître la vigueur du corps.

A propos de bains, je devrais peut-être parler des bains de mer. Mais l'immersion dans l'eau salée, comme l'exposition quotidienne à l'air marin, n'a trait qu'indirectement à la beauté. Le séjour au bord de la mer et les bains qu'on y prend peuvent aider à la conserver en réveillant les forces vitales. Plus souvent ils lui nuisent à cause de l'excitation trop vive qu'ils donnent à la peau, ainsi que nous l'avons vu à propos du visage. Je me borne à rappeler que l'air vif du littoral est mauvais pour les personnes sujettes à l'eczéma, au hâle, aux taches de rousseur et autres colorations anormales de la figure et des mains qui doivent au moins être protégées par une large ombrelle, un chapeau à bords rabattus, une voilette sérieuse, des gants longs.

Les mêmes inconvénients n'existent pas avec les bains froids ordinaires, qui sont toniques sans être irritants pour la peau. Tout le monde sait qu'il vaut mieux les prendre dans l'eau courante d'une rivière ou d'un fleuve que dans une eau stagnante ; qu'ils ne doivent pas durer plus de quinze à vingt minutes ; que les moments les plus favorables sont ceux où la chaleur est modérée, où l'air n'est pas trop frais, où la digestion est achevée ; qu'il vaut mieux se jeter d'un coup dans l'eau et y remuer vivement, que d'y entrer peu à peu et d'y rester immobile ; qu'il est nécessaire de faire ensuite un exercice suffisant pour provoquer la réaction.

Moyennant ces précautions, le bain froid est salutaire, donne de la vigueur à l'économie.

Sans entrer [dans le détail de tous les procédés hydrothérapiques, je dois dire un mot des douches, qui ne servent pas seulement au traitement des maladies, mais ont aussi une valeur hygiénique de premier ordre. Les douches de vapeur, écossaises, sulfureuses, etc., sont d'ordre médical, tandis que les douches froides peuvent être employées avec avantage par les gens les mieux portants. Elles sont, pour la pratique courante, de deux espèces principales : la douche en jet ou en lance, qui se donne à l'aide d'un tuyau en caoutchouc terminé par un ajustage en métal assez analogue à la lance des pompiers ; et la douche en pluie qui se prend en se plaçant au-dessous d'un réservoir plein d'eau froide, dont on fait [basculer le fond au moyen d'un levier terminé par une corde. La douche en jet est la meilleure, comme donnant le maximum de stimulation organique : sa durée doit être très courte, un quart de minute seulement, surtout au début ; la température de l'eau ne doit pas être inférieure à 8° ni supérieure à 13°, pour que l'effet soit suffisant sans être dangereux. La percussion qu'elle exerce à la surface du corps, et qu'on peut faire varier en augmentant ou diminuant la pression de l'eau, serait trop forte pour les enfants et les vieillards qui doivent s'abstenir de douches ; elle pourrait être dangereuse pour les tempéraments sanguins, apoplectiques, et pour toutes les personnes atteintes de maladies de cœur, qui devront se contenter d'ablutions générales. Mais cette percussion donne justement à la douche un avantage sur les ablutions pour les adolescents et les adultes en bon état de santé, qui y trouvent un excellent moyen d'accroître une énergie physique imparfaite.

En résumé, à ceux et à celles qui ont souci d'entretenir leur peau non seulement propre, ce qui est élémentaire, mais souple et ferme, qui veulent lutter contre l'affaissement et l'amollissement des chairs que le temps amène, qui désirent conserver la vigueur physique qu'on considère à juste titre comme un des principaux signes de la beauté, je dis ceci : préoccupez-vous dès la seconde enfance, ou au plus tard pendant l'adolescence, des soins à prendre dans ce but : plus tard il ne serait plus temps. Le premier de ces soins, l'unique même, si on fait abstraction des fatigues et des maladies qui ne sont pas toujours évitables, c'est un emploi large, mais rationnel, de l'eau froide appliquée à la surface du corps. Il ne suffit pas de se laver le bout du nez et les mains chaque matin ; il faut inonder tout le corps, tous les jours, au réveil ; le temps très court et le matériel très primitif que cette petite manœuvre exige ne sont rien auprès des résultats qu'elle donne. Si on peut joindre une douche froide aux ablutions générales, cela n'en vaut que mieux, mais on n'est pas dispensé pour cela des grands bains tièdes qui activent le nettoyage de la peau, sans affaiblir comme le font la plupart des bains de vapeur. Hors de l'eau, pas de salut ; avec l'eau froide, conservation de la santé et de la beauté : voilà un des articles de foi de l'esthétique humaine.

XIV

L'OBÉSITÉ ET LA MAIGREUR

Embonpoint et polysarcie. — Inconvénients et dangers de l'obésité. — Cas d'obésité monstrueuse. — Origines de la graisse dans l'économie. — Causes de l'obésité. — Régime alimentaire des obèses. — Les boissons. — Le repos et l'exercice. — Traitement médical de l'obésité. — Les stations thermales. — Causes de la maigreur. — Cure d'engraissement. — L'huile de foie de morue et l'arsenic.

« Le limaçon nuit à la rose, dit J. Janin, l'oïdium au raisin, le ver à la pomme, le taret au navire, le nuage au soleil, le hâle au visage, et les plis au velours, mais cent fois plus le terrible embonpoint aux beautés de vingt ans. » J'en suis fâché pour l'illustre critique, mais il a fait entre les mots d'*embonpoint* et d'*obésité* une confusion qu'une seconde d'attention suffît à faire éviter, bien qu'elle soit constamment commise dans le langage courant. Par sa composition même, le premier terme indique que le corps se trouve en bon état, est arrivé à un point de développement satisfaisant. Loin d'être un défaut physique, l'*embonpoint* donne un grand charme aux femmes qui le possèdent; il arrondit leurs formes, il contribue puissamment à leur beauté. C'est quand ce point est dépassé, quand la graisse s'accumule en quantité exagérée dans les régions où elle existe habituellement en proportion modérée, qu'il faut parler d'obésité; alors seulement, la beauté est sérieusement atteinte. Un pas de plus et l'on voit apparaître l'état qu'on nomme *polysarcie*, formé de deux mots grecs signifiant littéralement beaucoup de chair : dans cet état la graisse, au lieu de se limiter à la couche profonde de la peau, envahit des tissus qui en sont ordinairement dépourvus et dont par suite le fonctionnement est si gravement compromis que la santé générale s'en trouve altérée.

Ainsi dans l'embonpoint la quantité de graisse du corps est proportionnelle au volume de celui-ci et à sa stature : son poids égale le vingtième du poids total du corps. D'autre part, un adulte en bonne santé, ayant 1 mètre 70 de taille, pèse en moyenne 67 kilogrammes. Donc un individu qui présente cette moyenne possède un embonpoint convenable; s'il le dépasse, il est obèse ou en voie de le devenir; s'il ne l'atteint pas, il est maigre. Autant nous devons chercher à conserver un embonpoint suffisant, autant nous devons prévenir ou faire disparaître l'obésité et la maigreur : voyons de quels moyens nous disposons pour y parvenir.

Normalement l'organisme renferme une certaine quantité de graisse qui se dépose principalement dans le tissu situé immédiatement sous la peau, qu'elle rembourre pour ainsi dire et qu'elle protège contre les pressions et chocs extérieurs ; on la trouve surtout sous la peau de l'abdomen dans les deux sexes, autour de la mamelle chez la femme. De plus, elle forme une petite boule à la joue et une sorte de coussinet au fond de l'orbite, derrière le globe de l'œil. Enfin elle existe, mais en très petite quantité, autour des muscles, des nerfs, des vaisseaux.

Tandis que le volume de la boule de la joue et du coussinet de l'orbite n'est pas sensiblement influencé par les alternatives d'engraissement et d'émaciation, la graisse qui double la peau est sujette à d'énormes différences, principalement au niveau du ventre et des seins; c'est là qu'elle diminue chez les maigres, qu'elle s'amasse chez les gras. Aussi ceux-ci commencent-ils par « prendre du ventre », leur paroi abdominale augmentant d'épaisseur par interposition d'éléments graisseux. Puis ces éléments gagnent la poitrine et rendent la gorge molle, pendante. Ils s'étendent aux bras, aux jambes, dont ils altèrent les contours et auxquels ils enlèvent toute forme humaine. C'est ainsi qu'en un temps plus ou moins rapide toute l'économie est infiltrée de graisse et que le corps entier prend une apparence tout à fait difforme.

A cette disgrâce, à ces altérations extérieures, trop nuisibles et facilement appréciables, se joignent, si l'obésité persiste, s'accroît, arrive à la polysarcie, des lésions profondes, qui consistent dans l'envahissement par la graisse d'organes où elle ne doit pas exister, tels que le cœur, l'enveloppe extérieure des poumons, le foie, les reins, la substance des muscles. Aussi l'obésité très prononcée s'accompagne-t-elle de troubles digestifs, de grande difficulté de la respiration, d'essoufflements fréquents. Elle produit chez l'homme une impuissance

complète ou un affaiblissement de la virilité et chez
la femme une stérilité déjà notée par Hippocrate,
accompagnée d'absence ou de troubles de la mens-
truation. Elle détermine un affaiblissement musculaire, une apathie physique à laquelle se joint bien
souvent une torpeur intellectuélle; les obèses
redoutent le moindre effort, ne trouvent de satisfaction qu'à boire, manger et dormir, sont indifférents à tout ce qui n'a pas rapport à ces trois actes
de la vie végétative, deviennent d'un égoïsme féroce
et sont parfois impropres à toute opération mentale
un peu complexe. Aussi les hommes gras étaient-
ils, dans l'antiquité, systématiquement éloignés des
affaires publiques. C'était aller un peu loin, car,
sans parler de Platon, qui était paraît-il extrêmement gras, on peut citer de profonds philosophes
comme Hume, d'habiles hommes d'État comme
Fox, qui, bien qu'obèses, ont grandement servi et
illustré leur pays.

Mais laissons de côté l'affaiblissement intellectuel,
qui n'est pas constant, et les dangers de maladie et
de mort qui ne surviennent qu'avec la polysarcie.
Il n'en reste pas moins que l'obésité nuit considérablement à la beauté, quand elle arrive aux degrés
extrêmes dont on trouve de nombreux exemples
dans les auteurs. Le professeur Picot dit que « les
chiffres de 180, de 200, de 250 livres, pour des personnes adultes, sont des chiffres ordinaires; ceux
de 300, 350 livres, ne sont pas rares ; il est enfin des
exemples de sujets obèses ou polysarciques dont le
poids est allé jusqu'à 420, 530 et 584 livres, et au
delà; des enfants de dix ans et de treize ans ont pesé
113, 140 et 214 livres. » Le docteur Aran a observé
une jeune fille de vingt-cinq ans dont « la tête, sup-

portée par un cou monstrueux, était perdue dans les épaules; il existait une énorme hypertrophie des-joues, du menton, des paupières, qui lui donnait un aspect hideux; les mamelles, aussi grosses que la tête d'un adulte, retombaient sur le ventre, dont les régions inférieures couvraient les cuisses en formant un énorme repli; chez elle la graisse formait bien certainement plus des quatre cinquièmes du poids du corps, qui fut évalué à 200 kilogrammes. » Cette jeune fille est morte des suites de cette affection.

Brillat-Savarin a rencontré un cas semblable. « Ce que j'ai vu de plus extraordinaire en ce genre, dit-il, était un habitant de New-York, que bien des Français peuvent avoir vu dans les rues de Broadway, assis sur un énorme fauteuil, dont les jambes auraient pu porter une église. Edouard avait au moins 5 pieds 10 pouces, et comme la graisse l'avait gonflé en tous sens, il avait au moins 8 pieds de circonférence. Les doigts étaient comme ceux de cet empereur romain à qui les colliers de sa femme servaient d'anneaux; ses bras et ses cuisses étaient tubulés, de la grosseur d'un homme de moyenne stature, et il avait les pieds comme un éléphant, couverts par l'augmentation de ses jambes. Le poids de la graisse avait entraîné et fait bâiller la paupière inférieure; mais ce qui le rendait hideux à voir, c'était trois mentons en sphéroïde, qui lui pendaient sur la poitrine dans la longueur de plus d'un pied, de sorte que sa figure paraissait être le chapiteau d'une colonne torse. »

On cite encore un enfant de quatre ans qui pesait 104 livres; un autre, Philippe Hutin, âgé de treize ans et demi, et pesant 214 livres; le nommé Edouard Bright, qui à dix ans et demi pesait 144 livres, à vingt ans 355, et treize mois avant de mourir 584 livres. On a vu un Anglais peser 600 livres, et un autre 649.

Comment de pareilles monstruosités peuvent-elles se produire? En d'autres termes, quelles sont les causes de l'obésité? Pour trouver la solution de cette question, indispensable à l'institution du traitement, il nous faut indiquer sommairement les origines des graisses de l'économie et les transformations qu'elles subissent dans ce laboratoire vivant. Beaucoup de nos aliments, tirés du règne animal ou végétal, renferment des matières grasses, qui dans le tube digestif se trouvent en contact avec des sucs particuliers, lesquels les rendent aptes à se mêler au sang : aussi ce liquide prend-il une teinte opaline, laiteuse, pendant la période digestive, surtout quand le repas précédent a été composé d'aliments très gras. Ceux-ci sont la principale source de la graisse de l'organisme; mais les aliments féculents et sucrés en fournissent aussi, ainsi que les aliments azotés, c'est-à-dire la viande maigre, le poisson, les œufs, le lait : car on engraisse les oies de Strasbourg et les porcs américains en les bourrant de boulettes de maïs et autres plantes féculentes; les abeilles exclusivement nourries de sucre donnent cette matière grasse qui est la cire, des chiens auxquels on ne fournit que de la viande pour aliment arrivent à engraisser.

Nous n'entrerons pas dans le détail des opérations chimiques à l'aide desquelles le tube digestif transforme en graisse les aliments féculents, sucrés et azotés : il nous suffit de constater le fait, dont nous ferons notre profit.

Quant à la destinée des graisses ainsi produites,

elle est double : une certaine proportion de ces matières sort de l'organisme, mélangée à la sueur, incorporée au lait chez la femme, ou encore sous diverses formes plus compliquées; la plus grande partie se fixe dans les divers points de l'organisme où nous l'avons signalée. Cette accumulation est d'autant plus prononcée que les animaux auxquels on fournit un excès d'alimentation sont maintenus à un repos plus complet : c'est pour cela que les porcs, les oies, les poulets, qu'on veut engraisser, sont enfermés dans des étables ou des cages étroites, en des endroits obscurs, où les mouvements possibles sont rares et limités, où le sommeil vient naturellement et fréquemment.

Ainsi, d'une part, une alimentation trop abondante engraisse, quelles que soient les substances qui la composent : pourtant les aliments gras sont ceux qui amènent le plus sûrement le résultat. D'autre part, une partie de la graisse formée s'amasse dans l'économie, et l'abondance de cette accumulation augmente avec le repos. Il y a donc deux causes d'engraissement : excès de recettes, diminution de dépenses. Quand les deux causes sont réunies, le budget de l'économie devient d'une richesse qui, dans le domaine des deniers publics, ferait sauter de joie les contribuables, mais qui dans le cas particulier est désolante.

Ces notions sont aussi bien applicables à l'espèce humaine qu'aux animaux. Il est de notion vulgaire que les grands mangeurs, les grands flâneurs, les grands buveurs, engraissent. Ceux qui font entrer dans leur alimentation beaucoup de beurre, de graisse, d'huile, de gras de viande, de ragoûts, ont une tendance spéciale à l'obésité : mais une nourriture quelconque, féculente ou sucrée, a un effet semblable, du moment qu'elle est en quantité surabondante. Il en est de même pour les boissons : l'ingestion immodérée de liquides, quels qu'ils soient, amène l'engraissement; mais il en est parmi eux qui produisent plus sûrement ce résultat. Telle est la bière, dont la réputation à cet égard n'est plus à faire : en Allemagne, le pays de la bière, la graisse fleurit plus que l'oranger. Tel est aussi l'alcool, dont l'action est cependant variable : les excès alcooliques amènent souvent l'obésité parce qu'ils empêchent les opérations chimiques par lesquelles les graisses sont transformées en divers produits faciles à éliminer de l'économie; mais parfois ils font maigrir par suite des maladies de foie et d'estomac qu'ils occasionnent et des troubles digestifs qui en sont la conséquence.

Quant à l'influence du repos sur l'engraissement de l'homme, elle est aussi évidente que pour les animaux. Les obèses se recrutent principalement parmi les gens oisifs, qui vont toujours en voiture, qui ne se livrent à aucun travail du corps ni de l'esprit : car il est certain que les opérations intellectuelles prolongées ou répétées sont aussi peu favorables à l'engraissement que les travaux manuels.

Voilà les origines fondamentales de l'obésité. Autour d'elles se groupent quelques conditions particulières, qui pour la plupart trouvent leur explication dans des causes analogues. Ainsi, les gens mariés ont plus de tendance à engraisser que les célibataires des deux sexes. Pourquoi? C'est que l'état de mariage amène en général une alimentation plus réglée, plus abondante, de meilleure qualité, et une satisfaction plus profonde, un repos de l'esprit plus complet : ces avantages, auxquels il faut joindre la régularité de la vie de famille, compensent largement le supplément de fatigues qu'occasionnent parfois de plus grandes préoccupations d'affaires.

On avait attribué cette influence du mariage sur l'obésité à l'accroissement de fréquence des plaisirs vénériens qu'il provoque, et on avait basé cette idée, en opposition formelle avec ce qu'on sait de l'action débilitante de ces plaisirs, sur l'état grassouillet que présentent souvent les femmes qui se livrent à la prostitution. Mais Parent-Duchâtelet fait observer avec raison que ces femmes ont une vie fort peu active, passent à manger, à boire et à dormir, le temps qui n'est pas pris par leur *travail*. Il n'y a donc pas là de contradiction avec les principes établis plus haut, au contraire. De même, si on voit beaucoup de prisonniers engraisser, c'est à cause de la vie sédentaire qu'ils mènent, du peu d'exercice qu'ils prennent, ce qui leur est commun avec les hommes de bureau, souvent très gras. De même encore, si l'adage populaire que « le chagrin engraisse » est vrai, ce qui est contestable, cette influence ne peut-elle pas être attribuée à ce que les gens dans la peine sortent peu, se confinent chez eux ? Une autre preuve de l'action de la vie sédentaire se trouve dans la plus grande fréquence que l'obésité présente dans le sexe féminin.

Les animaux et les individus châtrés engraissent : voyez les chapons, les chats « coupés », les eunuques ; tous deviennent obèses, par suite de l'abstinence forcée des pertes de liqueur séminale que leur impose l'ablation des testicules. Les femmes auxquelles on a enlevé les ovaires et qui par suite n'ont plus de flux menstruel, celles qui ne sont plus réglées ou dont les règles sont peu abondantes, deviennent souvent obèses à cause de la diminution de dépenses organiques résultant de la suppression de l'écoulement sanguin. Il en est de même des individus chez lesquels l'amputation d'un membre a diminué les dépenses de tout ce qui était employé à la nutrition de ce membre.

Est-ce tout? Pas encore. Qui ne connaît des personnes qui, mangeant fort peu, ne buvant pas davantage, faisant un exercice suffisant, engraissent pourtant d'une façon continue? Inversement, qui n'a remarqué que des individus restent maigres malgré la quantité d'aliments et de boissons qu'ils absorbent, le repos prolongé qu'ils prennent? On cite un Français qui, bien qu'avalant jusqu'à 16 livres de nourriture par jour, ne put jamais sortir de la catégorie des maigres. Il faut donc qu'il y ait encore autre chose qui règle l'augmentation ou la diminution de l'embonpoint : c'est une disposition naturelle, que possède chacun de nous, dans un sens ou dans l'autre, et dont une explication satisfaisante n'est pas donnée. Ce que nous savons, c'est que cette disposition existe et est indispensable à l'apparition de l'obésité; qu'elle est héréditaire; qu'elle est plus prononcée chez les personnes au teint enluminé, à la chevelure blonde ou châtain, au tempérament lymphatique, que chez les individus à teint pâle ou mat, bruns, nerveux; qu'elle commence surtout à se manifester vers le milieu de l'âge adulte, entre 30 et 35 ans. Toutefois, lorsque la tendance à l'obésité est sous la dépendance de l'hérédité, ou, ce qui n'est pas rare, de la scrofule, de la goutte, de l'herpétisme, du diabète, elle peut se manifester dès l'âge le plus tendre : cela ressort des tableaux dressés par deux auteurs anglais, Wadd, qui rapporte que sur 34 cas l'obésité avait paru 17 fois avant 20 ans, et Chambers, qui sur 31 observations en a noté 6 se rapportant à des enfants de 1 à 10 ans, et 8 de 11 à 20 ans.

En somme, une prédisposition transmise par hérédité, et des excès de nourriture, de boissons, de repos, mettent en œuvre cette disposition, produisant la rupture du budget organique : voilà à quoi se réduisent les causes de l'obésité, voilà ce qu'il faut se rappeler si on veut la prévenir ou la combattre d'une façon rationnelle. Aussi, je commencerai par écarter du traitement quelques pratiques qui, basées sur l'empirisme, ne réussissent que passagèrement ou pas du tout. Je connais une dame qui, depuis plusieurs années, se rend chaque matin aux Halles pour acheter quelques paquets de varech, cette plante marine dont le nom scientifique est *fucus-vesiculosus*, et qui arrive à Paris avec les homards qu'elle enveloppe. Rentrée chez elle, cette bonne dame fait bouillir dans l'eau son emplette, et avale consciencieusement ce répugnant breuvage. Elle prétend que cela la fait maigrir : franchement, je ne m'en aperçois pas ; mais si elle dit vrai, elle doit certainement cet heureux résultat à la course qu'elle fait pour aller chercher son herbe plus qu'à la vertu propre de la tisane qu'elle en prépare. Car le varech n'a aucun effet sur l'obésité, non plus que la sauge des prés, qui stimule simplement la digestion ; que l'iode, qui réussit seulement contre le gros cou ou goître, lequel n'a aucun rapport avec l'embonpoint exagéré ; que le poivre, le gaïac, etc.

Je ne suis pas plus enthousiaste d'une opération qui a été pratiquée il y a quelque temps sur un jeune homme dont le ventre et les cuisses étaient doublés d'une telle couche de graisse que la marche était devenue impossible. Un chirurgien, touché de cette infortune, fit une incision à la peau de l'abdomen et enleva quelques livres de la matière en excès. Une fois recousu, le patient, après un repos de quelques jours, put, nous dit-on, aller, venir, se promener à pied, et, tout exultant, il fit part de son bonheur au public par la voix de la presse. Je ne doute pas du résultat immédiat de ce dégraissage d'un nouveau genre : mais je me demande en quoi il a servi un sujet qui, par suite d'une évidente prédisposition, a la perspective de voir revenir bientôt son obésité première. Le dégraissera-t-on tous les ans, tous les six mois? Recommencera-t-on indéfiniment l'opération? Je ne le pense pas. Alors je ne vois pas qu'il y ait lieu de chanter victoire, ni de trouver dans cet exemple une méthode de cure radicale de cette infirmité.

La vérité est que l'intervention du médecin est ici très limitée, que celle du chirurgien n'a pas de raison d'être, et que c'est à l'hygiène qu'il faut faire appel. Une personne qui se trouve trop d'embonpoint, et qui veut en arrêter les progrès, doit avant tout réduire au strict nécessaire la quantité des aliments et des boissons qu'elle absorbe, et faire parmi eux un choix éclairé. Le malheur est que les obèses sont d'autant plus portés à manger et à boire outre mesure, qu'ils sont parfois doués d'un appétit vorace et d'une soif très vive, et que le plus souvent leurs digestions sont parfaites, de sorte que rien ne les arrête sur la pente fatale : l'un d'eux, qui engloutissait en moyenne 16 livres de bœuf par jour, fit plusieurs fois le pari qu'il mangerait un veau entier en une seule journée, et gagna toujours. Une sobriété relative est cependant indispensable : manger le moins possible, c'est par là qu'il faut commencer.

Les obèses doivent s'abstenir presque complètement de beurre, de graisse, d'huile, de gras de viande; les ragoûts qui contiennent de la graisse, les sauces blanches qui renferment du beurre et de la farine, sont mauvais pour eux. Le lait ne leur vaut pas grand'chose : ils le prendront en petite quantité, non sucré. Les haricots, pois, lentilles, fèves, le vermicelle, le tapioca, le riz, les nouilles, le macaroni, leur sont sévèrement interdits : ils peuvent user modérément des pommes de terre, bouillies à l'eau plutôt que cuites sous la cendre, frites ou sautées. S'ils peuvent se passer complètement de pain, tant mieux; sinon, qu'ils se contentent à chaque repas d'un très petit morceau de pain, un peu rassis et de seconde qualité, pour éviter les tentations. Le sucre leur est défendu, non seulement en nature, mais sous forme de pâtisseries, plats sucrés, bonbons, confitures, chocolats, fruits sucrés, comme raisin mûr, cerises douces, poires, abricots, pêches, melon. Pas ou peu de soupes et de potages, ou au moins potages très clairs, et mieux encore un peu de bouillon seulement, sans pain ni pâtes; des viandes noires ou blanches, peu importe, pourvu que la quantité n'en soit pas exagérée, qu'elles soient rôties ou grillées, que le beurre et la graisse employés à leur préparation soient rares ; des œufs et des poissons également accommodés avec le minimum possible de matières grasses; des légumes frais, oseille, chicorée, épinards, asperges, haricots verts, tomates ; des fromages faits ou cuits, comme gruyère, roquefort, port-salut; des fruits acides, pommes, oranges, groseilles, sans sucre bien entendu : voilà comment doit être composé le menu des obèses.

En fait de boissons, la plus mauvaise est la bière : ceux qui prennent du ventre doivent en ignorer le goût. Ils doivent aussi s'abstenir de vins sucrés, de champagne, de boissons gazeuses, de liqueurs alcooliques. Sous aucun prétexte, ils ne boiront dans l'intervalle des repas. En mangeant, ils se contenteront d'un verre, un verre et demi de liquide : un tiers de vin de Bordeaux dans deux tiers d'eau ordinaire, c'est ce qu'il y a de mieux. Après le repas, ils peuvent prendre café noir ou thé, mais non sucré.

Puis vient la question fort délicate de l'exercice. On perdrait son temps en conseillant à une personne obèse de faire tout d'un coup une gymnastique effrénée ou une longue marche; elle en est incapable. C'est par entrainement qu'il faut procéder. On commencera par un travail des bras exécuté à domicile : une dame peut s'imposer la tâche de ranger ses armoires; un homme fort, empiétant par hasard sur les fonctions du domestique, déménager quelques meubles, porter un poids, scier même du bois s'il en a le courage. Puis on marche au pas, d'abord à la maison, dehors ensuite : le premier jour, on va lentement jusqu'au bout de la rue; le lendemain on allonge le chemin, et on arrive peu à peu à faire de vraies courses, mais sur un terrain plat pour éviter l'essoufflement. On passe alors aux exercices proprement dits, en particulier à la gymnastique et à l'équitation ; si celle-ci fait parfois engraisser les cavaliers consommés, les officiers par exemple, qui ne font aucun effort inutile et qui trouvent dans cet exercice un stimulant de l'appétit et de la digestion, il n'en est pas de même pour les novices qui s'escriment à rester en selle et à manœuvrer leur monture ; ceux-là, l'équitation les fait maigrir.

La durée du sommeil et du séjour au lit ne doit en aucun cas excéder 6 à 7 heures, juste le temps nécessaire au repos : sitôt éveillé, il faut se lever, sans quoi le bénéfice de l'agitation de la veille serait perdu. Le travail intellectuel a bien son importance, pourtant il faut reconnaître que, si les fatigues cérébrales continuent à entretenir la maigreur chez ceux qui la présentent, elles sont beaucoup moins efficaces que l'exercice physique pour la produire chez les personnes déjà grasses.

Les moyens précédents empêchent une accumulation nouvelle de graisse dans l'économie ; les suivants ont pour but de soustraire à l'organisme une certaine proportion de ses éléments, de façon à en diminuer le volume total. Ce sont d'abord les bains de vapeur, qui, par l'abondante transpiration qu'ils provoquent, évacuent au dehors une grande quantité de liquide, contenant quelques principes constituants du corps : à ce point de vue, le bain turc est bon. L'hydrothérapie agit indirectement dans le même sens : en stimulant les fonctions générales, la douche froide favorise les échanges qui se font incessamment entre les tissus du corps et la transformation de la graisse en produits dont la sortie est facile. Les alcalins agissent aussi en régularisant les digestions : voilà pourquoi le bicarbonate de soude ou sel de Vichy, pris à la dose de 2 à 3 grammes dans un peu d'eau au début du déjeuner, ou l'eau de Vichy bue dans le vin pendant les repas, sont utiles aux obèses. Les purgatifs sont également bons, par un mécanisme facile à comprendre : comme ils ne sont efficaces qu'à condition d'être souvent renouvelés, et que cette répétition serait irritante pour l'intestin avec les purgatifs forts, on se contentera de laxatifs, comme l'eau de Birmenstorf, dont on boira un grand verre le matin à jeun, deux fois par semaine.

Telle est la conduite à tenir pour ceux qui veulent enrayer les progrès d'une obésité menaçante ou diminuer celle qui est déjà établie. Malheureusement il est plus facile d'en poser les indications que d'en obtenir la stricte exécution. Comment condamner à la portion congrue des gens dont la capacité digestive n'est satisfaite que par des aliments et des boissons en abondance ? Comment obliger à un exercice quotidien des malheureux qui suent eau et sang pour se peigner ou se chausser ? C'est à l'usage de ces voraces et de ces paresseux qu'ont été inventés les tisanes, poudres et autres merveilleuses préparations qui, s'il faut en croire les prospectus, font disparaître l'obésité sans qu'il soit nécessaire de s'astreindre à un régime quelconque. Mais celui qui en fait l'expérience renonce bien vite à l'emploi de ces produits charlatanesques et charentonesques, qui ne font diminuer que l'embonpoint du porte-monnaie. Rien ne remplace la sobriété et l'exercice : il faut, au début surtout, une grande force de volonté pour se plier à ces exigences ; mais l'espoir de voir disparaître un état aussi nuisible à la beauté doit, il me semble, inspirer un courage suffisant.

A ceux pourtant qui ne se sentiraient pas capables de tant de vertu à domicile, je conseillerai d'aller, pendant trois ou quatre ans de suite, faire une cure de six semaines dans certaines stations d'eaux minérales. Celles-ci agissent presque uniquement par le sulfate de soude qu'elles renferment, elles ont avant tout un effet purgatif : mais comme on a changé de milieu, qu'on vit avec des gens qui s'entraînent les uns les autres, qu'on prend plusieurs fois par jour cette eau laxative, qu'on trouve généralement dans ces endroits qui ont la spécialité des obèses une table dont les menus sont à leur usage, il est moins pénible d'y suivre les conseils de la sagesse. Marienbad et Kissingen ont à cet égard une grande réputation ; sans dire du mal de ces endroits qui ont au moins le tort d'être hors de France, je me permets de recommander la station de Brides, en Savoie, qui est beaucoup moins lointaine, sans être moins efficace que ses fières rivales.

Les gras sont-ils plus nombreux que les maigres? Je le crois ; je pense surtout qu'à notre époque, dans notre pays, l'obésité est plus commune parmi les femmes, la maigreur parmi les hommes, ce qui tient à la différence du genre de vie plus qu'à une disposition inhérente au sexe. Quoi qu'il en soit, les deux états inspirent un égal chagrin à ceux qui en sont atteints, et, comme l'un est l'antithèse de l'autre, il suffit, pour connaître les causes et le traitement de la maigreur, de prendre le contre-pied de ce que nous avons dit de l'obésité.

Laissons de côté l'émaciation qui accompagne les maladies aiguës ou chroniques, comme fièvre typhoïde, fluxion de poitrine, phtisie pulmonaire, gastrite, dyspepsie, dans lesquelles la fièvre, les troubles digestifs, la diarrhée, empêchent le malade de faire servir à son accroissement le peu qu'il mange. En pareil cas, c'est moins à la maigreur qu'il faut s'adresser, qu'à la maladie qui l'entretient ; tant que celle-ci existe, on perdrait ses peines en cherchant à faire reparaître l'embonpoint. Au contraire, dès que la convalescence commence, c'est le moment d'agir vigoureusement et de pousser à l'engraissement par les moyens que nous indiquerons plus loin. Les mêmes remarques s'appliquent à la maigreur entretenue par la présence de vers dans l'intestin : chassons d'abord les parasites, nous tâcherons d'engraisser ensuite.

Maladies à part, la maigreur, comme l'obésité, a ses principales origines dans l'alimentation, les boissons et l'exercice. Il n'est pas besoin pour maigrir de pousser la sobriété au point où l'ont amenée certains jeûneurs, qui, à l'aide d'expériences de médiocre intérêt, gagnent leur vie en la compromettant. Il suffit, soit de se nourrir moins que le comportent la stature du corps et les fatigues auxquelles on est astreint, soit de manger à des heures irrégulières, trop vite, sans se donner le temps de mâcher les aliments, ce qui détermine des troubles digestifs qui empêchent la nutrition de se faire normalement. C'est une des causes qui font que les hommes occupés, dans les affaires, sont généralement maigres : ils se plaignent d'avoir l'estomac mauvais, et s'en prennent à leur médecin qui ne l'améliore pas, sans songer qu'ils sont seuls coupables de leur misère en négligeant trop « la bête ». Certains aliments sont nuisibles en eux-mêmes : le régime alimentaire doit être mixte, se composer de mets sagement alternés et venant à tour de rôle, comme les soldats du cirque. Si on abuse des acidités et des crudités, légumes verts, oseille, salade, etc., si on s'abstient de substances grasses et féculentes, on maigrit.

Les boissons de mauvaise qualité, acides, sont également nuisibles. L'influence du vinaigre sur l'amaigrissement est connu de tout le monde, surtout des jeunes filles qui, voulant avoir fine taille ou se donner des airs éthérés, en abusent au point de s'abîmer l'estomac pour le reste de leurs jours : un peu de vinaigre dans la salade, très bien ; mais du vinaigre en nature ou en trop grande quantité, jamais. Or beaucoup de vins se rapprochent de ce liquide par leurs propriété : les uns sont piqués, et ne se font accepter que grâce aux préparations savantes, mais déloyales, qu'on leur fait subir ; les autres sont trop riches en tartre, sel de potasse très acide. Si donc on boit un vin quelconque sans s'assurer de sa qualité, on risque de faire usage d'un breuvage aussi peu tonique qu'amaigrissant. L'alcool aussi fait maigrir, quand on fait abus des liqueurs qui en contiennent. Il est vrai que dans d'autres cas il fait engraisser, et j'ai expliqué plus haut cette apparente contradiction : la conclusion, c'est que, si une petite quantité de liqueur prise après les repas est quelquefois utile en favorisant la digestion, l'excès est toujours nuisible.

Du reste, les excès de tout genre font maigrir : excès vénérien, excès de plaisirs, de fatigues, et c'est pourquoi l'on dit qu'un bon coq n'est jamais gras ; c'est pourquoi l'exercice de certaines professions entretient maigres ceux qui s'y livrent. Les passions, celle du jeu et les autres, agissent de même, ainsi que les travaux intellectuels exigeant une contention perpétuelle de l'esprit, les préoccupations, l'hypocondrie, etc.

L'âge a une certaine influence : les jeunes filles et les jeunes gens restent généralement maigres jusqu'à dix-huit et vingt ans, c'est-à-dire tant que le développement du corps n'est pas achevé, la croissance en longueur nuisant à l'accroissement en circonférence. On est plus maigre pendant les grandes chaleurs que dans la saison froide, parce qu'on perd davantage par la transpiration. L'allaitement, qui détourne une partie de la substance de la mère au profit de l'enfant, les règles très abondantes ou trop fréquentes et les hémorragies de toute sorte, qui font perdre une certaine quantité de sang, les douleurs, qui entravent la digestion et le sommeil, sont également des causes d'amaigrissement. Une dernière cause se trouve dans la prédisposition, généralement transmise par l'hérédité, qui fait que certains individus, sans être malades, sans commettre aucune infraction aux lois de l'hygiène, en faisant tout ce qu'ils peuvent pour engraisser, n'y arrivent pas : ils mangent et boivent ce qu'il faut, autant qu'il faut, ils dorment au-delà du temps moyen, ils vivent dans un doux *far niente*, rien n'y fait ; maigres ils sont, maigres ils resteront.

Mais ce cas n'est pas le plus fréquent, et ordinairement on parvient, par une cure d'engraissement patiemment faite, à acquérir l'embonpoint désiré. Pour cela, que faut-il ? Éviter parmi les causes d'amaigrissement celles qui sont évitables et suivre une conduite exactement opposée à celle que nous avons vu convenir contre l'obésité. « Pour les femmes qui sont nées maigres, qui ont l'estomac bon, dit Brillat-Savarin, nous ne voyons pas qu'elles puissent être plus difficiles à engraisser que les poulardes, et s'il faut y mettre un peu plus de temps, c'est que les femmes ont l'estomac comparativement plus petit et ne peuvent être soumises à un régime rigoureux et ponctuellement exécuté comme ces animaux ». C'est fort bien dit ; mais l'auteur de la *Physiologie du goût* se trompe quand il ajoute qu'il suffit d'user d'aliments très nourrissants, sans qu'il faille y joindre des prescriptions relatives au repos et au sommeil.

D'après lui, « si vous ne faites pas d'exercice, cela vous disposera à engraisser ; si vous en faites, vous engraisserez encore, car vous mangerez davantage ; et quand l'appétit est savamment satisfait, non seulement on répare, mais encore on acquiert, quand on a besoin d'acquérir. Si vous dormez beaucoup, le sommeil est incrassant ; si vous dormez peu, votre digestion ira plus vite et vous mangerez davantage. » C'est là une erreur profonde ; la suralimentation est certainement nécessaire, mais elle est impuissante sans le repos.

Donc, vous qui voulez engraisser, prenez exemple sur les Arabes, grands amateurs de beautés charnues qui, lorsqu'une jeune fille de leur tribu est fiancée, l'engraissent pendant quarante jours avant le mariage en la tenant au repos dans une chambre sombre où elle dort et boit le plus possible, tout en se bourrant, même la nuit, de couscous et de boulettes assez semblables à celles dont on gave les oies. S'il vous est trop désagréable de vous assimiler complètement à cet oiseau de basse-cour, qui a pourtant sauvé le Capitole, songez du moins à manger beaucoup, en allant jusqu'aux dernières limites de votre appétit, mais sans les dépasser ; car ce n'est pas ce qu'on mange qui nourrit, mais ce qu'on digère, et vous devez craindre les indigestions. Mangez du pain frais, et en grande quantité. Avalez des potages épais, au pain, au tapioca, au vermicelle, au riz, aux pommes de terre. Préférez le gras de viande et de jambon aux chairs maigres, les ragoûts et les sauces aux rôtis et aux grillades. Usez largement du beurre, de la graisse, de l'huile, des haricots, des lentilles, du macaroni, du lait, du sucre, des pâtisseries. Mangez lentement, en songeant à ce que vous faites, en mastiquant les aliments. En sortant de table, installez-vous commodément dans un fauteuil pour digérer à votre aise : une petite sieste n'a rien de désagréable. Ne prenez du café et du thé qu'en petite quantité et très sucrés.

Buvez abondamment, de la bière surtout, pendant les repas comme dans les intervalles, et des boissons gazeuses, des vins sucrés. Les bières brunes et fortes, le porter, la bière double, valent mieux que l'ale et les bières blanches.

Donnez au corps et à l'esprit la plus grande somme possible de repos. Couchez-vous tôt et levez-vous tard : huit à dix heures de séjour au lit sont nécessaires. Au réveil, faites dans votre lit votre premier déjeuner, composé de préférence de chocolat au lait, avec sucre et pain à discrétion ; cela fait, cherchez à avoir un nouveau somme. Prenez très peu d'exercice, juste ce qui est indispensable à la digestion, à la bonne santé : une courte promenade, accomplie avec lenteur, est bien suffisante ; le reste du temps, sortez en voiture. Pas de veillées, de bals ni de soirées ; pas de jeu ni d'émotions fortes. Observez une grande réserve dans l'accomplissement de l'acte conjugal et plus encore des actes extra-conjugaux. Désintéressez-vous des choses de la politique, qui ne sont propres qu'à consumer ceux qui s'en occupent, et n'apportez à vos affaires privées que l'attention strictement nécessaire. Fuyez les discussions et les pensées abstraites : l'imagination ravage sans profit matériel.

En un mot, donnez aux soins du corps une prépondérance absolue sur les travaux de l'esprit.

Il est deux médicaments dont on a souvent conseillé l'usage en vue d'obtenir un engraissement forcé : l'huile de foie de morue et l'arsenic. L'huile de poisson fait certainement engraisser; mais il est difficile d'obtenir d'une personne en bonne santé (je ne parle ici que de la maigreur non maladive) qu'elle boive chaque jour deux ou trois grandes cuillerées de ce liquide répugnant, dose au-dessous de laquelle on n'obtiendrait pas le résultat voulu. Celui-ci peut, du reste, être aussi bien obtenu à l'aide de l'huile contenue dans les boîtes de sardines ou de celle qui assaisonne la salade, l'huile de foie de morue n'agissant qu'en qualité de corps gras : elle est donc inutile à ceux qui usent largement de ces corps.

Quant à l'arsenic, son emploi est basé sur ce fait que les paysans de la Styrie et du Tyrol consomment des doses relativement élevées d'acide arsénieux, 5 à 25 centigrammes par jour, et qu'eux et leurs femmes ont un embonpoint, un teint fleuri, une facilité à gravir les montagnes, qu'ils perdent quand ils cessent momentanément l'usage de l'arsenic. Mais ces « arsenicophages » sont dans des conditions spéciales de vie libre, au grand air, qui manquent aux habitants des villes et des plaines, et qui leur font supporter et éliminer rapidement le poison; de plus, ils y sont accoutumés dès le jeune âge et n'arrivent que progressivement à prendre les doses voulues. Une jeune Française qui tenterait de les imiter, en absorbant tout d'un coup 10 à 15 centigrammes d'arsenic par jour et qui continuerait pendant quelque temps, engraisserait peut-être au début, mais présenterait bientôt tous les signes de l'intoxication arsenicale, au nombre desquels est l'émaciation. Elle n'aurait rien gagné au point de vue de l'embonpoint, mais elle aurait gravement compromis sa santé. Donc, au lieu de prendre des drogues nauséabondes ou toxiques, celui ou celle qui veut engraisser agira sagement en se contentant d'un régime hygiénique : alimentation intensive et repos.

Il est un dernier conseil qui regarde les gens maigres comme les gens obèses : c'est de ne pas juger des progrès qu'ils font en plus ou en moins par l'aspect de la figure et des membres; ni par les opérations de resserrement et d'élargissement qu'ils font subir à leurs vêtements. Ces moyens d'appréciation sont infidèles. Sans aller jusqu'à compter les grains de sel qu'on met dans son œuf, il faut se peser fréquemment, une ou deux fois par mois, et noter avec soin le poids observé. Une bascule spéciale n'est pas nécessaire, celle du boulanger, du charbonnier, suffit, ou encore les balances automatiques et publiques, dont chacun peut user moyennant la modique somme de dix centimes. Le principal est de se servir toujours du même instrument, de se peser toujours avec les mêmes vêtements et aux mêmes heures du jour, à jeun de préférence, pour que les résultats de la pesée aient de la valeur.

XV

LA TAILLE ET LA DÉMARCHE

La colonne vertébrale. — Ses déviations. — Comment on devient
contrefait et bossu. — Le siège et la table de travail. — Comment il faut s'asseoir. — Comment il faut se tenir en chemin
de fer, au théâtre, etc. — Plus de dos ronds ! — La gymnastique. — Les exercices du corps. — La danse. — La démarche.

Incessu patuit dea, a dit Virgile : sa démarche révélait une déesse. Elle a un port de reine, disons-nous
maintenant d'une femme dont le maintien ne laisse
rien à désirer. Si les déesses sont allées rejoindre les
vieilles lunes, si les reines s'en vont, en exil ou ailleurs, il reste au moins une chose : c'est la favorable
impression que nous cause une belle prestance. N'a
pas qui veut un port noble et majestueux, et franchement cela n'est pas indispensable à la beauté,
qui se passe très bien du grave et du sévère. Par
contre, elle ne saurait aller sans la souplesse de
la taille, sans la grâce de la démarche et du maintien, et c'est à la recherche de ces deux attraits que
nous allons consacrer ce chapitre.

D'abord qu'est-ce que la taille? Ce terme désigne deux choses bien différentes : la longueur totale du corps, depuis le sommet du crâne jusqu'à la plante des pieds; la partie du tronc qui s'étend des épaules jusqu'à la ceinture. C'est dans le second sens que nous l'entendrons; nous nous occuperons seulement de cette région qu'à diverses époques de l'histoire du costume il a été de mode de serrer outre mesure, de rendre aussi fine que le corselet de l'abeille, ce qui faisait dire à Charles X : « Il n'était pas rare autrefois de trouver en France des Diane, des Vénus, des Niobé; aujourd'hui on n'y rencontre que des guêpes. » Mais nous avons vu précédemment combien cette compression exagérée de la poitrine et du ventre, à l'aide d'un corset faisant office d'étau, était nuisible à la santé, sans beaucoup servir à la beauté; je n'y insiste pas. Du reste, les conseils des hygiénistes commencent à être suivis, et bien peu de dames s'imposent encore cette torture physique pour arriver à une minceur qui trouve de moins en moins d'admirateurs. Malheureusement les dos ronds, voûtés, n'ont pas disparu, bien s'en faut; il semble même qu'ils sont plus nombreux qu'autrefois, ce qui tient à ce que notre façon de vivre rend plus fréquentes les causes de cette difformité. Efforçons-nous donc de connaître la nature et l'origine des déformations de la taille, qui nuisent tant aux charmes physiques et qu'il serait souvent facile d'éviter par des précautions prises de bonne heure.

Au centre de cette partie du tronc qui constitue la taille se trouve une tige osseuse qui en forme le squelette, qui sert de pivot à la tête dans ses divers mouvements, et qui se compose de vingt-quatre os superposés, courts, épais, solides. Ces os sont les *vertèbres ;* la tige qui résulte de leur union est nommée *colonne vertébrale* ou encore *épine dorsale* à cause de la série de saillies, faciles à sentir sous la peau, qu'elle présente sur la ligne médiane et dont chacune répond à une éminence qui prolonge en arrière le milieu de chaque vertèbre. Toutes les vertèbres sont percées d'un trou central, de sorte que la colonne vertébrale présente dans toute sa longueur un canal médian, dans lequel est logée la moelle épinière, la partie la plus importante du système nerveux après le cerveau. Cette tige n'est pas absolument rigide; elle est susceptible de s'infléchir légèrement en avant, grâce à la mobilité des vertèbres les unes sur les autres ; mais cette mobilité et les inflexions qu'elle permet sont très limitées, sauf chez les acrobates, les courtisans et les quémandeurs, dont la souplesse de l'échine est proverbiale.

Normalement la colonne vertébrale est droite, et maintenue dans cette rectitude par des muscles puissants qui, s'insérant sur ses deux côtés, et équilibrant leur action, l'empêchent de s'incliner dans un sens ou dans l'autre : elle ne fait pas plus de saillies à droite ou à gauche qu'en arrière. Mais diverses influences font accidentellement apparaître des saillies latérales ou antéro-postérieures, qui ont pour conséquence commune de donner à la taille un aspect plus ou moins disgracieux. Comme le crime et la vertu, elles ont des degrés différents, mais toutes résultent de déviations d'une ou plusieurs vertèbres, qui s'inclinent dans une direction anormale.

Tantôt la colonne vertébrale se dévie latéralement: alors la ligne droite qu'elle forme d'habitude au niveau du dos est convexe à droite ou à gauche suivant le sens dans lequel les vertèbres se sont déviées. L'épaule située du côté de la convexité est plus élevée, plus saillante que l'autre; le tronc tout entier est exhaussé de ce côté, abaissé du côté opposé. On dit *contrefait* celui qui présente cette difformité, qui peut être très légère, à peine sensible à la vue, mais qui, si on ne cherche pas à en arrêter les progrès par une hygiène et une surveillance bien entendues, peut prendre des proportions telles que les deux épaules finissent par être sur des plans dont la hauteur diffère de plusieurs centimètres, et que le mal est irrémédiable.

Tantôt la colonne vertébrale devient saillante en arrière. Dans un premier degré, le dos présente à sa partie supérieure, entre les deux épaules, une voussure anormale : c'est ce qu'on nomme *dos rond*, *dos voûté*. Jusque-là la déviation est facilement curable. Mais si elle n'est pas soignée, si elle s'exagère, la courbure arrive à former une saillie extrêmement marquée, une véritable bosse ou gibbosité : le sujet est définitivement *bossu*. Parfois la bosse se forme très rapidement, en quelques jours : c'est ce qui arrive quand deux ou trois vertèbres voisines, ramollies, atteintes de carie, s'affaissent tout à coup sur elles-mêmes, de sorte que la vertébre située au-dessus, manquant de point d'appui, bascule, et vient faire en arrière une proéminence exagérée. Plus souvent la saillie se forme lentement, sans douleur, sans fièvre, ni autres symptômes indiquant la carie des os.

Fréquemment les deux sortes de déviations sont associées entre elles : en même temps que la colonne vertébrale fait une sallie latérale, à droite ou à gauche, elle en forme une en arrière. Alors non seulement la beauté du corps est bien perdue, mais encore la santé peut être compromise, car la moelle épinière est exposée à être comprimée par le changement de direction des pièces osseuses composant le canal qui la renferme, le cœur et les poumons sont gênés dans leur fonctionnement par la diminution de l'espace qu'ils occupent et sur lequel empiètent alors les vertébres : d'où la possibilité de troubles nerveux et respiratoires, de palpitations, etc.

Quelles sont les causes des déviations vertébrales? Nous venons de voir que, dans leur degré le plus avancé, elles résultent d'un ramollissement des vertèbres, consécutif lui-même à la carie de ces os : c'est là un des principaux symptômes du rachitisme. La carie peut aussi exister chez des sujets non rachitiques, mais tuberculeux ou scrofuleux, ce qui ne vaut pas mieux. Dans tous ces cas la situation est très grave : l'altération de la taille n'est qu'un épisode, et non le plus important, dans le cours d'une maladie générale qui réclame les soins médicaux les plus éclairés, sur lesquels je ne saurais m'étendre ici.

Heureusement ces cas sont les plus rares, et d'habitude la taille se dévie sous l'influence de causes auxquelles il est beaucoup plus facile d'obvier. Les déviations se produisent alors pendant la seconde enfance, à partir de dix ou douze ans ; elles peuvent même n'apparaître que plus tard, à dix-huit, vingt ans. Cela s'explique aisément, puisque cette période de l'existence est celle où le corps achève de se développer, où les os suivent encore les directions que leur imprime un effort à chaque instant répété. Or, c'est dans ces directions artificielles et inconscientes qu'il faut chercher l'origine de la plupart des déformations de la colonne vertébrale ; celles-ci résultent le plus souvent d'attitudes vicieuses prises par les enfants et les adolescents non surveillés. Les grands travaux de cet âge sont la lecture et l'écriture : c'est en lisant et en écrivant dans de mauvaises conditions d'installation que les jeunes gens et les jeunes filles se tournent la taille.

Supposez qu'un enfant soit assis sur une chaise ou sur un banc, devant une table ou un pupitre, dont les hauteurs ne soient proportionnées ni entre elles, ni à la sienne propre. Qu'arrivera-t-il? C'est que pour rétablir le niveau, pour arriver à son livre où à son cahier, il sera obligé de prendre une position défectueuse, qui provoquera une torsion de son tronc, une saillie de son épaule droite, une inclinaison de la colonne vertébrale, c'est qu'après avoir été passagère, cette inclinaison, en se répétant à chaque instant du jour, se changera en déviation permanente. Le même effet sera produit si le bord du siège est trop éloigné de la table de travail, cette distance nécessitant des efforts du même genre. Supposez encore que le banc sur lequel l'enfant est assis n'ait pas de dossier, que son siège soit dépourvu de barre d'appui pour ses pieds, que ses jambes soient trop courtes pour atteindre le sol, ne sera-t-il pas condamné à une fatigue constante du tronc et des membres inférieurs, contre laquelle il ne luttera qu'en prenant des postures contre nature?

Il faut donc que le siège et la table ne soient ni trop hauts ni trop bas. On peut faire varier leur niveau respectif en entassant des registres sous l'enfant; mais il vaut infiniment mieux faire l'achat d'une de ces tables mobiles qu'on lève et qu'on abaisse par une manœuvre très simple, et auxquelles on peut aussi donner des inclinaisons différentes : car il est bon que le pupitre soit toujours un peu penché vers l'écolier, plus ou moins suivant la nature du devoir à faire. Il faut aussi que le bord du siège, au lieu d'être éloigné de celui de la table, soit sur le même plan vertical que lui ou même rentré légèrement : sans quoi, l'enfant tend à se coucher littéralement sur ses cahiers. Il faut enfin que le siège ait un dossier un peu renversé en arrière, qui permette à l'écolier de quitter de temps à autre la position droite ou penchée en avant, et un marche-pied qui empêche les pieds de se balancer dans le vide.

La méthode de travail a autant d'importance que le matériel. C'est surtout l'écriture qui doit attirer l'attention : car si l'anglaise a le grand avantage d'être cursive, rapide, ce qui la fait généralement adopter, elle a l'inconvénient, si on n'y prend garde, de faire fortement incliner la tête et le tronc d'un coté, ce qui ne tarde pas à produire une trop évidente élévation d'une épaule, avec déviation de la colonne vertébrale. Ce mode d'écriture ne se réalise, en effet, que si on incline son cahier ou sa propre personne. Entre les deux procédés le choix n'est pas douteux : c'est évidemment le cahier qu'il faut pencher, en laissant le corps droit ; mais c'est une précaution que l'enfant ne devinera pas, si on ne lui en impose l'obligation. Ne croyez pas que ces recommandations sont trop minutieuses, qu'elles visent à un sybaritisme inutile, qu'elles inspirent à l'enfant des idées de confortable et un instinct de paresse qui ne conviennent pas à son âge. Il faut bien se dire qu'il a droit, comme tout le monde, à prendre ses aises en travaillant, quand elles ont pour but de prévenir des fatigues qu'il est dangereux de lui imposer, à cause des conséquences que celles-ci pourraient avoir pour le développement normal et la grâce de son corps.

. En somme, prévenir les attitudes vicieuses qui dévient la colonne vertébrale et déforment la taille, changer assez souvent de position pour empêcher la fatigue qui résulte d'une posture longtemps conservée : voilà deux précautions indispensables, et auxquelles on a tort de ne pas prêter suffisamment attention. C'est dans le jeune âge qu'elles doivent surtout être appliquées, mais les adolescents et les adultes peuvent également en faire leur profit. Ainsi la jeune fille qui étudie son piano pendant une ou deux heures de suite éprouve après cet exercice une fatigue qui peut finir par la tenir définitivement en avant, et qu'il serait facile d'empêcher en adaptant toujours un dossier arrondi au tabouret du piano. De même une dame qui se livre à des travaux d'aiguille prolongés, un homme qu'absorbe un travail de tête assidu, ressentent bien souvent dans le dos et dans les reins des douleurs très pénibles, qui les inquiètent, et qui n'ont pas d'autre cause que la position qu'ils ont gardée durant plusieurs heures. Il y échapperaient s'ils interrompaient de temps à autre leurs occupations, si par exemple tous les quarts d'heure ils s'accotaient au dossier de leur siège pendant deux ou trois minutes. S'ils ne le font pas, c'est certainement faute d'y penser, et non par crainte de perdre quelques instants, cette perte étant bien compensée par l'absence de fatigue et d'inclinaisons vicieuses.

Les chemins de fer sont encore un endroit où on se dévie facilement la taille par les attitudes qu'on y prend. Avez-vous jamais, étant en wagon, regardé la façon dont se tiennent vos compagnons de route? C'est une étude que je vous recommande, elle est instructive. Au début, tout va bien ; chacun se tient droit sur sa banquette, plus raide qu'un magistrat derrière son comptoir. Mais au bout de quelques kilomètres, chacun commence à se lasser d'une position immuable, et, ne pouvant la modifier en changeant de place, à cause des voisins, chaque voyageur croit l'améliorer en se tassant sur lui-même, en prenant des postures bizarres. Celui-ci penche la tête en avant, son menton bouche sa poitrine, son tronc s'affaisse, la partie supérieure de son dos prend cette convexité qui constitue un rudiment de gibbosité. Celui-là renverse la tête en arrière ; mais comme elle ne touche que par le sommet, le cou se tend d'une façon fatigante, le dos n'est pas appuyé, la poitrine bombe en avant, le corps représente un arc de cercle : c'est une autre variété de distorsion. Un autre prend le parti de se transformer en S italique, la tête d'un côté, les jambes de l'autre, la poitrine et le dos où ils peuvent, etc.

N'y a-t-il pas là, si le voyage se prolonge ou se renouvelle souvent, comme il arrive aux représentants de commerce et aux touristes qui en été ne quittent un wagon que pour monter dans un autre, toutes les conditions requises pour avoir une courbature soignée, et parfois une persistance de l'attitude vicieuse longtemps gardée ? Ces inconvénients seraient en partie évités si la banquette et le dossier du compartiment étaient inclinés de telle sorte que le corps pût s'y appuyer sans fatigue et dans une bonne direction, s'il existait partout un passage permettant de circuler d'un bout à l'autre du wagon. Mais l'humble voyageur ne peut espérer pareilles réformes d'aussi puissantes personnes que les compagnies de chemin de fer : il n'a qu'à lutter avec patience contre la tendance à l'affaissement que produit une inaction prolongée, et à profiter de tous les arrêts un peu prolongés du train pour se dégourdir les jambes sur le quai de la gare.

Il en est de même au théâtre, à table, toutes les fois en un mot que nous sommes contraints de rester en place, dans la même position, pendant un certain temps. L'homme a besoin de mouvement, parce que ses muscles, comme tous ses organes, doivent passer par des alternations de repos et d'action, et que le défaut d'exercice est presque aussi pénible que l'excès d'activité. Qui ne connaît les fourmillements, les impatiences qu'on éprouve dans les jambes, quand elles sont restées longtemps sans se mouvoir? De plus, la prolongation et le retour fréquent d'une attitude quelconque finissent par entraîner la répétition instinctive de cette attitude, même quand elle n'est plus nécessitée par les occupations qui la font prendre : c'est ainsi que les tourneurs, les cordonniers, les tailleurs, et autres ouvriers se livrant à des professions qui exigent des positions spéciales, finissent par conserver dans l'intervalle de leurs travaux des déformations correspondant à ces positions. Enfin ce serait une grande erreur de croire qu'en restant assis pendant un certain temps on ne fait agir aucun muscle : quand le dos et les reins ne sont pas appuyés, le haut du corps ne peut être maintenu droit que par la contraction de certains muscles, qui ont pour mission de lutter contre la pesanteur ; celle-ci finira donc par entrainer le tronc en avant, si l'action musculaire est épuisée à la longue.

La conclusion de ce qui précède est qu'aucune position, même naturelle, ne saurait être gardée au delà d'un certain temps sans entraîner une fatigue de la région intéressée, sans tendre à se reproduire ensuite malgré nous : si la position est vicieuse, c'est une position vicieuse qui restera définitive. Donc, pour conserver la taille droite, à l'abri des déformations, pour ne devenir ni contrefait, ni bossu, il est indispensable de varier souvent les postures, d'interrompre fréquemment les occupations assises en faisant quelques pas dans la pièce ou du moins en s'appuyant pendant quelques minutes au dossier de la chaise ; il est surtout nécessaire d'éviter les attitudes vicieuses, qui deviennent très facilement définitives. Dans l'enfance, il ne suffit pas de dire aux jeunes gens qui lisent ou écrivent, aux jeunes filles qui étudient leur piano : « Tenez-vous bien, le corps droit, les coudes au corps, les épaules effacées etc. » Il faut leur fournir le moyen de suivre commodément ces instructions, par un choix éclairé des tables et sièges de travail. Plus tard, les déformations sont plus rares, mais se produisent pourtant encore : les moyens de les éviter sont semblables ; mais l'adulte qui ne les emploie pas est plus coupable que l'enfant, parce que celui-ci pèche seulement par ignorance, tandis que le premier sait ce qui l'attend.

Supposons maintenant que chez un jeune enfant qui a été mal surveillé, ou qui présente une disposition maladive, lymphatique, apparaisse un commencement de déviation de la colonne vertébrale, une saillie exagérée d'une épaule, une voussure anormale du tronc : que ferons-nous pour rendre la taille droite? Il va de soi que la première chose à faire pour arrêter les progrès du mal, c'est de redoubler de vigilance pendant les travaux et les jeux de l'enfant, afin de l'empêcher de prendre à l'avenir les mauvaises positions qui l'ont contrefait. Mais cela ne suffit pas ; il faut, de plus, qu'il se livre à des exercices bien compris, agissant en sens contraire des causes qui lui ont nui.

La gymnastique est le plus important de ces exercices. Elle est utile à tous les enfants et jeunes gens des deux sexes, auxquels elle donne la vigueur, la grâce et la souplesse des mouvements, l'agilité, la résistance aux maladies, toutes qualités sans lesquelles la beauté reste incomplète. Elle est indispensable à ceux dont le dos tend à devenir rond, dont les épaules commencent à n'être plus sur le même plan : car elle habitue toutes les parties osseuses du corps, la colonne vertébrale en particulier, à prendre une rectitude qui se maintient dans l'intervalle des exercices, quand ceux-ci sont assez souvent répétés. Mais la gymnastique des enfants ne doit ressembler en rien à celle des pompiers ; il faut laisser la voltige et l'acrobatie aux Léotard et aux Léona Dare de l'avenir. Ce qui convient à nos garçons et à nos filles, ce sont des mouvements limités, mais méthodiques, rationnels, ayant un but déterminé, visant à développer successivement tel ou tel muscle affaibli, à corriger telle ou telle attitude mauvaise et devenue permanente.

On commencera donc par faire mouvoir en cadence, avec régularité, les bras, les jambes, le tronc, qui seront fléchis, étendus, inclinés, élevés, abaissés, d'une façon rythmique. On fera agir successivement toutes les parties du corps, afin de donner à toutes une force égale, mais en exerçant surtout les régions naturellement faibles, en variant les mouvements et les interrompant par des repos fréquents, pour ne causer à l'enfant ni fatigue, ni ennui : car il est bon qu'il y trouve un plaisir qui stimulera son ardeur.

Puis on passera aux exercices avec appareils mobiles, c'est-à-dire qu'on armera le bras d'un bâton, d'uue canne, au besoin de massues ou d'haltères, de poids léger, proportionné à l'âge et aux forces de l'enfant. Enfin on arrivera aux appareils fixes, tels que barres parallèles, échelles, perches, anneaux, trapèzes fixes, etc., dans lesquels on cherche avant tout la suspension, qui développe à la fois les muscles du tronc et des bras. Mais on n'emploiera pas le trapèze volant, la corde lisse, et autres agrès du portique, qui n'ont aucune utilité pour le but que nous nous proposons. Celui-ci, ne l'oublions pas, consiste à fournir aux muscles un développement égal, qui empêche la prédominance d'action des uns sur les autres, et à donner à la taille l'habitude de se tenir droite : or il est suffisamment atteint par les mouvements sans appareils et par les exercices avec appareils fixes. En tout cas la gymnastique, pour être efficace, ne doit pas être faite une fois par semaine comme cela se pratique dans beaucoup de maisons d'éducation, mais au moins tous les deux jours.

Dans l'intervalle des séances de gymnastique, les jeunes gens peuvent avec grand avantage se livrer à une foule d'exercices qui tendent au même but. Tels sont la marche, la course, le saut en longueur

et en hauteur, les jeux de barres, de ballon, etc.
Depuis quelques années de grands efforts sont faits
dans notre pays pour rendre à la partie physique de
l'éducation de la jeunesse le rang qui lui convient.
Quelques hommes de haute intelligence ont entre-
pris de faire comprendre à leurs compatriotes que
l'étude du grec et du latin, de l'histoire et des mathématiques, ne suffisait pas à faire un homme complet, et que le corps méritait d'être développé tout
autant que l'esprit. On ne peut qu'applaudir à cette
initiative, qui a déjà donné d'excellents résultats :
car l'Université elle-même, malgré son traditionnel
respect de la sainte routine, a bien voulu diminuer
légèrement la rigueur de sa discipline et laisser
prendre quelques ébats à ses nourrissons. C'est
ainsi que le bois de Boulogne a retenti des cris de
joie de lycéens autorisés à s'amuser en liberté, ce
qui est de leur âge, et a gardé le souvenir de parties
de ballon, de courses à pied et en vélocipède, qui se
renouvelleront souvent, il faut l'espérer. Sans doute
les jeux ne doivent pas nuire aux études, et il est
bien inutile de transformer les champions en athlètes
ou en jockeys habillés de maillots aux couleurs éclatantes. Mais ce sont là des détails qu'il est facile de
régler, et qui n'ont aucune importance auprès des
heureuses conséquences d'exercices en plein air
répétés assez souvent et avec ardeur. Tout ce qu'il
faut demander à ces exercices, c'es: qu'ils ne soient
pas dangereux, et qu'ils soient sufûsamment variés
pour mettre successivement en action tous les
muscles du corps.

L'escrime, le canotage, la natation, le patinage,
sont aussi d'excellents moyens de développer les
muscles du tronc, comme ceux des bras et des

jambes ; il en est de même de l'équitation. Malheu -
reusement ces exercices ne peuvent être pris ni par
tout le monde, ni en toute saison. Mais quand on a
la possibilité de s'y livrer, il faut se garder de la
laisser échapper. Car tous accroissent la rapidité et
la sûreté des mouvements, développent la poitrine,
et habituent à prendre les attitudes les plus naturelles et les plus compatibles avec la rectitude de la
taille.

La danse s'écarte notablement des exercices précédents : car c'est moins l'énergie des mouvements
qu'elle recherche que leur aisance ; mais c'est justement par ce dernier côté qu'elle nous intéresse.
Certes les jeunes gens qui apprennent à danser sont
surtout poussés par le désir de briller dans un salon, par l'amusement qu'ils trouvent dans ces leçons, et, pourquoi ne pas le dire ? par le plaisir que
cause dès l'adolescence le rapprochement des sexes.
Mais ce qu'ils recherchent dans la danse nous importe moins que ce qu'ils y trouvent. Or ces leçons,
comme l'exercice du soldat sans armes, commencent
par des conseils s'appliquant au maintien, à la nécessité de se tenir droit, sans raideur exagérée,
d'effacer les épaules, de faire un peu saillir la poitrine, de ne pencher la tête ni en avant ni de côté, de
prendre en un mot une bonne attitude. Puis on enseigne aux élèves à cadencer leurs mouvements, à
les rendre harmonieux, souples, gracieux, confor-
mément au rythme musical qu'ils doivent suivre. Ne
sont-ce pas là d'excellentes conditions pour améliorer le maintien, pour empêcher le dos de se voû-
ter, pour conserver la taille flexible sans inclinaisons
fâcheuses ? La nature de la danse, valse, scottish ou
autre, ne fait rien à l'affaire : l'important, surtout

pour les jeunes filles, est d'apprendre à danser, pour garder les bonnes habitudes que donnent ces leçons.

Si j'écrivais un traité d'hygiène, j'aurais à indiquer les muscles qui sont mis en action par tel ou tel exercice, gymnastique ou autre, et à fixer le choix à faire entre l'escrime, l'équitation, etc., suivant le groupe musculaire dont on veut accroître le volume et l'énergie. Mais ici nous nous occupons seulement de la beauté, c'est-à-dire de l'harmonie des formes. Or pour conserver ou rétablir cette harmonie, ce n'est pas un exercice déterminé qui est nécessaire, c'est un ensemble d'actions équilibrant le développement des diverses parties du corps, leur donnant à toutes le maximum de grâce possible, ne permettant à aucune de se déformer. Aussi est-il bon de ne pas se borner à un ou deux exercices, mais d'en mettre plusieurs en œuvre concurremment : c'est le moyen de faire varier les positions et de se déshabituer des attitudes vicieuses.

Lorsque la taille est droite, que la colonne vertébrale ne fait aucune saillie, que le maintien au repos est régulier, la démarche est gracieuse, et inversement. Celle-ci, il est vrai, est modifiée dans une certaine mesure par les mouvements de l'âme : le penseur s'en va en marmottant ou parlant à haute voix, parfois même gesticulant, sans faire attention à ce qui se passe autour de lui ; le vaniteux, l'homme léger, s'avancent le nez au vent, très occupés d'attirer les regards ; le timide longe les murs, à pas pressés, etc. Aussi a-t-on pu dire que l'allure extérieure d'un individu renseigne sur son caractère et ses facultés. Mais la démarche dépend avant tout de conditions physiques qui résident dans le tronc et dans les jambes, les parties qui sont intéressées dans la

progression. Elle est donc en grande partie subordonnée à l'état de la taille, et influencée par tout ce
que nous avons vu nuire ou être utile à celle-ci.

J'ai pourtant un mot à dire des déformations des
jambes, qui rendent la démarche si disgracieuse
chez certains individus. Quelquefois les jambes sont
tordues, irrégulières : on nomme *bancal* celui qui
présente cette difformité, et *cagneux* celui dont les
genoux sont si rapprochés qu'ils se touchent presque
pendant la marche.

Beaucoup d'enfants ont une démarche de canard,
ils marchent « banban » comme on dit vulgairement,
c'est-à-dire que leur tronc s'incline d'un côté et de
l'autre, au lieu de rester vertical, pendant que les
jambes sont projetées en avant. Les parents pourraient souvent prévenir ces difformités, si déplai-
santes à l'œil, en veillant à ce que l'enfant soit tenu
sur les bras de la nourrice ou de la bonne dans une
bonne position, qui ne torde pas une de ses jambes
ou les deux, comme il arrive trop fréquemment. De
plus, il faut éviter qu'il ne soit pas trop tôt posé sur
ses pieds et excité à marcher. Normalement l'enfant
ne commence à marcher qu'entre 8 et 12 mois : plus
tôt, les os de ses jambes plient sous le poids du
corps, prennent cette forme arquée qui donne la
marche de canard ou de cagneux. Donc, jusqu'à la
fin du 8ᵉ mois, il faut que le bébé se borne à se rouler dans son berceau ou sur un tapis, soit tenu en
l'air, mais ne soit pas abandonné à son propre poids
sur un plan résistant. Par contre, s'il refuse d'essayer de marcher quand sa première année est achevée, la sollicitude maternelle doit être en éveil : car
ce retard est souvent l'indice du rachitisme ou de
cette grave affection de la hanche qu'on nomme

coxalgie. En tout cas, on le voit, la manière dont l'enfant fait ses premiers pas n'est point du tout in-différente : elle doit être très attentivement surveillée, car c'est d'elle que dépendra plus tard la grâce de la démarche, qu'il sera alors bien plus difficile de mo-difier à l'aide de la gymnastique, de la danse, etc.

XVI

LE CADRE DE LA BEAUTÉ

Nécessité d'encadrer la beauté humaine. — Utilité des vêtements. — Le costume masculin. — La ligue des femmes pour
la réforme du costume. — La mode. — Le costume féminin.
— Les couleurs. — Choix des étoffes suivant le milieu, l'éclairage, etc. — L'ameublement.

De même que les plus étincelantes des pierres précieuses de Golconde n'acquièrent tout leur éclat, ne
lancent tous leurs feux que lorsque la taille et la
sertissure sont intervenues pour mettre en lumière
leur splendeur naturelle, de même, suivant le mot
de Théophile Gautier, « la beauté est un diamant
qui doit être monté et enchâssé dans l'or. » Pourtant,
je vous prie, ne prenez pas « l'or » à la lettre : les colliers, bracelets, diadèmes, pendants d'oreilles, etc.,
ne sont pas indispensables à la beauté. Cornélie
s'en passait fort bien, elle qui disait de ses deux
fils : « Voilà mes bijoux et mes ornements. »
Sans aller jusqu'à l'antique simplicité de la mère
des Gracques, on peut être belle sans se couvrir de
bijoux : un expert n'estime pas la valeur d'une sta-

tue uniquement d'après le prix du métal ou du marbre dont elle est faite; un homme de goût, pour apprécier la beauté d'une femme, ne s'enquiert pas du total atteint par la note de son bijoutier. Mais il est certain qu'à moins d'avoir des instincts artistiques très développés, nous nous laissons fortement influencer dans le jugement que nous portons sur une statue ou sur un tableau par les circonstances accessoires qui s'y rapportent, le milieu dans lequel il se trouve, etc. Les chefs-d'œuvre eux-mêmes ont parfois à supporter pendant longtemps l'indifférence ou le mépris du vulgaire, tant que les vrais connaisseurs, dénichant le beau partout où il se cache, ne leur ont pas donné le cadre qui leur convient et où la foule vient enfin les admirer. Tel fut le sort du Torse du Belvédère qui, avant d'être à la place d'honneur qu'il occupe au Vatican, avait longtemps servi aux bateliers du Tibre pour amarrer leurs bateaux.

Le corps de l'homme, hélas! est bien rarement un chef-d'œuvre; celui de la femme n'atteint pas souvent l'idéale perfection. Aussi a-t-il besoin, plus encore que les productions de l'art humain, d'être convenablement encadré pour mériter les suffrages de ceux qui le contemplent. Serait-il même parfait qu'il aurait encore à souhaiter que ce qui le touche ou l'avoisine ne lui enlevât aucun de ses attraits : car il est infiniment plus facile de s'enlaidir que de s'embellir.

Parmi les éléments dont l'ensemble forme le « cadre de la beauté », le plus important est certainement le costume dans les deux sexes. A quoi sert-il? D'abord à nous protéger contre le froid, c'est évident; aussi le voit-on devenir de plus en plus sommaire à mesure qu'on approche des régions tropicales. Nous-mêmes, habitants des pays tempérés, nous en faisons varier l'étoffe et l'épaisseur suivant les saisons. Cette défense contre les intempéries est-t-elle sa seule raison d'être? Il en est peut-être ainsi chez les Patagons, mais à coup sûr les nations soi-disant civilisées ne l'entendent pas de même, sans quoi nous continuerions à nous vêtir comme les hommes primitifs, qui se couvraient simplement de peaux de bêtes. Si nous donnons au costume une si grande importance, si nous en varions les formes de mille manières, c'est, d'une part, pour satisfaire au besoin de parure qui est dans l'esprit de tous, depuis l'humble paysanne jusqu'à la fière marquise; c'est, d'autre part, pour cacher les vices de construction dont le divin architecte s'est trop souvent rendu coupable à l'égard de notre corps, sans que nous puissions réclamer de lui la moindre indemnité. « Certes, quand i'imagine l'homme tout nud, dit Montaigne, ouy en ce sexe qui semble avoir plus de part à la beauté, ses tares, sa subiection naturelle et ses imperfections, je trouve que nous avons eu plus de raison que nul autre animal de nous couvrir. Nous avons été excusables d'emprunter ceulx que la nature avoit favorisez plus que nous, pour nous parer de la beauté et nous cacher soubs leur dépouille, de laine, plume, poil, soye ». C'est peu poli pour l'espèce humaine, mais comme c'est vrai !

Ainsi nous trouvons dans le vêtement un moyen propre à rehausser la beauté et à dissimuler nos imperfections physiques. Tel est du moins le résultat que nous en attendons. Y réussissons-nous toujours? C'est une autre question. Bien souvent, par

une fausse entente des lois de l'esthétique, par un
défaut de goût absolu, par ignorance ou par pose,
nous tournons le dos au but à atteindre, et notre
beauté, loin d'être accrue par le costume que nous
nous sommes donné bien de la peine à composer, s'en
trouve amoindrie. Cela s'est vu de tout temps ; il y
a toujours eu des modes ridicules, des costumes
absurdes ; mais il semble qu'à notre époque, où nous
avons la prétention d'avoir un goût épuré, ces bar-
barismes ne devraient pas se commettre. A bien regarder, cependant, si nous nous habillons autrement
qu'autrefois, nous ne nous habillons pas mieux.

Parlons d'abord, si vous voulez, de la forme des
vêtements masculins. L'homme compte au nombre
des principaux attributs de sa beauté la largeur des
épaules, le développement du buste, le dessin ferme
et vigoureux des jambes. Voilà ce qu'il a intérêt à
faire valoir ; voilà ce que soulignait la tunique des
Grecs et des Romains, qui était serrée au-dessus des
hanches par une ceinture et ne descendait pas au
delà des genoux, ainsi que le justaucorps de nos
aïeux, les culottes courtes de nos grands-pères. Nos
vêtements actuels répondent-ils à ces indications ?
Pas du tout. Veston ou pardessus, redingote ou
habit noir, tout cela est coupé sans aucun respect
des lois de l'esthétique ; tout cela tombe droit des
épaules aux genoux, ou plus bas, sans dessiner la
moindre ligne, sans modeler le torse. Il y a bien
quelquefois une vague esquisse de la ceinture : mais
elle est si peu marquée, quand elle existe, que les
épaules n'en paraissent ni plus ni moins développées. Or c'est à cela que nos efforts doivent tendre,
c'est à élargir le haut du buste aux dépens de sa
partie inférieure, parce que cela est dans l'ordre na-

turel des choses et conforme à la façon dont le beau masculin a été compris par les artistes, depuis les primitifs jusqu'aux sculpteurs contemporains.

Je ne prétends pas, bien entendu, ressusciter pour l'homme le corset que nous avons trouvé si nuisible pour la femme. Ce n'est pas une cuirasse que je réclame, mais tout simplement un vêtement qui s'adapte au corps et ne se contente pas, comme maintenant, de lui constituer une enveloppe quelconque. Au lieu de vous laisser mettre dans un sac par votre tailleur, exigez de lui qu'il copie fidèlement vos propres formes; à moins que vous ne soyez bossu, vous serez grandement avantagé par cette petite transformation. Il s'est trouvé dans ces dernières années un littérateur de haut mérite qui a voulu, en plein Paris, faire renaître cette coutume de l'ancien temps et donner à ses vêtements une coupe appropriée à celle que la nature lui avait octroyée. Il était d'une rare élégance, dans son habit moulé sur le buste, avec ses dentelles au col et aux manchettes, avec son pantalon demi-collant. Mais l'auteur de « Ce qui ne meurt pas »

> Etait venu trop tard dans un monde trop vieux,

et Paris se bornait à accueillir d'un indulgent sourire le vieillard qui prétendait le charmer par sa toilette comme par ses œuvres : tout bas il le traitait d'original, jamais il n'a suivi son exemple. Celui-ci pourtant n'était pas aussi extravagant qu'on se plaisait à le dire; il révélait au moins chez celui qui le donnait une recherche du beau, une entente de l'esthétique, qui ne courent pas les rues à notre époque.

Nos jambes sont aussi ridiculement vêtues que le reste. Il y a un siècle environ, elles ont été subitement prises d'un accès de pudeur qui les a fait se dissimuler dans un large pantalon dont elles ne sont pas sorties depuis. C'est vraiment trop de modestie. Sans doute il est bon que le vêtement des extrémités inférieures ne soit pas trop serré du haut, que le ventre puisse y être à l'aise, même après les repas ; il ne faut pas que le caleçon et le pantalon soient retenus par des ceintures trop étroites dans la chute à laquelle ils tendent naturellement et que les bretelles ont mission d'empêcher. Car les bretelles, quoi qu'on en dise, ont du bon, pourvu qu'elles n'appuient que très modérément sur la poitrine. Mais ce qui nous fait regretter les culottes courtes, ce qui nous fait dire le pantalon moderne très laid et peu avantageux pour la beauté masculine, c'est l'excès d'ampleur qu'il présente depuis les genoux jusqu'aux pieds, c'est la façon dont il flotte autour des jambes en les dissimulant. Cela se comprendrait encore si tous les hommes étaient cagneux ; mais il n'en est pas ainsi, leurs jambes sont naturellement droites et ne se déforment que si leurs propriétaires n'ont pas su maintenir leur rectitude par les précautions que nous avons indiquées dans le précédent chapitre. Sans doute le maillot et même le pantalon complètement collant ne sont pas d'un usage courant ; ils ne conviendraient qu'aux gens exceptionnellement bien faits. Mais le pantalon demi-collant, dessinant le mollet, s'amincissant au niveau de l'attache du pied, ferait bien mieux notre affaire que ces espèces de guérites qui dans la langue verte portent le nom pittoresque de « grimpants ».

Quant au chapeau de soie, à haute forme, il est tout simplement absurde : il est aussi laid que possible et ne rachète nullement sa laideur par les services qu'il rend, puisque, nous l'avons dit, il nuit au développement du crâne, cause beaucoup de migraines, provoque la chute des cheveux. Tout le monde en convient ; tout le monde sait au moins que le chapeau de feutre, dont on peut approprier la forme et la couleur à son propre visage, lui est supérieur, mais tout le monde persiste à considérer le rigide et noir tuyau de poêle comme un inévitable objet de toilette. Qu'y faire !

Ainsi, des pieds à la tête, le costume masculin est une suite d'hérésies. Il est disgracieux, il fait paraître la ceinture aussi large que les épaules, au lieu de mettre en relief la largeur de celles-ci ; il cache niaisement ce qu'il devrait faire valoir, comme la saillie du mollet ; il n'est pas pour cela plus favorable à la liberté des mouvements et de la démarche ; en revanche, il est impuissant à dissimuler les imperfections physiques qui peuvent exister, les déviations de la colonne vertébrale par exemple. Et pourtant voilà ce que les femmes, ou au moins certaines d'entre elles, ambitionnent. A en croire Mesdames les membres de la Ligue pour la réforme du costume féminin, il faudrait masculiniser celui-ci, sans barguigner. S'il ne s'agit pour elles que de proclamer un principe de liberté, d'égalité, et de tout ce qu'elles voudront, passe encore : ce serait discutable. Mais si elles ont la prétention de s'embellir en portant à leur tour les culottes longues de leurs seigneurs et maîtres, c'est une autre affaire. Chez elles, le ventre et le bassin sont naturellement larges, comme il convient aux organes préposés à loger le produit de la conception; elles ont au-dessous des reins des hémisphères dont la saillie ne veut pas être trop mise en évidence; enfin, j'ai le regret de le leur dire, elles ont presque toujours les genoux en dedans, par suite de l'obliquité très prononcée que les os des cuisses présentent l'un vers l'autre à leur extrémité inférieure. N'est-il pas évident que le costume masculin aura pour effet de rendre plus sensible à l'œil cette démarche peu gracieuse, que la robe dissimule? de faire proéminer d'une façon exagérée les rotondités qui font la gloire de Vénus Callipyge? de diminuer l'ampleur des hanches en élargissant les épaules, ce qui est le contraire du beau féminin?

Considérez d'ailleurs une femme déguisée en homme : si bien qu'elle porte ce travestissement, celui-ci ne vous paraît-il pas un contre-sens choquant? Je reconnais que quelques actrices ne perdent rien de leurs attraits à ce changement d'état-civil : mais toutes ne s'y prêtent pas, bien s'en faut, et si quelques-unes l'acceptent, c'est qu'elles se savent faites de manière à braver toujours et partout les regards, ce qui est l'exception. De plus, le travesti au théâtre n'est ordinairement pas copié sur le costume usuel de l'homme; c'est en même temps un déguisement, que sa forme spéciale et ses couleurs voyantes font accepter bien plus facilement que le simple veston ou la redingote noire. En somme, dans la vie réelle, l'immense majorité des femmes auraient plus à perdre qu'à gagner, sous le rapport de la beauté, en s'appropriant les vêtements de l'autre sexe.

Ce n'est pas que tout soit pour le mieux dans le meilleur des costumes féminins actuels, bien s'en

faut. « La toilette de la femme, avec tous ses raffinements, est un grand art à sa manière », dit l'aimable
philosophe que je cite toujours avec un nouveau
plaisir, M. Renan. C'est un art, soit, mais pour quelques-unes seulement, et non pour la généralité. Les
femmes, dans la façon dont elles s'habillent, s'inquiètent beaucoup moins de la beauté que de la
mode. Elles ne cherchent guère ce qu'elles doivent
porter pour être belles ; elles se bornent à demander
à leur couturière et à leur modiste : Que porte-t-on
cette année? Jamais on ne pourra trop leur répéter
que cette conduite est le contraire même de la raison ; jamais on ne les mettra assez en garde contre
les ordres de cet impersonnel tyran, à propos duquel
cependant deux d'entre elles se sont très sagement
exprimées : Mademoiselle de Lespinasse, qui fait
observer « qu'une femme serait au désespoir si la
nature l'avait faite telle que la mode l'arrange », et
madame de Lambert, qui conseille « de satisfaire à
la mode comme à une servitude fâcheuse et de ne
lui donner que ce qu'on ne peut lui refuser. » Le
poëte Destouches n'était pas moins frondeur, quand
il disait :

> Un sage suit la mode, et tout bas il s'en moque.

Ces trois personnages vivaient au début du dix-
huitième siècle, ce qui montre que les exigences de
ce despote et les protestations qu'elles soulèvent ne
datent pas de notre époque. C'est, en effet, une chose
digne de remarque que les Turcs, les Chinois, les
Indiens, sont aussi immuables dans leur manière
de se vêtir que dans leurs institutions et leurs
croyances, tandis que chez nous, habitants de l'Oc-

cident, les unes et les autres sont soumises à d'incessantes transformations. Est-ce un bien, est-ce un mal? Je laisse aux moralistes le soin de répondre à cette question, si par hasard ils peuvent se mettre d'accord. Je constate seulement le fait, et pour le prouver, si c'est nécessaire, je vous demande la permission de transcrire le passage dans lequel Rabelais décrit les costumes des religieux et des religieuses de l'abbaye de Thélème, costumes qui, paraît-il, n'ont pas été inventés à plaisir, mais copiés sur ceux que le curé de Meudon avait pu voir aux seigneurs et dames de la cour du roy Henry, deuxième du nom.

« Les dames portoient chausses d'escarlate ou de migraine, et passaient lesdites chausses le genoil au-dessus par trois doigts, justement. Et ceste lisière estoit de quelques belles broderies et descoupures. Les jarretières estoient de la couleur de leurs bracelets, et comprenoient le genoil au-dessus et au-dessoubs. Les soliers, escarpins et pantouphles de velours cramoisi rouge ou violet, deschiquetées à barbe d'escrevisse. Au-dessus de la chemise vestoient la belle vasquine de quelque beau camelot de soie ; sus icelle vestoient la verdugale de tafetas blanc, rouge tanné, gris, etc. Au-dessus la cotte de tafetas d'argent faict à broderies de fin or, et à l'aiguille entortillé, ou de satin, de damas, velours, orangé, tanné, vert, cendré, bleu, tanné clair, rouge, cramoisi, blanc; drap d'or, toile d'argent, de canetille, de brodure selon les festes. Les robes selon la saison, de toile d'or à frisure d'argent, de satin rouge couvert de canetille d'or, de tafetas blanc, bleu, noir, tanné, sarge de soie, camelot de soie, velours, etc..... »

Quelle différence avec notre costume actuel! Que celui-ci paraît mesquin auprès de ces splendeurs! Que de métamorphoses il a subies avant d'arriver à l'état dans lequel nous le voyons à présent. Et ne croyez pas que les laïques seuls ont goûté le plaisir de transformer sans cesse leur costume. Si l'habit ne fait pas le moine, le moine a souvent refait son habit. Le luxe croissant affiché par les prêtres et les religieux, du dixième au quinzième siècle, et si éloigné de la simplicité prêchée par le divin Maître, n'a pas peu contribué au succès de la Réforme, ce qui n'a pas empêché les petits abbés du temps de la Régence de sacrifier étrangement à la déesse de la coquetterie. Du reste, Gresset l'a dit :

> Il est aussi des modes pour le voile;
> Il est un art de donner d'heureux tours
> A l'étamine, à la plus simple toile.

Le nom de modistes donné à celles qui confectionnent les chapeaux de femme semble indiquer que cette partie du vêtement est la plus directement soumise aux caprices de la mode. Le fait est que les coiffures féminines ne sont qu'un prétexte à plumes, rubans, fleurs et autres ornements, qui changent d'une saison à l'autre, et qu'une élégante ne saurait se dispenser d'en posséder à la fois un nombre respectable d'exemplaires. Il me souvient d'une comédie dans laquelle une actrice, tenant un magasin de modes, et voulant donner aux autres personnages de la pièce un échantillon de son savoir-faire, portait sur la tête, au premier acte, une gerbe de fleurs; au second acte, un perroquet; au troisième, un chat blanc tout entier. L'actrice était toujours fort bien, parce que rien ne peut l'enlaidir; sans cela, ses chapeaux y seraient parvenus, comme ils le font pour beaucoup de dames. Quatre ou cinq oracles, qui ne peuvent se regarder sans rire, décrètent un beau jour qu'il sera de bon ton de se garnir le chef d'une pelouse ou d'une ménagerie, de donner aux chapeaux des bords minuscules ou d'une extravagante largeur, plats ou retroussés, etc., et toutes les femmes obéissent avec ensemble, sans chercher l'effet que cette aveugle soumission aura sur leur beauté. Alors on distingue avec peine des petits minois chiffonnés, enfouis sous des bords à la Rembrandt ou à la mousquetaire, ou enterrés sous des animaux ou des plantations que Dieu n'avait pas créés pour cet usage; ou bien on voit de bonnes figures s'épanouir sous une ombre de coiffure, qui les fait paraître plus larges encore qu'au naturel.

Le reste du costume féminin n'est pas plus judicieusement choisi. Autrefois les robes étaient munies de paniers et de vertugadins, qui les rendaient bouffantes; puis vint la crinoline, qui avait le même effet; plus récemment, nous avons contemplé la grandeur et la décadence de la tournure, qui exagérait les rotondités postérieures. La mode, comme l'histoire, est une résurrection. Mais, je vous le demande, comment cette exagération des saillies naturelles aurait-elle pu être seyante à toutes les femmes? Pour celles qui, par la maigreur ou la grandeur, se rapprochent de l'illustre don Quichotte, très bien : elles ne peuvent que gagner à rompre par une proéminence artificielle la trop longue ligne droite étendue de leur nuque à leurs talons. Mais celles qui rappellent plutôt Sancho-Pança, qui sont petites et dodues, quel besoin ont-elles d'augmenter des reliefs déjà trop saillants?

Autre chose : une femme dont les épaules étaient probablement trop tombantes à eu l'idée de les faire paraître plus hautes en annexant aux emmanchures des sortes de cornes dépassant de beaucoup le niveau du haut du bras. C'était peut-être convenable pour elle et pour celles qui avaient la même architecture ; mais aux autres, dont les épaules étaient suffisamment élevées, pareil artifice nuisait plus qu'il n'était utile. Pourtant toutes l'ont adopté ; elles l'ont même souvent exagéré au point de se donner un aspect contrefait ou bossu, le cou disparaissant complètement entre les épaules. Leur beauté était-elle accrue ? Evidemment non. La même absurdité s'est manifestée à propos des manches du corsage, qui tantôt ont été collantes, ce qui désespérait les bras maigres, tantôt ont été « à gigots », ce qui faisait la désolation des bras trop gros : ni les uns, ni les autres, d'ailleurs, n'ont eu l'idée de se soustraire à cette sujétion volontaire.

En somme, la mode a pour principale excuse que, suivant l'axiome de Chamfort, son changement perpétuel est l'impôt mis par l'industrie du pauvre sur la vanité du riche. Il serait aussi ridicule de la fuir à tout prix et de s'habiller comme au siècle dernier, que de s'y conformer aveuglément. Elle peut avoir ses avantages : c'est à chacun de trouver ce qu'il faut en prendre et ce qu'il doit en laisser. Toutes les femmes ne sont pas construites sur le même modèle, heureusement : les petites doivent chercher à s'allonger, les grandes à se diminuer, les grosses ont à se faire paraître plus minces, les maigres plus grasses, jusqu'à ce qu'elles aient atteint l'apparence des proportions conformes à l'esthétique, à défaut de la réalité.

Cette apparence peut être obtenue par la forme et la hauteur du chapeau, la façon de la robe, etc. Elle peut l'être encore par l'étoffe du costume : car les étoffes brillantes, telles que la soie, rendent plus svelte, tandis que celles qui sont dépourvues d'éclat, comme le velours, font paraître plus gros. Si vous en doutez, comparez un pied chaussé d'une bottine de cuir brillant et un pied couvert d'une chaussure de drap : à égalité de dimensions, le premier vous semblera certainement plus petit. De même, une étoffe légère, transparente, avantage les personnes jeunes, d'embonpoint modéré, mais est ridicule sur une personne d'age mûr, tendant à l'obésité.

La couleur des diverses parties du vêtement doit aussi être choisie avec grand soin, toujours au point de vue de l'adaptation qu'il en faut faire à la beauté naturelle, pour la rehausser. En Chine, le choix est limité par d'antiques usages, encore en honneur, qui veulent que le vert et le rose seuls soient employés pour les costumes féminins ; que le bleu, le violet et le noir, servent aux costumes masculins ; et que le jaune soit exclusivement réservé à la famille régnante. Ce qui est la marque du suprême honneur en Asie signifie tout autre chose en Europe : chez nous, le jaune a longtemps été le signe du déshonneur, c'était la couleur des Juifs et des prostituées ; aujourd'hui il sert de guidon à l'armée des prédestinés. Le vert a aussi son histoire : il colorait le bonnet des banqueroutiers et des galériens ; malgré cela, il a été et est encore la couleur de l'espérance. Il signifie l'espoir qui animait les martyrs, dans le langage mystique de l'Eglise, pour laquelle le rouge rappelle le sang versé par ces martyrs, le bleu est l'emblème de la pureté des vierges, le violet l'attri-

18.

but des confesseurs et des pontifes, et le noir le symbole de la mort.

Dans notre société française et laïque, nous n'avons à tenir compte, sauf en cas de deuil, ni d'anciennes coutumes, ni de réminiscences emblématiques, mais seulement de ce qui peut convenir à notre genre de beauté. Nous pouvons adopter telle ou telle des sept couleurs connues : rouge, orangé, jaune, bleu, vert, indigo, violet. Mais, dira-t-on, vous oubliez le blanc et le noir. C'est que ce ne sont pas des couleurs à proprement parler. Un corps, en effet, n'a pas par lui-même de couleur propre : celle que nous lui voyons est due à la propriété qu'il a de réfléchir vers notre œil un des rayons colorés, à l'exclusion des autres, qu'il absorbe. Ainsi un corps nous paraît vert parce qu'il réfléchit uniquement le rayon vert : mais le blanc qui réfléchit tous les rayons, et le noir qui les absorbe tous, ne sont pas regardés comme des couleurs par les physiciens. Pourtant on peut les faire entrer en ligne de compte, avec la réserve susdite, puisque nos vêtements n'ont souvent pas d'autre coloration.

Ces sept couleurs, qui sont celles de la lumière solaire décomposée par le prisme, sont dites simples parce que toutes les autres résultent de la combinaison d'un certain nombre d'entre elles, tandis qu'elles-mêmes ne peuvent être dissociées en d'autres couleurs. Lorsqu'on ajoute du blanc à l'une d'elles, on diminue son intensité; on accroît celle-ci par l'addition du noir. Ces modifications sont ce qu'on nomme le *ton* de la couleur. Quant aux *nuances*, elles résultent de l'addition à une couleur d'une certaine quantité 'une autre couleur, assez faible pour ne pas changer la nature même de la première, qui reste bleue, rouge, etc., mais devient moins simple, moins franche. On s'explique ainsi l'immense variété de tons et de nuances qu'on a pu créer.

Lorsque deux couleurs différentes sont placées à côté l'une de l'autre, l'œil qui les regarde simultanément n'a plus la même impression que s'il voyait chacune d'elles isolément. Ainsi si l'on juxtapose du rouge à du jaune, le premier tire sur le violet, le second sur le vert; le rouge à côté du bleu paraît jaunâtre, le bleu semble verdâtre, etc. De plus, si les deux couleurs n'ont pas le même ton, la plus foncée se fonce encore davantage, l'autre s'éclaircit. Ces modifications, qui sont de plus en plus faibles à mesure qu'on s'éloigne du point de contact des deux couleurs, ont été étudiées par Chevreul sous le nom de *contraste simultané des couleurs*. Un effet analogue est produit par l'action de la lumière : plus celle-ci est éclatante, plus la couleur baisse de ton, de sorte que le vert devient jaunâtre, le rouge tire sur le jaune, etc.

Ces notions de physique sont susceptibles de diverses applications au sujet qui nous occupe. En premier lieu, on s'explique par la loi du contraste simultané que toutes les couleurs ne conviennent pas indifféremment à toutes les femmes. Ainsi il est de connaissance ancienne que le jaune est la couleur des brunes. Pourquoi? Parce que leurs cheveux s'assombrissent, leur teint devient plus mat, au voisinage des couleurs éclatantes, comme le jaune ou le pourpre, et que leurs charmes sont accrus par le contraste. Pour une raison inverse, le bleu, le rose, conviennent aux blondes, dont ils éclaircissent encore la chevelure et la peau. Mais il y a dans le brun et dans le blond des gammes très étendues, dont il faut tenir compte dans le choix des nuances de l'ajustement.

Ce choix doit être aussi guidé par le milieu où l'on vit. Nous avons vu que l'intensité de la couleur est en raison inverse de l'éclat de la lumière qui la frappe. C'est pour cela qu'instinctivement nous adoptons en été des couleurs vives, claires, qui sont alors à peine suffisantes pour ne pas être annihilées par la clarté du jour, tandis qu'en hiver elles seraient portées par l'aspect sombre de ce qui nous entoure à un insupportable degré de violence. Or dans notre pays de France les teintes moyennes sont ordinaires au ciel. Voilà pourquoi les bonnes dames qui nous arrivent de Lima ou de Rio-Janeiro avec des robes de couleur éclatante nous paraissent ridicules ; elles peuvent être très convenables là-bas, où la lumière solaire est encore plus criarde qu'elles, mais elles détonnent affreusement chez nous. Il faut donc, comme dans le conte de Perrault, avoir des robes couleur du temps, en changer les nuances avec la saison et avec l'état de l'atmosphère; en tout cas il faut se garder, au moins dans la rue, des couleurs très voyantes qui seraient peu d'accord avec l'entourage.

Les rapports à observer entre les couleurs du costume et la lumière ambiante varient encore suivant que celle-ci est naturelle ou artificielle, que la robe est destinée à des sorties du jour ou du soir. Car en général la lumière du gaz et des bougies est plus vive que celle du soleil; la première exige donc des couleurs plus éclatantes que la seconde. Pour cette raison, il ne faut jamais choisir le soir une étoffe qui doit être utilisée pour le jour, ni inversement. Il faut aussi, quand on choisit une couleur, s'isoler autant que possible de celle des objets voisins : car, nous l'avons vu, deux couleurs juxtaposées réagissent l'une sur l'autre et modifient réciproquement l'impression qu'elles font sur l'œil, de sorte que, sans cette précaution, on s'exposerait à une désillusion quand plus tard on regarderait l'une d'elles isolément.

Enfin de cette réaction mutuelle résulte la nécessité d'associer convenablement les couleurs différentes qu'on porte sur soi. Tel jaune pris en lui-même est très acceptable, qui à côté d'un vert donné devient hideux ; c'est ainsi que, si on n'y prend garde, on arrive à ces aspects de perroquets ou d'omelettes aux fines herbes qui prêtent à rire aux moins connaisseurs.

Ce que je viens de dire des couleurs relativement aux diverses parties de l'ajustement, robes, manteaux, rubans, etc., s'applique aussi aux tentures et à l'ameublement du logis. La brune aura un boudoir bouton d'or, celui de la blonde sera bleu clair. C'est dans les mêmes nuances ou dans des nuances analogues qu'elles chercheront les étoffes dont elles feront faire les rideaux de la chambre, couvrir les meubles, etc. Elles sauront corriger les erreurs ou la banalité dont messieurs les architectes se rendent si souvent coupables, surtout dans le salon, à l'aide de tapisseries, de draperies bien choisies, en rapport avec leur propre personne et avec la destination de la pièce qui les reçoit. Elles se rappelleront qu'il faut tenir grand compte des jeux de lumière, qu'un rideau relevé ou abaissé à propos, un éclairage éclatant ou discret, une demi-obscurité faite en temps voulu, modifient puissamment le coloris des cheveux et des chairs. Il n'est pas non plus indifférent de se mettre à contre-jour ou en pleine lumière, suivant qu'on a ou non à redouter les indiscrétions de celle-ci. Naturellement ces petits artifices conviennent surtout aux dames que leur âge doit rendre prudentes, qui ont déjà vu paraître leurs premières rides. Mais de plus jeunes peuvent en faire leur profit sans être taxées de coquetterie exagérée.

Enfin on ne saurait apporter trop de soin dans la recherche des objets de tout genre qui ornent les murs, la cheminée, de la pièce dans laquelle on se tient, où on reçoit. Toutefois, là comme pour la parure, ce n'est pas le luxe qu'il faut ambitionner, c'est le bon goût. Un salon très riche peut faire tort à la beauté de celle qui l'habite, au lieu de la rehausser, s'il jure avec sa manière d'être, avec sa carnation, avec l'ensemble de sa personne. Seule l'élégance est toujours à rechercher par une jolie femme parce qu'elle est appréciée par l'homme, qui tend à reporter sur son interlocutrice une partie des sentiments d'attraction que lui inspire son entourage.

Mais je n'ai pas l'intention de faire l'histoire du costume et de l'ameublement qui, pour la France seulement, demanderait de gros volumes. J'ai simplement voulu montrer que la beauté est fortement influencée par le cadre dans lequel elle se trouve, et peut en être accrue dans une assez large mesure. Pour cela, que faut-il? Que tout s'accorde en nous et autour de nous. Voyez l'ouvrier endimanché : est-il assez risible avec le haut chapeau et la redingote noire qu'il sort de l'armoire dans les grandes circonstances! Et la bonne qui singe la toilette de sa maîtresse les jours de sortie, la campagnarde qui pour aller à la ville s'affuble de ce qu'elle croit être le dernier mot de l'élégance urbaine, sont-elles assez grotesques! Leur ridicule vient en partie de la coupe plus ou moins bizarre des vêtements de ces braves gens, c'est vrai; mais n'est-il pas dû aussi à ce que ces vêtements ne sont pas à leur place, ne vont pas avec l'ensemble de celui qui les porte? Eh bien, tout est là : il faut que le costume, que l'ameublement, que tout ce qui nous entoure soit approprié à notre personne, à notre teint, à nos traits, à notre stature; il faut que tout cela donne une impression d'ensemble harmonieuse, forme une douce symphonie, puisque la beauté est en somme un accord parfait.

Ce n'est pas en suivant les caprices de la mode que nous obtiendrons ce résultat : c'est en nous étudiant nous-mêmes, en nous rendant compte de ce qui nous manque et de ce que nous avons de trop, pour adapter tout ce dont nous nous servons à la correction de ces imperfections par défaut ou par excès.

XVII

INFLUENCE DU MORAL SUR LA BEAUTÉ

Rapports du physique et du moral. — Rachel et ses métamorphoses. — Mirabeau et Danton. — Action du moral sur la beauté physique. — Les bons sentiments donnent la beauté. — Influence des pensées et des lectures sur la beauté. — Influence des beaux-arts. — Puissance de la volonté. — Le beau et le bien sont inséparables.

Cabanis, le célèbre médecin de la fin du siècle dernier, l'ami de Mirabeau, a écrit deux gros volumes sur les *Rapports du physique et du moral de l'homme*. Lié avec d'Holbach et Condorcet, avec d'Alembert et Diderot, familier de la maison de madame Helvétius, à Auteuil, disciple et continuateur de Condillac, il subordonne complètement le moral au physique : pour lui comme pour son maître, comme pour Locke et Bacon, aucune idée n'existe qui n'ait eu son point de départ dans une sensation. C'est le comble du matérialisme.

Moins de trente ans plus tard, par suite de la réaction naturelle aux choses et aux pensées humaines, nous nageons avec Victor Cousin dans le plus pur spiritualisme. D'après le sucesseur de Royer-Collard, quelques idées ont bien leur origine dans les sens et dans la réflexion, c'est-à-dire qu'elles sont le résultat de l'expérience ; mais à côté ou plutôt au-dessus de celles-là, il en est d'autres qui sont nécessaires, absolues, indépendantes de toute condition physique. Ces dernières sont la base de l'esthétique comme de la morale : il y a un beau absolu comme il y a un bien absolu, un juste absolu. Cette doctrine, restée chère à l'antique Sorbonne, est développée dans le livre, depuis longtemps classique : *Le Vrai, le Beau et le Bien*.

C'est entre ces deux théories si opposées qu'ont oscillé et qu'oscillent encore la pensée et l'enseignement des philosophes, depuis Descartes et Leibnitz jusqu'à... qui vous voudrez. Dieu me garde d'expliquer ou même d'indiquer simplement mes préférences qui, j'en suis sûr, ne vous intéressent pas du tout ! Je craindrais trop de me faire appliquer le mot d'Horace, *non est hic locus*, ou, ce qui serait plus cruel, celui d'Apelle : *ne, sutor, ultra crepidam !* Mais on ne m'en voudra pas, sans doute, de tirer des ouvrages sus-nommés un enseignement se rapportant au sujet qui nous occupe : c'est que, quelque parti qu'on prenne entre ces doctrines contraires, il faut reconnaître que le moral et le physique sont liés par certains côtés et que, si on peut donner le pas à l'un sur l'autre ou inversement, on est en tous cas forcé d'admettre entre eux au moins une relation partielle. De plus, l'enseignement de Cousin prouve que l'esthétique n'est pas une science fermée, exclusive, puisque la philosophie y trouve à dire son mot, tout comme l'hygiène et la médecine. Je voudrais donc chercher avec vous, lecteur, comment le moral peut influer sur la beauté physique et par quels moyens pratiques nous pouvons faire servir cette influence à l'accroissement de nos petits ou grands attraits.

Commençons par citer quelques exemples; nous tâcherons ensuite d'en tirer les conséquences. Ceux qui font partie de la présente génération n'ont pas tous vu jouer Rachel, l'inoubliable Phèdre, l'irremplaçable Adrienne Lecouvreur : ceux qui l'ont applaudie en ont gardé un éternel souvenir; les autres se consolent de ne pas l'avoir vue en pensant que c'est la faute de leur jeunesse, un bien qu'on ne se plaint guère de posséder. Mais tout le monde a entendu dire que la grande tragédienne était loin d'être belle dans ses jeunes années, et que, lorsqu'elle débuta, l'impression produite sur les spectateurs par son masque et son ensemble physique fut plutôt défavorable. Puis cette impression se modifia, comme le visage de celle qui la produisait : on ne peut dire que la chenille était devenue papillon, Rachel n'ayant jamais mérité d'être comparée au premier de ces animaux; mais elle s'était transformée au point que, laide au moment de son entrée à la Comédie-Française, elle était vraiment jolie quelques années plus tard. Les témoignages des contemporains sont nombreux sur ce point.

Ils ne le sont pas moins en ce qui concerne les causes de cette transformation. On serait tenté de chercher ces causes dans l'accroissement de talent de l'actrice, dans l'admiration qu'il provoquait et qui ôtait à l'esprit du spectateur la liberté nécessaire pour apprécier sainement la seule pureté des lignes. Mais cette explication ne serait valable que si Rachel, momentanément belle sur la scène, avait dépouillé ses charmes avec ses vêtements de théâtre, et était redevenue dans la coulisse ce qu'elle était dans sa prime jeunesse, presque laide. Mais non : même dans la vie courante, dans son boudoir, dans la rue, elle restait jolie, et ses attraits n'avaient pas besoin des feux de la rampe pour exciter l'enthousiasme d'Alfred de Musset.. Si elle était belle, c'est qu'elle avait voulu l'être.

Dans un de ses plus piquants feuilletons, madame de Girardin développe cette idée que certaines grandes dames sont nées portières, que d'autres sont nées gendarmes, colonels, etc. ; Rachel était née actrice. Portant sans cesse avec elle cette prédestination, cette vocation, cette influence secrète sans laquelle l'artiste est incomplet, elle restait actrice partout et toujours, prenant la peau d'un personnage avec autant de facilité qu'elle la quittait. N'est-ce pas elle qui, après avoir électrisé ses auditeurs par la façon saisissante dont elle avait scandé la *Marseillaise*, disait dans la coulisse : « La farce est jouée », à ses camarades beaucoup plus émus qu'elle ? Elle se fit belle comme elle aurait joué un autre rôle, en appliquant à cette nouvelle incarnation toute la force de sa volonté. tous ses talents naturels et acquis d'actrice sachant son métier. Elle ne se contenta pas de chercher une coiffure avantageant son visage, un ajustement lui seyant bien ; elle n'eut pas seulement du goût et du cachet dans sa mise. Elle fit plus : elle pensa constamment à la beauté comme à un rôle dans lequel *il fallait* qu'elle réussît, elle s'entoura de statues et de dessins représentant des types de beauté humaine, elle rechercha la société des belles personnes, et c'est ainsi qu'alliant ses tendances naturelles de comédienne aux enseignements recueillis dans l'exercice de son art, elle transforma sa physionomie.

Voilà un exemple de beauté acquise lentement, à force de volonté. Elle peut aussi éclore tout d'un coup, et à l'insu de celui ou de celle qui en est cause. Homère fait dire à Ulysse, parlant à un jeune et beau Phéacien : « Ainsi donc les dieux ne donnent pas toutes les grâces à tous les hommes, ni la beauté, ni les qualités de l'esprit, ni l'éloquence. Car tel homme est disgracié de visage, mais un dieu répare sa figure en le couronnant d'éloquence, et le monde trouve un charme à le regarder : et lui, sûr de lui-même, il parle avec une pudeur toute de miel, et il brille parmi la foule assemblée, et lorsqu'il passe à travers la ville, chacun le contemple comme un dieu. Un autre, au contraire, est égal en beauté aux Immortels, mais la grâce ne couronne point ses paroles. » Le meilleur modèle du premier genre est certainement Mirabeau, « ce mâle monstrueux au physique et au moral », comme l'appelait son père. Naturellement laid, défiguré encore par une petite vérole maligne et confluente, il n'inspirait guère que répugnance et aversion. Mais lorsqu'à l'Assemblée Constituante il apostrophait M. de Dreux-Brézé, prononçait son discours contre la banqueroute, discutait sur le droit de paix et de guerre, combattait pied à pied pour ce qui lui paraissait juste ou utile, alors il se transfigurait. Un rayon de beauté passait sur son visage ravagé, et l'éclairait d'une lueur aussi vive que rapidement éteinte. C'est ce contraste qu'a superbement rendu Dalou, dans le bas-relief où il a su garder au grand tribun ses véritables traits, tout en lui donnant une expression qui en efface la laideur.

Il en est de même pour Danton, « ce Mirabeau de la populace » dont l'éloquence hardie, le geste impétueux, faisaient oublier la laideur, presque égale à celle du chef du Tiers-État. Il en est de même pour bien d'autres orateurs, de la tribune, du prétoire ou de la chaire, qui, mûs par la pensée qu'ils développent, soutenus par elle, prennent pendant un moment une physionomie sublime ; de même encore pour les cantatrices de race, qui, emportées par les sentiments passionnels qu'elles interprètent, ont une beauté passagère, nouvelle, étrangère à celle leur est habituelle. Appelez cela comme vous voudrez ; supposez un feu intérieur, un esprit divin, ou toute autre influence occulte se manifestant dans ces moments de crise où hommes et femmes sont entraînés par un courant irrésistible ; mais convenez qu'en pareil cas l'action du moral sur le physique est indéniable.

A côté de ces exemples historiques, héroïques si je puis dire, on en peut citer d'autres qui, pour être plus bourgeois, n'en sont pas moins démonstratifs. Ne dit-on pas entre amis, n'imprime-t-on pas dans les échos de la vie mondaine, qu'au bal de la veille Madame une telle « était très en beauté » ? Cette locution, éclose sous la plume d'un reporter en quête d'expressions neuves, est assurément incorrecte dans sa forme, mais elle est juste au fond. Elle indique les variations qui peuvent se produire d'un jour à l'autre dans la nature et le degré de beauté d'une femme. Il faut sans doute faire une grande part aux malaises, aux changements de coiffure et de toilette, pour expliquer ces variations : mais n'est-on pas en droit de les attribuer souvent à une cause morale, à une heureuse nouvelle reçue dans la journée, à la volonté et à la certitude de plaire, à la joie causée par les hommages reçus, au plaisir éprouvé dans la compagnie des gens qu'on aime à rencontrer, en un mot à la satisfaction intérieure qui se fait jour sur le visage et l'embellit ?

Une jeune fille s'ennuie dans la maison paternelle : ne vous récriez pas, la chose est si fréquente ! La plupart de ses compagnes sont mariées, et elle ne l'est pas. Elle a atteint vingt, vingt-cinq ans, sans pouvoir faire son choix entre les messieurs à bouche en cœur qui lui ont demandé sa dot et sa main. Elle traîne comme un boulet sa vie dépourvue d'imprévu, fastidieuse au possible, avec son ronron quotidien de visites à recevoir ou à rendre, de banalités à dire ou à entendre, sous l'œil vigilant d'une mère dont l'autorité commence à lui sembler un peu dure. Son ennui s'annonce malgré elle dans ses manières : vous la jugez maussade moralement, insignifiante physiquement. Mais quelques temps après, vous la rencontrez de nouveau. Ce n'est plus la même femme : elle est souriante, aimable, enjouée ; sa physionomie respire le bonheur ; cette fois, vous la trouvez jolie. Que s'est-il donc passé ? Son nez a-t-il changé de forme, sa bouche est-elle devenue plus petite ou ses yeux plus grands? Pas du tout. Il lui est tout simplement arrivé qu'elle s'est mariée, et que la satisfaction de son changement d'existence, les plaisirs qui accompagnent la lune de miel, la joie d'aimer et d'être aimée, ont rasséréné ses traits, ont mis en lumière une beauté qui ne demandait qu'à s'épanouir, ou l'ont même créée de toutes pièces en changeant du jour au lendemain l'expression de sa physionomie.

Voyez encore cet homme de bourse ou d'affaires,

qu'agitent de graves préoccupations. Son front soucieux, son air inquiet, sont loin de prévenir en sa faveur. Mais voyez ce même homme dans une réunion d'intimes, loin de son cabinet ou de son magasin, débarrassé de tout tracas : le repos qu'il goûte alors donne à ses traits un calme qui les embellit, ou diminue du moins ce qu'ils pouvaient avoir de choquant.

Je m'en tiens à ces exemples, dont il est facile de vérifier la réalité et d'augmenter le nombre. Ils suffisent, je crois, à prouver que le moral influe puissamment sur la beauté physique. Ils montrent, de plus, que cette action peut s'exercer de deux façons très différentes : tantôt par l'effet d'une commotion subite et violente, qui, comme l'éclair, produit une lueur aveuglante, mais vite disparue, embellit pour un moment des traits naturellement laids ou porte au sublime la beauté qui existait déjà; tantôt à la manière de la goutte d'eau qui lentement perce une pierre, c'est-à-dire en développant peu à peu des attraits qui manquaient ou qui passaient inaperçus, et qui, une fois mis en évidence, sont bel et bien définitifs. Ils établissent enfin que, si la volonté n'intervient pas toujours dans cette modification du physique par le moral, elle peut y avoir une grande part.

Il n'est pas donné au commun des mortels d'être éloquent comme Mirabeau, de remuer les masses comme Danton, de prêcher comme Lacordaire, de chanter comme madame Rose Caron. Je ne vous recommanderai donc pas cette façon d'appeler le moral à votre aide pour vous beautifier; je vous la recommande d'autant moins que ses résultats sont extrêmement fugaces : c'est un feu de paille. La seconde façon, au contraire, est à la portée de tout le monde et a des effets durables : double raison pour que nous nous y arrêtions davantage.

« L'amabilité, la bienveillance et la vertu rendent une femme toujous belle », dit Schiller. Pourquoi ? Parce que, comme nous l'avons dit, la beauté est un ensemble harmonieux causant admiration et plaisir, et que la première condition de cette harmonie est le calme que procurent ces trois qualités. Dès notre enfance, notre visage présente certaines lignes qui correspondent à certains mouvements déterminés de l'âme, qui ne sont alors que le fait de l'hérédité, mais qui vont en s'accentuant par la suite au point de devenir des rides. Si ces mouvements sont bons et tendent à un résultat commun, la recherche du bien, si nous leur donnons libre carrière, si nous ne craignons pas de les manifester, notre physionomie s'accorde avec notre moral, et donne l'impression d'un accord parfait qui ne saurait engendrer la laideur : il y a au moins un cachet de bonhomie qui charme l'œil.

Si, au contraire, jugeant nous-mêmes nos pensées mauvaises, nous cherchons instinctivement à les dissimuler, il y a entre nos impulsions intérieures et leur manifestation extérieure un désaccord qui frappe les regards, et qui nuit à la beauté. Nous avons donc intérêt d'abord à être naturels, exempts d'affectation, à respecter l'accord établi par la nature entre les lignes de notre visage et le fonctionnement de notre cerveau. Voyez une femme qui minaude, dont les manières sont aussi peu naturelles que le langage. Augmente-t-elle ses attraits? Assurément non. L'homme faux, déloyal, qui est tenu à une réserve ou à une dissimulation constantes pour ne pas laisser lire dans son âme, ne donne pas davantage l'impression de la beauté : car celle-ci ne va pas sans un plaisir causé à l'observateur, et ce plaisir ne peut être produit par un regard dans lequel on sent le manque de franchise. De même, une femme jalouse et envieuse ne saurait être belle : l'agitation perpétuelle de son esprit, le désir de surpasser ses voisines, la crainte d'être effacée par elles, excluent le calme nécessaire à la beauté. Je ne prétends pas, bien entendu, que le manque d'expression est une condition de beauté pour le visage : je dis seulement que cette expression doit correspondre à des sentiments bons, bienveillants et harmonisés entre eux. Rien n'est laid comme des traits heurtés, sans cesse tiraillés par des passions opposées.

Comment pouvons-nous faire contribuer notre moral à la conservation ou à l'accroissement de notre beauté physique? En premier lieu, je viens de le dire, en étant naturels, en nous gardant de toute afféterie; en second lieu, en nous assurant le calme de conscience que l'ami du beau recherche tout autant que le philosophe. Considérez des gens qui ont bien dîné, dont la digestion est facile : n'ont-ils pas un air de béatitude qui les rend agréables à contempler ? Et un homme sans soucis, un Roger-Bontemps, ne respire-t-il pas aussi une félicité qui rend son aspect séduisant? Eh bien, transportez cette félicité du cercle des choses matérielles dans le domaine de l'esprit, vous arriverez au même résultat.

La santé résulte d'un équilibre parfait entre les organes profonds du corps; la beauté, de l'équilibre entre les diverses facultés morales d'une part, entre ces facultés et les traits du visage d'autre part.

Remplacez les mets succulents, faciles à digérer, par des lectures saines et gaies, des pensées agréables et élevées, une conversation aussi éloignée de la mélancolie que de la trivialité, l'idée de la beauté toujours présente à l'esprit, et vous aurez des chances pour que vos traits gardent quelque chose du charme que tout cela vous aura fait éprouver, et pour que vous donniez aux autres l'impression de ce charme qui de l'intérieur s'est fait jour à l'extérieur.

Ainsi la beauté peut s'acquérir par l'esprit : elle peut aussi, passez-moi l'expression, entrer par la vue. Il n'est peut-être pas exact que, suivant l'expression ancienne, une femme qui, pendant sa grossesse, a eu toujours devant les yeux de belles statues et de beaux tableaux, doive mettre au monde de plus jolis enfants qu'une autre ; mais il est certain qu'en arrêtant très souvent ses regards sur de jolies choses ou sur de jolies personnes, on arrive à leur prendre peu ou prou de leur beauté. C'est, à mon sens, un grand tort de la part d'une femme de faire sa société habituelle de ce qu'on appelle un « repoussoir », c'est-à-dire d'une personne laide qui, par contraste, fait ressortir la beauté de la première. Car, sous le rapport de l'imitation, nous restons toujours de grands enfants : nous prenons les manières, le langage, les pensées, les gestes, l'expression de physionomie des gens avec qui nous vivons. Nous avons donc tout à gagner en recherchant la compagnie de femmes jeunes, jolies et bien faites ; nous avons beaucoup à perdre en suivant la méthode contraire.

J'en dirai autant des choses qui nous entourent, sur lesquelles s'arrêtent nos regards : plus ces choses auront de grâce, de cachet artistique, plus nous tendrons nous-mêmes à acquérir quelques qualités physiques. Commençons donc par choisir avec discernement les objets qui meublent et ornent notre logis : les bibelots ruineux ne sont pas indispensables, l'art de la reproduction a pris à notre époque une telle habileté que chacun peut posséder, à défaut d'originaux, des copies et des réductions de tableaux de maîtres ou de statues célèbres, autrement profitables au développement de la beauté que les affreux chromos qui forment le fond de la boutique à treize et au-dessus. De plus, à Paris et dans beaucoup de grandes villes, des visites fréquemment renouvelées aux musées publics, aux expositions particulières, donnent l'amour du beau et portent à le cultiver dans sa propre personne.

> Par la mode du moins la France est encor reine,

a dit l'abbé Delille. Combien plus elle est reine par le talent de ses artistes, et combien il est facile à ses enfants de se beautifier si la vue des chefs-d'œuvre peut y contribuer !

Je citerai une dernière preuve de l'influence que la volonté peut avoir sur les traits du visage. Je connais une jeune femme, actuellement mariée à un médecin très estimé de Paris, dont l'ensemble agréable est légèrement déparé par un certain défaut de symétrie dans la direction des yeux : les gens très francs diraient qu'elle louche. Or lorsqu'elle était jeune fille, ses bonnes amies avaient remarqué que, s'il se trouvait dans l'assistance un monsieur mariable, la loucherie disparaissait momentanément. C'est qu'alors la coquetterie devenait toute-puissante et donnait aux ressorts de la volonté une telle tension que celle-ci arrivait à corriger l'action vicieuse des muscles qui mettent les yeux en mouvement. Cela ne durait qu'un temps, mais c'était autant de pris sur l'ennemi.

En résumé, et pour donner à ce chapitre comme à l'ensemble de l'ouvrage une conclusion synthétique, nous dirons que, pour devenir ou pour rester beau, la condition essentielle est de le vouloir, au physique comme au moral. Au physique, il n'est pas de soin, si futile ou minutieux qu'il paraisse, qui soit superflu : qu'il s'agisse des cheveux ou de la barbe, du nez ou des dents, du buste ou des extrémités, rien ne doit être omis de ce qui contribue à en conserver ou à en accroître le charme. L'hygiène et la médecine enseignent d'une façon générale les moyens de s'embellir, mais chacun doit en faire varier l'application suivant les dons qu'il a reçus de la nature. Il faut avant tout être soi-même, faire preuve de goût dans sa coiffure, son maintien, son ajustement, etc., et, au lieu d'imiter en tout et pour tout son voisin, chercher à avoir son cachet propre. Mais cela ne s'obtient qu'à force de volonté : qui veut la fin, veut les moyens.

Au moral, la gaieté, la bonne humeur, le calme de la conscience, la sérénité des pensées, augmentent la beauté, l'entretiennent, en donnent au moins l'apparence quand le physique laisse à désirer. Au contraire, la tristesse, les passions malsaines, les idées louches, les sentiments inavouables, enlaidissent même ce qui était originellement beau. Cousin avait donc raison de dire que le beau est indissolublement lié au bien : l'un ne saurait exister sans l'autre.

FIN

TABLE ANALYTIQUE

ÉMILE COLIN — IMPRIMERIE DE LAGNY

BIBLIOTHEQUE

NATIONALE

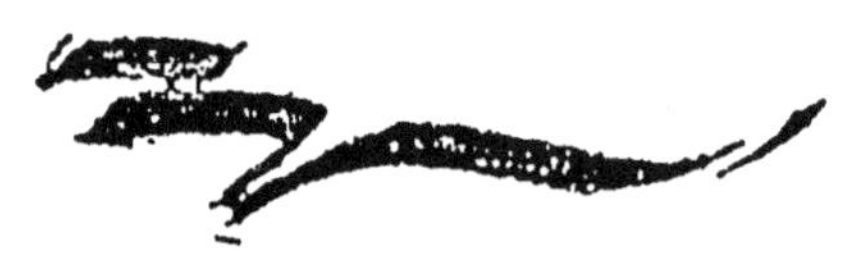

CHATEAU

de

SABLE

1994